临床常用中药量效
验案选析

主编　朱向东　赵林华　王虎平

科学出版社

北京

内 容 简 介

　　本书主要从概述、常用中药量效临床参考及常用中药不同剂量验案选析三部分介绍了临床常用中药的量效关系，特点是：①详述了药物的性味归经、功能主治、药典用量、药理作用，对药物的相关要点进行综合提炼，高度概括，纲目分明，条理清楚，便于查找和理解记忆。②常用中药量效临床参考，归纳出临床"以药为本"的量-效关系，帮助学习和掌握中药的灵活应用，具有广泛的实用性。③以临床验案为主线，理法方药量完整呈现，抽丝剥茧，挖掘提炼临床常用中药的量效策略，拓宽思维，启迪思路，指导临床合理用量，帮助提高临床实践技能。

　　本书可为中医临床医生遣方用药提供有价值的借鉴和参考，同时也可作为中医专业和诸多岐黄学子研习方药量效关系及临床用药知识的参考书。

图书在版编目（CIP）数据

临床常用中药量效验案选析 / 朱向东，赵林华，王虎平主编. —北京：科学出版社，2022.6
　ISBN 978-7-03-072346-8

　Ⅰ．①临…　Ⅱ．①朱…　②赵…　③王…　Ⅲ．①中草药–用药法–医案　Ⅳ．①R282.7

中国版本图书馆 CIP 数据核字（2022）第 087075 号

责任编辑：刘　亚 / 责任校对：申晓焕
责任印制：徐晓晨 / 封面设计：蓝正设计

科 学 出 版 社 出版
北京东黄城根北街 16 号
邮政编码：100717
http://www.sciencep.com

北京虎彩文化传播有限公司 印刷
科学出版社发行　各地新华书店经销
*

2022 年 6 月第 一 版　开本：787×1092　1/16
2022 年 6 月第一次印刷　印张：15 3/4
字数：356 000

定价：98.00 元
（如有印装质量问题，我社负责调换）

主 编 简 介

朱向东，教授，甘肃中医药大学研究院原院长，现为宁夏医科大学中医学院院长，博士研究生导师，中医学博士，中国中医科学院中医内科学博士后，全国高等中医院校优秀青年，甘肃省青年教师成才奖获得者，甘肃省飞天学者特聘教授，宁夏回族自治区持岗教授，国家级研究生课程思政教学名师。国家自然科学基金同行评审专家，国家中医药管理局重点学科中医老年病学学科带头人，甘肃省岐伯中医药文化研究委员会首席研究专家。师从中国科学院院士、国家973计划首席科学家仝小林教授，从事糖尿病及其并发症的研究和临床工作，主讲黄帝内经、中医基础理论、方药量效学、中医养生学等课程。主持国家自然科学基金项目3项，其中面上项目1项，省部级科研项目15项。获省级科技进步奖7项，公开发表学术论文150篇，主编参编著作15部。现为世界中医药学会联合会药膳食疗专业委员会常务理事；中华中医药学会方药量效研究专业委员会常务理事；中华中医药学会方药量效研究分会常务理事、副秘书长；中国健康管理协会糖尿病防治与管理专业委员会副会长；世界中医药学会联合会中药煮散研究专业委员会副会长；世界中医药学会联合会方药量效研究专业委员会副会长；甘肃省中医药学会食疗药膳研究专业委员会主任委员；中华中医药学会中医哲学专业委员会常务委员；中华中医药学会中医基础理论分会委员、内经专业委员会常务委员。《中华中医药杂志》审稿专家，《西部中医药》编委。

学术上，在传统辨证论治基础上，主张"辨病论治，随证加减"，善于运用纯中药治疗糖尿病、痛风、甲状腺疾病等内分泌及代谢性疾病以及高血压、冠心病等心血管疾病，对于牛皮癣、湿疹、更年期综合征、闭经、多囊卵巢综合征、冠心病、失眠、抑郁等疑难杂症亦有丰富的治疗经验。临证处方继承仝小林教授之"态靶因果"处方策略，以中医调态为主，吸收现代医学打靶之长，态靶结合，因果并重，治疗多因发病、多病缠身效果显著。

编　委　会

序 一

中医药学肇源远古，奠基秦汉，是中华民族实践经验和智慧的结晶，中医药历来重视探索理论发展的未知领域，解决临床实践中存在的问题，凭借其深厚的底蕴和显著的临床疗效独树一帜，经久不衰。尤其是在此次新冠肺炎疫情防控中，中医药全程介入，深度参与，为打赢疫情防控阻击战贡献了力量，也为国际抗疫提供了中国智慧，显示了中国传统医药文化的强大生命力和独特魅力。近年来，国家对发展中医药工作高度重视，相继出台了系列举措，面对发展的新机遇，中医药正以前所未有的姿态昂扬前进。

中医药有系统的理论，有辨证施治的特色，其优势在于临床疗效。影响中医疗效的关键因素除辨证论治、方剂配伍、中药药性及药材质量以外，与方药的用量也关系密切。药味之多，品种之杂，势必互相牵制，往往影响疗效的发挥。正如汪昂所言："古人立方，分量多而药味寡，譬如劲兵，专走一路，则足以破垒擒王矣。后世几无前人之朗识，分量减而药味渐多，譬犹广设攻围，以庶几于一遇也。然品类太繁，攻治必杂，能无宜于此，而不宜于彼乎？"出于安全，"广设攻围"，或亦取效。这种大处方，看似单味药剂量减少，但每服汤药的总量并没有减少。因此，"分量减而药味渐多"并不是提高疗效的最佳途径，而引起分歧的主要问题就出在剂量上。所以要想寻求突破，提高疗效的关键也应该从剂量着手。孙志宏在《简明医彀》中说："凡治法用药有奇险骇俗者，只要见得病真，便可施用，不必顾忌。"又如戴复庵在《证治要诀》中提出："药病须要适当，假使病大而汤小，则邪气少屈，而药力已乏，欲不复治，其可得乎？犹以一杯之水，救一车之薪，竟不得灭，是谓不及。"可见，掌握中医方药剂量的变化是指导临床实践的重要利器，用量策略是方药剂量理论的重要组成部分，也是考量医生临床水平的重要内容。

该书作者朱向东教授继承仝小林院士"态靶因果"处方策略，长期从事方药量效研究，是一位拥有深厚中医理论素养与丰富中医临床经验的资深医者。《临床常用中药量效验案选析》一书涉及常用中药概述、药理作用、不同剂量验案选析诸方面，体系层次分明，亦有对疑难病例的深入剖析，并附多家医案以飨读者。该书的实用性在于，以临床案例为主线，抽丝剥茧，挖掘、提炼了临床常用中药的量效策略，以指导临床合理用量，提高临床疗效为目标，探索"以医为本"的随证施量策略和"以药为本"的量-效关系，书中诸多临床实践经验，理法方药量完整呈现，是珍贵的经验荟萃，对提高中医临床疗效、指导中药合理用量，具有重要的意义。相信本书也会为诸位中医临床一线医生和诸多岐黄学子带来深刻启迪。吾读之，受益之！故作此序，与君共勉！

香港大学中医药学院　沈剑刚

辛丑年春分

序 二

　　中医药学是中国古代科学的瑰宝，是中华民族同疾病斗争的实践结晶，中医药的整体观念、辨证论治、药取天然、天人合一等认识和观念凝聚着中国古代文明智慧，为中华民族的健康和繁衍作出了巨大贡献。纵观数千年的中华文明史，中医药具有原生始创、传秉发展、兼容并蓄、跌宕起伏、迤逦向前的特点，如江河之向东奔流。世界上再无任何一门科学是如此历史悠久、源远流长，如此百折不挠、砥砺前行，如此一任风雨、屹立不倒。近代以来，中医药以其独具慧眼的生命认知、显著可靠的临床疗效，在应对重大突发传染病，治疗疑难慢病等方面显示出独特优势。新时代背景下，党和国家十分重视中医药的传承和发展，中医药的独特优势为全球瞩目，中医药迎来重大发展机遇。

　　当然，中医药的发展也面临种种挑战，如中医学语言的突破、中医诊断辨证指标的创新、中药质量的标准化等，而最为关键的是中医临床疗效的稳定和提高。

　　中医方药量效关系指以中医理论为指导的方药剂量与疗效的关系。中医临床诊疗是一个有方、有药、有量的辨证思维过程，方药剂量直接关乎中医的临床疗效。方药中与"效"相关的"量"是影响临床疗效的关键因素之一。古有"病重药轻""病轻药重"皆难取效的认识，更有"中医不传之秘在于量"之说。在方剂结构中，剂量是灵魂，剂量之奥妙深也！临床既有重剂起沉疴之效，也有四两拨千斤之功，重剂、轻剂皆有其必要。人们常常片面地看重药味，往往忽略药量的重要性。清代医家王清任在其《医林改错》中说："药味要紧，分量更要紧。"我读张仲景、庞安时、李东垣、郑重光、吴鞠通、于甘仁等医家的著作时，深深地体会到此言不虚。在辨证准确、治则治法正确的前提下，适当的药量正是保障安全性和有效性的关键。故我教弟子读古人方书、医案，对于其中的药方，切不可只看药味，一定要看其中的药量，以及做法、用法。我读叶天士《临证指南医案》，每每因为书中有药无量而扼腕叹息！

　　历代医家把控临床方药用量的经验是他们在长期临床实践中反复探索、深入分析、全面总结出来的知识，具有非常高的应用价值，反映着中医临床用药规律。处方药量是辨证施治、遣方用药和表征疗效的物质基础。历代医家在方药量效关系方面获得的经验与认识每每反映在他们的医案文献中。医案是中医学术传承的重要载体，是历代医家临床智慧和技能的真实写照，是中医理法方药量五要素综合运用的翔实记录，对后人更好地发散临床思维、提高诊疗水平具有重要的指导性和启发性意义。

朱向东教授是仝小林院士的博士后，深耕中医临床的同时，长期从事中医方药量效研究，很有建树。他主编的《临床常用中药量效验案选析》是一部方药量效研究专著，该书极为重视方药量效知识的临床实践运用，系统总结分析了临床常用中药的药理作用与量效关系，通过对古今文献医案的深入细致研究，筛选历代中医经典病案，以量选案、分析量效，挖掘内涵，汇聚经验，示人法度，精准用药，可为中医临床医生遣方用药提供有价值的借鉴和参考，相信每位岐黄学子都能从该书获益良多！

鉴于该书从方药量效角度为中医临床精准用药提供有益指导，启迪思路，是一本对提高中医临床疗效十分有价值的参考书。乐为此序！

杏园菊翁　傅延龄

辛丑年小满

前　言

《黄帝内经》云："知其要者，一言而终；不知其要，流散无穷。"辨证立法、遣方用药无误，而欲使"效之信"，若风之吹云，若拔刺雪污，其要就在于对药物"合理剂量"的把握上。日本人渡边熙氏曾说："汉药之秘不告人者，即在药量。"吴鞠通亦云："盖药必中病而后可，病重药轻，见病不愈，反生疑惑；若病轻药重，伤及无辜，又系医者之大戒。"剂量之于疗效的重要性由此可见一斑。因此开展方药量效关系的研究，阐明方药量效关系的科学内涵，对提高中医药临床疗效、指导临床合理用量，具有重要意义。

中医药学作为一门实践性很强的医学学科，历经数千年而不衰，迄今仍显示出无限的生命力，并日益为国内外人士所接受，其根本原因就在于其临床疗效。临床疗效是中医药赖以生存和发展的根本所在。方药合理用量是关乎中医药临床疗效的关键因素之一，即使四诊信息采集全面，辨证准确，若用药剂量不当，亦不能获得最佳疗效。在长期的临床实践及科学研究中，古今医药学家对方药量效关系的研究有了一定程度的认识，如吴鞠通认为"半夏一两降逆止呕，二两安神催眠"；国医大师朱良春认为"益母草小量养血调经，大量利水消肿"；柴胡小量则升清，常规剂量则疏达，大量则发散；大黄小量健胃，常规剂量清湿热，大量则泻下。

一药有多效，其发挥何种功效与所用剂量有关。如半夏，一两降逆止呕，二两安神催眠；桂枝，三两解肌和营，五两平冲降逆。故同一方或药，治疗不同疾病，因所取功效不同，则剂量有别。在临床实践中，应根据病情合理用药，剂量也要根据"病-证-体"临床诊疗模式科学地运用，切不可墨守成规或者鲁莽使用重剂。仝小林院士等在看到经方常用量的缺欠后，分析了这个缺欠造成的后果：一是疗效不佳，大批病人转投西医，使中医药丧失在危重病治疗中的地位；二是在方剂应用中出现了"迷""惑""乱"的现象。滞后的方药量效关系研究、迷失的经方本源剂量、相对狭窄的中药剂量范围以及未成系统的方药剂量理论，已经在一定程度上影响了临床医生识量和用量的水平。如何构建中医方药剂量理论体系，如何指导临床医师在临床合理选择剂量、安全有效地用药，成为中医药发展中突出而关键的科学问题之一。

针对以上问题，我们查阅大量文献资料，结合临床验证，总结了多年来关于方药用量策略的探索成果，并从临床常用中药量效的验案出发，总结了古今医者对于临证药量的心悟，编写成书，以期对广大临床中医师产生一些启迪。《临床常用中药量效验案选析》的编写内容，主要涵盖常用中药概述、量效临床参考以及不同剂量验案选析三部分，详述了药物的性味归经、功能主治、药典用量、药理作用，常用中药量效分析，古今医者临床诊疗的经典验案，力求切合临床实践，反映对临床的指导价值和意义，为推动中药量效关系进一步研究提供参考和借鉴。本书量效临床参考部分来源于专著、古籍、期刊、文献、网络查询，故量效关系、剂量范围仅为读者提供临床参考。本书在编写过程中仍有可能存在疏漏和不足之处，希冀同道专家和学者提出宝贵意见，便于日后修订提高。

编　者

2021 年 6 月

目 录

第一章 解 表 药

第一节 发散风寒药

❧ 麻 黄 ❧

一、概述

本品为麻黄科植物草麻黄 *Ephedra sinica* Stapf.、中麻黄 *Ephedra intermedia* Schrenk et C.A.Mey.或木贼麻黄 *Ephedra equisetina* Bge.的干燥草质茎。秋季采割绿色的草质茎,晒干[1]。

【性味归经】 辛、微苦,温。归肺、膀胱经。

【功能主治】 发汗解表,宣肺平喘,利水消肿。用于风寒感冒,胸闷喘咳,风水浮肿。蜜麻黄润肺止咳,多用于表证已解,气喘咳嗽。

【药典用量】 2~10g[1]。

【药理作用】

1. 解热发汗 高剂量(132mg/kg)和低剂量(66mg/kg)麻黄多糖对小鼠均有发汗功效但活性较低[2]。通过麻黄化学拆分组分实验证实,麻黄中生物碱具有发汗作用,发挥解热作用的物质基础为生物碱组分、挥发油组分及酚酸组分,但作用较缓慢且微弱。若麻黄产生强烈的发汗作用,需超常剂量 46~93g,并与桂枝、葛根等发汗解表药配伍应用或温饮覆盖以助药力,表明麻黄具有发汗作用,但非发汗峻猛之药[3-4]。

2. 镇咳平喘 以豚鼠枸橼酸引咳法和整体动物药物引喘法,研究麻黄总生物碱和麻黄碱镇咳平喘作用,结果二者均在服药后 2h 起效,但作用维持时间有所差异,麻黄碱药效维持时间为 30min,总生物碱为 60min[5]。

3. 利尿 由麻黄水煎液及各拆分组分(生物碱组分、非生物碱组分、醇沉组分、挥发油组分)对肾阳虚水肿模型大鼠的影响得出,麻黄水煎液和生物碱组分能够显著增加大鼠24h 尿量,降低尿蛋白,具有显著的利水消肿功效[6]。

4. 免疫抗炎 麻黄多糖能够干预实验性自身免疫性甲状腺炎(EAT)所产生的甲状腺激素及相关抗体水平的变化[7],麻黄多糖能够预防 EAT 小鼠的甲状腺组织病变,具有一定免疫抑制作用。主要是可通过抑制 $CD4^+$ T 淋巴细胞对自身抗原的识别和应答,使过激应答的免疫系统得到有效控制[8]。

5. 抗菌、抗病原微生物 麻黄生物碱对金黄色葡萄球菌有抑制作用,且随生物碱浓度增加而作用增强;挥发油对流感嗜血杆菌、甲型链球菌、肺炎球菌、奈瑟双球菌、枯草杆菌、大肠埃希菌、白念珠菌等有不同程度的抑制作用,且随药物浓度增加而作用增强;对亚洲甲型流感病毒亦有抑制作用[9]。

6. 镇痛　麻黄在不同的痛证及方药配伍中可以多靶向发挥止痛功效，上可发汗透邪以止痛，下可利尿排泄以止痛，中可通调血脉祛瘀滞止痛，为寒痛、痹痛、络病疼痛、瘀血疼痛及风火疼痛等止痛要药[10-11]。

7. 抗肿瘤　据实验研究[12]，麻黄水溶性组分能体外抑制人脐静脉内皮细胞的血管生成及 B16F10 黑素瘤细胞侵入基质膜；抑制接种 B16F10 黑素瘤细胞的 DBF1 小鼠肿瘤生长。

二、麻黄量效临床参考

1. 小剂量　麻黄入煎剂 1～5g，可散寒解表以止痒。用于治疗素体元阳亏虚，风寒之邪侵袭头面孔窍，邪气往来，正邪相争而致的瘙痒症。本品味辛发散，性温散寒，主入肺经，善于宣肺气、开腠理、透毛窍而发汗解表，为发汗解表之要药。若寒邪深入少阴、厥阴，隐匿于筋骨之间，非用麻黄、官桂不能逐者，用量宜轻，3～5g 即可，如阳和汤。

2. 常规剂量　麻黄入煎剂 5～15g，长于宣肺平喘。麻黄温通宣畅，可外开皮毛之郁闭，以使肺气宣畅；内降上逆之气，以复肺司肃降之常，故善平喘，为治疗肺气壅遏所致喘咳胸闷的要药。

3. 大剂量　麻黄入煎剂 30g 以上，功在利水消肿。麻黄主入肺与膀胱经，既能"开鬼门"以发汗，又能"洁净府"以利小便。上宣肺气、发汗解表，可使肌肤之水湿从毛窍外散，并通调水道、下输膀胱以助利尿，故为实证水肿初起之要药，宜用于风邪袭表，肺失宣降的水肿、小便不利兼有表证者。

三、麻黄不同剂量验案选析

1. 麻黄小剂量验案[13]

卞某，女，32 岁。

临床表现：患者围巾裹头，面色㿠白，时有涕泪，清稀量少，不时用手搔抓口、鼻、耳、目。形寒肢冷，七窍怪痒，遇寒加重，得暖则减。诊其舌淡润，苔白，脉沉迟。

中医诊断：七窍奇痒症；证属元阳亏虚，风寒外侵。

西医诊断：皮肤瘙痒症。

治法：温补元阳，疏散风寒，祛风止痒。

处方：麻黄附子细辛汤加味。

麻黄 3g	附片 12g（先煎）	细辛 6g	防风 10g	浮萍 6g
辛夷 6g	川芎 6g	苍耳子 12g		

服药 3 剂，痒止病减。又服 3 剂，并以右归丸化裁调理善后。

按：麻黄小剂量 1～5g，可散寒解表以止痒。实验研究表明麻黄碱对豚鼠局部疼痒及小鼠全身痛痒有显著的止痒作用，麻黄及麻黄碱作用于组胺受体，具有明显的抗过敏作用[14]。《灵枢·五癃津液别》曰："肾为之主外。"肾阳为元阳，为人一身阳气之根；太阳为六经藩篱，主一身之表。头颅七窍，位处最高，且多裸露。风为阳邪，易袭阳位，而风邪又有无孔不入之能，一旦元阳亏虚，藩篱稀疏，风寒之邪最易侵袭头面孔窍。邪气往来，正邪相争而致七窍奇痒。审其原因，阳虚为本，风寒为标。故重用附子、细辛以温肾之元阳，又因小剂量麻黄可散寒解表以止痒，故用之以祛除外邪，体现出麻黄1～5g这一剂量阈的功效所在，同时加入防风、浮萍、辛夷、苍耳子以疏风止痒，川芎一味引诸药直达病所。药证相符，故能取得满意疗效。

2. 麻黄常规剂量验案[15]

张某，男，58岁。

临床表现：患者憋喘不得卧，张口抬肩，动则喘促，短气不足以息，胸闷气短，心悸，咳吐白色泡沫痰，且不易咳出，小便不利，下肢浮肿，有时关节疼痛，纳少乏味，大便时不成形，舌暗苔薄白，脉沉细弱。

中医诊断：喘证；证属上盛下虚，肺损及肾。

西医诊断：支气管哮喘。

治法：温肾纳气，散寒定喘。

处方：阳和汤加减。

熟地黄20g	炙麻黄6g	白芥子5g	鹿角15g	肉桂2g
炮姜3g	杏仁9g	厚朴6g	茯苓9g	远志6g
炙甘草5g				

10剂，水煎服，日1剂。

二诊：药进10剂，憋喘缓解，咳嗽、咳痰渐少，夜尚能平卧，下肢浮肿减轻，精神好转，纳食增加，大便偏溏，日2～3次，舌质略暗无苔，脉沉细弱。又用原方加炒白术10g培土生金，续服7剂后，憋闷气喘明显再减，小便增多，下肢浮肿基本消失。停药观察1年，咳喘未再大发，身体及精神状况较前大为转好。

按： 麻黄常规剂量5～15g，善于宣肺平喘。慢性气管炎、慢性阻塞性肺疾病、肺源性心脏病是呼吸科主要病症。其本在肾，而其标在肺，治当标本兼顾。本例患者属肾不纳气之喘，然正气虚易感外邪，受寒加重，采用阳和汤加厚朴、杏仁补肾治本，止咳化痰平喘治标而取得较好疗效。又因此剂量下麻黄更擅宣肺平喘，故用在喘证以肃降肺气，平喘止咳[16]。

3. 麻黄大剂量验案[17]

张某，男，21岁。

临床表现：全身浮肿，口干而渴不欲饮，胸闷腹胀微咳，尿少无寒热。舌尖红，苔微黄而腻，脉沉滑数。

中医诊断：风水；证属风邪外袭，肺失宣肃，风水泛滥。

西医诊断：急性肾炎。

治法：疏风宣肺利水。

处方：越婢汤加味。

麻黄15g（去沫，先煎）	白术20g	石膏30g（先煎）	白茅根50g
土茯苓100g	丹参25g	益母草25g	生姜15g
大枣4枚	甘草10g		

共3剂，颗粒剂，水冲服，日1剂。

二诊：3剂后效非但不显，而有稍重之势。改麻黄为30g，石膏为40g，余同前。又3

剂后尿量大增，诸症悉减，水肿亦退。

按：麻黄大剂量30g以上，功在利水消肿。现代研究表明，D-伪麻黄碱可以扩张肾血管以增加肾血流量，发挥利尿作用[18]。本例患者先头面继之全身浮肿，且胸闷腹胀，多由于风邪侵袭，脾肾气虚，肺气失于肃降，通调水道的功能障碍，水气不行所致。《金匮要略·水气病脉证并治》中提到："风水恶风，一身悉肿，脉浮不渴，续自汗出，无大热，越婢汤主之。"原方君药用量为6两，而折今30g，一诊用麻黄是原方量的一半，如此重之郁结，15g麻黄可谓病重药轻，无济于事，故二诊加大为原方剂量，效佳。由两次治疗对比可见，重剂起沉疴，不达到一定剂量，则效果无从体现。

参 考 文 献

[1] 国家药典委员会. 中华人民共和国药典（2020年版 一部）[S]. 北京：中国医药科技出版社，2020.

[2] 赵云生，毛福英，姚海花，等. 麻黄多糖发汗、止咳与利尿活性研究[J]. 亚太传统医药，2014，10（16）：11-13.

[3] 王艳宏，王秋红，夏永刚，等. 麻黄化学拆分组分的性味药理学评价——化学拆分组分的制备及其解热作用的研究[J]. 中医药信息，2011，28（5）：7-10.

[4] 王艳宏，王秋红，夏永刚，等. 麻黄化学拆分组分的性味药理学评价——麻黄化学拆分组分"辛温"发汗、利水作用的实验研究[J]. 中国中医药科技，2011，18（6）：489-491.

[5] 姚琳，邓康颖，罗佳波. 麻黄总生物碱与麻黄碱镇咳平喘作用比较研究[J]. 中药药理与临床，2008，24（2）：18-19.

[6] 李苗，曾梦楠，张贝贝，等. 麻黄水煎液及拆分组分对肾阳虚水肿大鼠的影响[J]. 中国实验方剂学杂志，2017，23（23）：91-96.

[7] 严士海，朱萱萱，孟达理，等. 麻黄多糖对EAT小鼠甲状腺激素及相关抗体水平的影响[J]. 江苏中医药，2008，40（10）：111-113.

[8] 严士海，朱萱萱，孟达理，等. 麻黄多糖对EAT小鼠外周血淋巴细胞亚群的影响[J]. 中华中医药学刊，2008，26（5）：1069-1071.

[9] 彭成. 中药药理学[M]. 3版. 北京：中国中医药出版社，2012：87.

[10] 陶方泽，顾维超. 痛证用麻黄初探[J]. 山东中医杂志，2015，34（9）：714-716.

[11] 陶方，顾维超. 麻黄止痛靶向性浅识[J]. 中国中医基础医学杂志，2016，22（4）：539-569.

[12] 张敏. 草麻黄提取物的抗侵袭、抗血管生成和抗肿瘤活性[J]. 国外医药：植物药分册，2004，19（2）：72-73.

[13] 詹煜炜. 麻黄附子细辛汤治疗皮肤病的规律研究[D]. 哈尔滨：黑龙江中医药大学，2011.

[14] 王筠默. 中药药理学[M]. 上海：上海科学技术出版社，1985：25-27.

[15] 赵守真. 治验回忆录[M]. 北京：人民卫生出版社，2008.

[16] 艾梓黎，蒋小敏. 麻黄在《伤寒论》中的应用举隅[J]. 江西中医药，2018，49（7）：11-14.

[17] 范景田，刘英义，董良杰. 重剂麻黄除风水[J]. 中医药信息，2002，19（4）：57.

[18] 孙远岭. 小儿急性肾炎中医药治法进展[J]. 中医文献杂志，1995（4）：43-45.

桂　枝

一、概述

本品为樟科植物肉桂 *Cinnamomum cassia* Presl. 的干燥嫩枝。春、夏二季采收，除去叶，晒干，或切片晒干[1]。

【性味归经】　辛、甘，温。归心、肺、膀胱经。

【功能主治】　发汗解肌，温通经脉，助阳化气，平冲降气。用于风寒感冒，脘腹冷痛，血寒经闭，关节痹痛，痰饮，水肿，心悸，奔豚。

【药典用量】　3～10g[1]。

【药理作用】

1. 抗病毒 桂枝煎剂（1∶20）能有效抑制流感亚洲甲型京科 68-1 株和孤儿病毒。桂枝挥发油具有抗病毒效应，挥发油中的桂皮醛是有效的抗病毒成分之一[2]。有研究结果显示[3]，桂枝挥发油与桂皮醛体外明显抑制甲型流感病毒在 MDCK 细胞中增殖，并能有效治疗流感病毒株感染的小鼠。

2. 抗菌 当有效浓度≤25mg/mL 时，桂枝醇提物在体外能抑制金黄色葡萄球菌、枯草杆菌、大肠杆菌。除此之外，平板挖洞法抑菌实验表明，桂枝醇能够对多种病菌（如肠炎沙门氏菌、变形杆菌、肺炎球菌、霍乱弧菌等）产生抑制作用[4]。

3. 镇痛解热 用酵母发热大鼠模型[5]观察桂皮醛的解热作用，运用小鼠热板法及扭体法探讨了桂皮醛的镇痛作用，结果显示，桂皮醛能在很大程度上缓解大鼠的发热反应，抑制乙酸所致的扭体反应，并能够提升热板痛阈。

4. 利尿 动物实验表明[6]，为麻醉犬静脉注射桂枝（0.029g/kg），可显著增加犬尿量。

5. 抗炎 正交试验分析结果显示[7]，桂枝具备较佳的炎性肿胀抑制作用。桂枝中的挥发油成分可经呼吸系统排出，能有效缓解呼吸道炎症。通过小鼠耳肿胀及对腹腔毛细血管通透性的影响探讨了桂皮醛的抗炎作用，结果显示，桂皮醛能在很大程度上抑制二甲苯及腹腔毛细血管通透性增高引发的小鼠耳廓肿胀，证实桂皮醛拥有较佳的抗炎作用[8]。

二、桂枝量效临床参考

1. 小剂量 桂枝入煎剂 3～10g，温通经脉，散寒止痛，用于寒凝血滞诸痛证。如桂枝附子汤（《伤寒论》）常与附子、生姜等配伍，用以治疗风寒湿痹之肩臂关节疼痛；小建中汤（《金匮要略》）常配伍白芍、饴糖、甘草等，治疗中焦虚寒之脘腹冷痛。在桂枝汤中用 9g，取其温经散寒、解肌发表之功，以祛除在表之风邪；而在五苓散中用量不到 5g，则取其温通阳气，增加膀胱气化功能的作用。

2. 常规剂量 桂枝入煎剂 10～30g，发汗解肌，用于风寒表证。桂枝味甘而缓，其发汗之力较麻黄温和，凡外感风寒，无论表实、表虚均可应用。麻黄汤（《伤寒论》）常与麻黄相须为用，以增强发散风寒之力，用以治疗外感风寒表实证；桂枝汤（《伤寒论》）常与白芍配伍，以调和营卫，发汗解肌，用以治疗外感风寒表虚证之有汗、脉浮缓等。

3. 大剂量 桂枝入煎剂 30g 以上，运脾化湿，温通心脉、平冲降逆，用于痰饮、蓄水、奔豚证。桂枝入膀胱经而能温阳化气，以化水湿痰饮之邪。苓桂术甘汤（《金匮要略》）中与茯苓、白术、甘草同用，用治脾阳不运之痰饮证；五苓散（《伤寒论》）中与茯苓、猪苓、泽泻等同用，用治膀胱蓄水证之水肿、小便不利；桂枝加桂汤（《伤寒论》）中桂枝重用，以治奔豚之阴寒之气上冲。

三、桂枝不同剂量验案选析

1. 桂枝小剂量验案[9]

周某，女，46 岁，反复颈项强痛伴头晕 3 年余，加重 1 周。

临床表现：患者肩胛部酸胀痛，又因受凉而致颈痛及头晕症状加重，并偶有头痛、出汗、恶风等症状，舌淡，苔薄白，脉浮紧。颈椎 MRI 检查示：C_4/C_5 椎间盘中偏左突出，颈椎退行性变。

中医诊断：项痹病；证属气滞血瘀。

西医诊断：颈椎病。

治法：息风止痉，通络镇痛。

处方：桂枝加葛根汤加减。

桂枝 10g	葛根 20g	白芍 15g	甘草 6g	生姜 9g
大枣 7 枚	羌活 12g	丹参 15g	天麻 10g	当归 12g

全蝎粉 6g（装胶囊吞服）

水煎取汁分 3 次服，日 1 剂，并以药渣热敷颈部，5 剂为 1 个疗程。5 天后患者复诊诉颈项强痛症状基本消失，仍感轻微头晕，余未诉不适，舌淡红，苔薄白，脉细涩。在上方的基础上去生姜、大枣，加茯苓 20g、党参 15g、白术 15g。水煎取汁分 3 次服，日 1 剂，并以药渣热敷颈部，患者再服 5 剂后临床诸症消失。

按：桂枝小剂量 3～10g，能温通经脉，散寒止痛。本例患者久坐伏案而致颈部劳损，加之受凉而发病，根据患者发病情况并结合临床症状及体征，采用桂枝加葛根汤加减治疗，一方面可以解肌祛风，另一方面可以疏经通络，解除经脉气血的凝滞。方中用桂枝、当归、羌活、丹参、白芍以益气通阳、活血通脉、驱寒除湿；葛根能升达阳明津液，滋津润燥，以缓解经脉的拘急；天麻、全蝎息风止痉，通络镇痛，从而解除颈项强痛及头晕症状。

2. 桂枝常规剂量验案[9]

叶某，女，26 岁，产后风寒感冒。

临床表现：患者发热恶寒，紧裹衣被，汗多湿衣，全身疼痛，头晕心悸，少腹冷痛，恶露未尽，体温 39℃。舌淡，苔白微腻，脉细微数，口渴不思食。

中医诊断：产后风（俗称月子病）；证属风寒。

西医诊断：感冒。

治法：调和营卫，补血解表。

处方：桂枝汤加归芎。

桂枝 12g	白芍 15g	炮姜 10g	红枣 6g	甘草 6g
当归 15g	川芎 10g	炒荆芥穗 12g		

服 1 剂热退汗止，身疼减轻，再进 1 剂诸症痊愈。

按：桂枝常规剂量 10～30g，能发汗解肌。妇人产后失血过多，恶露不尽，腠理空虚，复感风寒之邪，故见发热恶寒、全身疼痛；表虚卫外不固，见汗多；产后血虚血瘀则见头晕心悸。产后受寒，恶露不尽故以桂枝汤加当归、川芎以调和营卫、补血解表。方中以当归、白芍、川芎养血活血，此处用常规剂量的桂枝发汗解表，配以大枣解肌和营，用炮姜易生姜以温经止血、温中止痛。药不庞杂，主次分明，治疗产后风寒感冒，效如桴鼓。

3. 桂枝大剂量验案[10]

患者，女，45 岁。

临床表现：患者气上冲时伴左腹、左胸胀痛，胸闷不适，头项强痛，不渴，大便不干，舌紫暗，脉沉细。既往有颈痛史 2 年，现今头项部明显强痛，转头不便。

中医诊断：奔豚气。

西医诊断：神经官能症。

治法：温阳散寒，平冲降逆。

处方：桂枝加桂汤加减。

桂枝 45g   白芍 15g   生姜 15g   炙甘草 10g

大枣 15g   生龙骨 20g（先煎）   生牡蛎 20g（先煎）   紫石英 20g（先煎）

全蝎 6g   蜈蚣 2 条   砂仁 10g（后下）

3 剂，日 1 剂，水煎服，3 周后症状好转，再服 3 剂，气冲症状消失。

按：桂枝大剂量 30g 以上，其下气、通阳散结作用更为突出。患者气上冲时伴左腹、左胸胀痛，胸闷不适，头项部明显强痛，转头不便，不渴，大便不干，舌紫暗，脉沉细。考虑患者为奔豚证，从少腹起作痛，自觉有气从少腹上冲心胸，而后冲至咽喉，发病时痛苦。以桂枝加桂汤治疗，具有温阳散寒、平冲降逆的疗效。故桂枝大剂量运用，治下焦阴寒之气上逆、阴来犯阳，体现这一剂量阈下针对奔豚证的突出疗效，值得临床推广运用。

参 考 文 献

[1] 国家药典委员会. 中华人民共和国药典（2020 年版 一部）[S]. 北京：中国医药科技出版社，2020.

[2] 仲云熙，孙建国，王广基. 桂枝茯苓胶囊药理作用与临床应用研究进展[J]. 中草药，2016，6（17）：3115-3120.

[3] 苏真真，李娜，曹亮，等. 桂枝茯苓胶囊主要药理作用及临床应用研究进展[J]. 中国中药杂志，2015，11（6）：989-992.

[4] 王小丽. 桂枝的药理作用分析及其临床应用研究[J]. 临床医药文献电子杂志，2016，3（55）：11025-11026.

[5] 武志强，何敏，史玉荣，等. 桂枝甘草汤的药理作用与临床应用研究进展[J]. 中药与临床，2014，10（3）：50-52.

[6] 张宏都. 桂枝汤的药理作用及临床应用[J]. 求医问药，2012，4（3）：496-497.

[7] 刘萍，张丽萍. 桂枝化学成分及心血管药理作用研究[J]. 辽宁中医杂志，2012，9（10）：1926-1927.

[8] 张利青，张占刚，付岩，等. 桂皮醛药理作用的研究进展[J]. 中国中药杂志，2015，11（23）：4568-4572.

[9] 曾荣繁. 《伤寒论》桂枝汤类方临床应用案例分析[J]. 内蒙古中医药，2014，33（10）：54.

[10] 黄慈辉，林云鑫，温晓雯，等. 桂枝加桂汤治疗奔豚证[J]. 中国民间疗法，2018，26（8）：60-61.

生 姜

一、概述

本品为姜科植物姜 *Zingiber officinale* Rose. 的新鲜根茎。秋、冬二季采挖，除去须根和泥沙[1]。

【性味归经】 辛、微温。归肺、脾、胃经。

【功能主治】 解表散寒，温中止呕，化痰止咳，解鱼蟹毒。用于风寒感冒，胃寒呕吐，寒痰咳嗽，鱼蟹中毒。

【药典用量】 3～10g[1]。

【药理作用】

1. 促进消化功能 有学者研究发现生姜作为食用香料使用时，能明显增加唾液的分泌量，增强淀粉酶活性；姜黄素能显著提高小鼠小肠消化酶活性，尤其对多糖和低聚糖的裂解酶活性，具有明显的增强作用，从而促进消化功能，另外生姜对胃黏膜的刺激和化学性损伤均有保护作用[2]。

2. 改善血液循环功能 实验研究表明，生姜乙醇提取物能显著改善实验家兔的血脂质量，减少动脉粥样硬化性改变[3]。生姜醇提物亦能明显抑制由腺苷二磷酸诱导的血小板聚集，延缓血液凝固[4]。

3. 抗炎抑菌 对生姜醇提物进行了抑制幽门螺杆菌（Hp）的研究，结果显示，6-姜酚体外抗 Hp 的作用很强，最小抑菌浓度为 1.00mg/mL，标准品 6-姜酚的最小抑菌浓度为 0.02mg/mL。机制可能是 6-姜酚与 Hp 生长所需酶发生了相互作用，抑制了 Hp 的生长[5-6]。

4. 抗肿瘤作用与抗氧化活性 生姜醇提物具有抗肿瘤作用，可作为肺腺癌的治疗药物，其机制可能与其抗氧化及清除自由基的作用有关[7]。研究发现其抗氧化作用比维生素 E 强[8]，从生姜提取物中分离得到的姜辣素类及二苯基庚烷类化合物，其抗氧化活性均比维生素 E 强[9]。

此外，生姜水提物具有增强免疫、健胃与抗胃溃疡、利胆与保肝、强心的作用[8]。

二、生姜量效临床参考

1. 小剂量 生姜入煎剂 3～9g，可解表散寒，温中止呕，健脾止泻。用于治疗风寒感冒，如桂枝汤、大青龙汤。桂枝汤中，用生姜 9g，其性味辛，微温，既助桂枝解肌，又能暖胃止呕；大枣甘平，姜、枣相合，还可以升腾脾胃生发之气而调和营卫，并为佐药。生姜为止呕要药，可单独应用，治疗胃寒呕吐。将生姜洗净后打烂，绞取其汁入药，一般用量为 3～10 滴，冲服。治疗脾胃寒证之泄泻，如桂枝汤，其中生姜辛温，归脾、胃经，能温中散寒，健运脾胃，脾胃功能正常，则水谷运化正常。

2. 常规剂量 生姜入煎剂 10～15g，可和胃降逆，治疗寒邪客胃之胃痛，如生姜泻心汤；又可健脾化痰止咳，治疗寒痰咳嗽。如风痰阻络，气血不和，可用黄芪桂枝五物汤加减。其中，生姜健运脾胃，既可调节气血运行，又可化痰，与大枣共同发挥健脾化痰之功。

3. 大剂量 生姜入煎剂 30～50g，多用于解药物和食物中毒，在运用含有川乌、草乌、半夏、南星、马钱子等药物的方剂时，多佐大量生姜，以增效减毒，如生姜泻心汤、白术附子汤等。

三、生姜不同剂量验案选析

1. 生姜小剂量验案[10]

患儿，性别与年龄不详。

临床表现：患儿面浮足肿伴腹膨，神倦懊恼，动辄气急，四肢清冷，小便短少，面色无华，脉濡数。

中医诊断：水肿；证属真阳不足，水气上逆。

西医诊断：水肿。

治法：温阳散水。

处方：生姜9g   肉桂3g   制附子9g

服用方法和剂量不明。

按：生姜小剂量3～9g，能健运脾胃，脾胃功能正常，则水谷运化正常。患儿水肿因真阳不足、水气上逆所致。治当温阳散水，补命门而助气化，故用真武法。方中肉桂引火归原，制附子补火助阳，生姜健运脾胃，三者共用，水肿可消。

2. 生姜常规剂量验案[11]

张某，男，40岁。

临床表现：发病前因大饮冷冻啤酒，而后引起胃中冷痛剧烈，面色发青，四肢逆冷，呕吐痰涎，口淡不渴，无泄泻，舌淡暗，苔白滑，脉弦迟。

中医诊断：胃痛；证属寒邪客胃。

西医诊断：急性胃炎。

治法：温中涤饮，散寒止痛，兼和胃降逆。

处方：生姜泻心汤。

生姜 15g	半夏 12g	干姜 12g	黄芩 4g	黄连 3g
人参 10g	甘草 10g	大枣 4枚	延胡索 20g	全蝎 10g
木香 10g	砂仁 10g（后下）			

水煎服，2剂。

按： 生姜常规剂量10～15g，取其和胃降逆之功。胃痛是因饮食生冷，寒邪客胃，导致中阳被遏，不得舒展，气机阻滞而致。症见：胃痛，面色发青，常伴呕吐痰涎，舌淡，苔白滑，脉弦迟等。治用生姜泻心汤散寒止痛，和胃降逆。干姜辛热祛寒；黄芩、黄连苦寒清热；延胡索、木香、砂仁调畅气机而止痛，全蝎通络止痛，共助生姜止痛之功；人参、大枣、甘草补益脾胃；甘草缓急止痛。诸药合用，寒热并用，苦辛并施，使升降复、肠胃和，则痞结自除。

3. 生姜大剂量验案[12]

刘某，男，38岁，眉棱角痛7年。

临床表现：患者眉棱角痛，发时痛如锥，求医20余人，痛依然。

中医诊断：中风（中经络）；证属风痰阻络。

西医诊断：眉棱角痛。

治法：祛痰息风。

处方：生姜半夏汤。

鲜生姜 30～50g   生半夏 30～60g

嘱滚水泡服，代茶频饮，中病即止。

复诊：1剂痛减，2剂痛止。为巩固疗效，再服2剂。多年顽疾，豁然而除，迄今未发。

按： 生姜大剂量30～50g，多用于解药物和食物中毒，据现代药理研究，生姜减毒的主要物质为姜辣素[13]。本案患者眉棱角痛，多系脾不运湿，风痰为患。故宜祛痰息风，生姜半夏汤治之。方以大剂量30～50g的生姜以散寒解表，化痰解毒；半夏燥湿化痰为治。凡属顽痰怪疾，用生半夏为佳。但半夏生用有毒，医多惧用。倘能先煎、久煎或入鲜生姜配伍，或以滚水泡服，能减低或消除其毒性。

参 考 文 献

[1] 国家药典委员会. 中华人民共和国药典（2020年版 一部）[S]. 北京：中国医药科技出版社，2020.

[2] Platel K，Srinivasan K. Influence of dietary spices on their active Principles on digestive enzymes of small intestinal mucosa in rats[J]. International Journal of Food Sciences and Nutrition，1996，47（1）：55.

[3] Bhandari U，Sharma J N，Zafar R. The protective action of ethanolicginger(Zingiber officinale)extract in Cholesterol fed rabbits[J]. Ethnopharmacol，1998，61（2）：167-171.

[4] 陈昆南，杨书麟. 生姜醇提物抗凝血作用的进一步探讨[J]. 中药药理与临床，1997，13（5）：30-31.

[5] 江苏新医学院. 中药大辞典（上册）[M]. 上海：上海科学技术出版社，1987：655-658.

[6] 张云玲，郑一敏，胡少南，等. 6-姜酚对幽门螺杆菌的抑菌作用研究[J]. 现代食品科技，2013，29（6）：1259-1261，1305.

[7] 张霖，吴庆琛，张诚. 生姜醇提取物对人肺腺癌细胞（A549）增殖和凋亡的影响[J]. 中国药房，2009，21（39）：3656-3658.

[8] 曹兆丰. 生姜对超氧阴离子及羟自由基的清除作用[J]. 中国中药杂志，1993，18（22）：750-752.

[9] 何文珊. 生姜提取物在油脂中抗氧化特性分析[J]. 华南理工大学学报，1999，27（5）：84-85.

[10] 徐珊珊. 扶阳派运用姜桂附的规律研究[D]. 成都：成都中医药大学，2011.

[11] 林再政，张伟. 生姜泻心汤的临床应用[J]. 安徽中医临床杂志，2003（4）：333-334.

[12] 邓朝纲. 大剂生姜半夏汤治眉棱角痛效好[J]. 新中医，1991（5）：58.

[13] 覃骊兰. 生姜减毒作用的探讨[J]. 广西中医药，2011，34（1）：25-26.

防 风

一、概述

本品为伞形科植物防风 *Saposhnkovia divaricata*（Turcz.）Schischk.的干燥根。春、秋二季采挖未抽花茎植株的根，除去须根和泥沙，晒干[1]。

【性味归经】　辛、甘，微温。归膀胱、肝、脾经。

【功能主治】　祛风解表，胜湿止痛，止痉。用于感冒头痛，风湿痹痛，风疹瘙痒，破伤风。

【药典用量】　5～10g[1]。

【药理作用】

1. 解热　防风对 2,4-二硝基苯酚致热大鼠具有显著的疗效，可以有效降低实验动物体温，并且可以有效降低腹腔注射乙酸大鼠的扭体次数，证明防风在解热镇痛方面的疗效[2]。有实验研究[3]证实，防风感冒颗粒可以使脂多糖（LPS）致兔发热模型和干酵母致大鼠发热模型的体温明显下降，与阿司匹林相比，其治疗效果持续时间更长。表明防风感冒颗粒在解热退热方面有良好功效。

2. 抗炎　防风中含有多种药理有效成分，升麻素苷就是其中重要的一种。体外实验采用的是脂多糖诱导的小鼠单核-巨噬细胞（RAW264.7）体外炎症模型。实验主要验证了升麻素苷对炎症的主要信号通路（NF-κB 信号通路、MAPK 信号通路）中相关细胞因子水平表达的影响，证明了升麻素苷具有抗炎的作用[4]。

3. 抗过敏　采用聚合酶链反应（PCR）检测法和蛋白质印迹法检测法进行体外细胞实验，实验通过防风醇提物对相关细胞因子表达水平的影响，研究防风治疗过敏反应的新机制。结果表明，防风抗过敏的机制与其能够降低 PAR-2 及相关细胞因子的表达有一定的关系[5]。

4. 抗肿瘤　对防风多糖抗肿瘤功效的研究表明，利用集落形成法和 MTT 法检测防风多糖的抗肿瘤活性，发现防风多糖对相关肿瘤细胞的生长抑制效果在药物浓度为 800μg/mL 时最显著[6]。

5. 对免疫功能的作用 体外细胞实验研究防风多糖对巨噬细胞分泌细胞因子的影响，探究其作用机制。实验结果显示，中药防风具有调节机体免疫功能的作用，其作用机制可能与其可以增加巨噬细胞释放白细胞介素-1（IL-1）和白细胞介素-8（IL-8）有关[7]。

二、防风量效临床参考

1. 小剂量 防风入煎剂 4.5～9g，可祛风解表。防风性味辛温，入膀胱、肝、脾经，为风药中的润剂。可治一切风邪，能入骨肉，善搜筋骨之风，诸风之证皆可配用。皮肤科常取其祛风解表之功，达到止痒之效，临床上常与其他药物配伍治疗急性荨麻疹、银屑病、湿疹、神经性皮炎等皮肤病，效果颇佳，如消风散。

2. 常规剂量 防风入煎剂 12～20g，具有祛风胜湿之功。防风为风药主药，味辛能行散祛风，性温可祛寒胜湿，用于风寒湿痹、周身骨节疼痛、背痛项强。《药类法象》云："纯阳，性温，味甘辛。疗风通用，泻肺实如神，散头目中滞气，除上焦风邪之仙药也。"临床上常与羌活同用，能上达周身，有疏风胜湿止痛之效。如大防风汤，与防己配伍，既能祛风胜湿，又可利水止痛，一散一利，可治疗风湿热痹等。

3. 大剂量 防风入煎剂 30g 以上，具有祛风止痉之功。肝为风木，其经与督脉会于巅顶，大风之邪入肝，则行于阳位，风行于周身，则经络骨节病，防风为风药之统领，有祛风解痉的功用。临床上常与全蝎、蜈蚣等搜风止痉药同用，用于中风、惊痫抽搐等，如玉真散。

三、防风不同剂量验案选析

1. 防风小剂量验案[8]

李某，男，68岁。

临床表现：双手腕、手背及双小腿内侧暗红色肥厚粗糙皮损融合成片，有抓痕、血痂及轻度糜烂、渗出。手掌、足跖可见肥厚性皲裂，色素沉着及少量脱屑。舌质红，苔薄白，脉细数。

中医诊断：浸淫疮；证属血虚风燥。

西医诊断：慢性湿疹。

治法：养血祛风，清热除湿。

处方：荆防通圣散。

荆芥 9g	防风 9g	当归 9g	生地黄 18g	蝉蜕 6g
金银花 12g	连翘 12g	苦参 9g	苍术 12g	薏苡仁 30g
石膏 30g	夜交藤 30g	甘草 9g		

日 1 剂，水煎分 3 次服，共 7 剂。

复诊：痒减轻，皮疹减少，继服 7 剂后皮疹大部分消退，残留双小腿肥厚皮损。

按： 防风小剂量 4.5～9g，有祛风解表之效。痒自风来，止痒必先疏风，故方用荆芥与小剂量防风疏风止痒，透邪外达；金银花、连翘、蝉蜕疏风热；苍术祛风除湿；苦参、薏苡仁清热燥湿；风邪易于化热，故用石膏清热泻火；当归、生地黄养血活血，滋阴润燥；夜交藤养血安神；甘草清热解毒，调和诸药。本方集疏风养血、清热祛湿于一方，而以祛风见长，既可疏散风邪使之外出，又可渗利湿热自下而上，上疏下渗，内清外解，并寓"治风先治血，血行风自灭"之用，使邪气得去，血脉和畅，瘆痒自止。

2. 防风常规剂量验案[9]

陈某，女，59岁，右膝疼痛2年，晚间加剧，行走受困，晚间尤甚。

临床表现：患者关节疼痛，遇寒冷加重，得热痛减，关节屈伸不利，伴腰部及躯体重痛，局部皮肤或有寒冷感，舌淡苔白腻，脉沉。经检查诊断双膝关节退行性变，确诊为骨性关节炎。

中医诊断：痹证；证属痛痹。

西医诊断：膝关节骨性关节炎。

治法：祛湿止痛，补肝益气，补肾活血。

处方：防风通痹汤加减。

防风20g	独活15g	当归15g	黄芪15g	白芍10g
姜黄10g	乳香5g	制附片5g	川芎15g	炙甘草10g
牛膝5g				

充分润药后煮沸，待沸腾后小火熬煮30min。日1剂，水煎分3次服，共12剂。

按：防风常规剂量12～20g，具有祛风胜湿之功。中医痹证多因肝肾不足，正气虚损导致风寒湿邪乘虚而入所致，正气不足加之外邪入侵形成气滞血瘀之势，而致脉络闭塞等症状。风、湿、寒邪乘虚而入，阻于关节脉络，气血不通，不通则痛。因此治疗应注重补益肝肾气血，通经活络。防风通痹汤中使用常规剂量的防风以治风止痛，是风家润剂，具有祛风胜湿之效。

3. 防风大剂量验案[10]

冯某，女，28岁，农民。

临床表现：患者因其爱子染疾暴死而悲伤过度，遂致精神恍惚，哭笑无常，或喃喃自语，如癫如痴，或登高而歌，弃衣奔走。患者面垢唇焦，口角流涎粘襟而无拂拭之意，表情呆钝，呼之不应，独语无序，喋喋不休，六脉滑实有力，苔白腻。

中医诊断：癫狂；证属痰实壅盛，堵闭清窍。

西医诊断：狂躁症。

治法：劫夺痰涎，一吐为快。

处方：三圣散。

瓜蒂（炒微黄）12g   防风30g   藜芦6g

3味共为粗末，取15g，水煎2次兑匀，放温强灌予服约一半，患者即躁动不安，狂呼叫骂，撕破衣衫，而毫无吐意，嘱更灌服尽剂，旋即吐出大量黏涎，绵绵不绝，如涕如胶。继则患者面色苍白，额头冷汗淋漓，胸肢发凉，脉微弱，昏睡不醒，逾一夜始朦胧知人，四肢亦渐转温。

按：防风大剂量30g以上，可祛风止痉。《医宗金鉴》玉真散、凉惊汤都用防风治疗抽搐之症，一为治疗破伤风抽搐，一为治疗小儿抽搐。对于癫证，古方有三圣散（瓜蒂、防风、藜芦），用呕吐祛痰的方法治疗癫痫发作状态，大剂量防风具有祛风镇痉和抗惊厥的作用。

参 考 文 献

[1] 国家药典委员会. 中华人民共和国药典（2020 年版　一部）[S]. 北京：中国医药科技出版社，2020.
[2] 孟祥才，孙晖，孙小兰，等. 防风根和根茎药理作用比较[J]. 时珍国医国药，2009，20（7）：1627-1628.
[3] 郭晓颖，马新换. 防风感冒颗粒解热抗炎作用的药效学研究[J]. 西部中医药，2014，27（7）：16-18.
[4] 陈娜. 升麻素苷抗炎及抗小鼠肺损伤作用的研究[D]. 长春：吉林大学，2014.
[5] 吴贤波，金沈锐，李世明，等. 防风醇提物对肥大细胞 PAR-2 及相关细胞因子的影响[J]. 中国实验方剂学杂志，2016，22（5）：123-126.
[6] 张小平. 三种中草药多糖化学修饰前后对 K562 细胞的生长抑制作用研究[D]. 西安：陕西师范大学，2014.
[7] 杨淳，田维毅. 防风多糖对巨噬细胞分泌细胞因子的影响[J]. 贵阳中医学院学报，2011，33（4）：31-33.
[8] 陈淑彦，金富坤. 荆芥防风在皮肤病治疗中的应用[J]. 中国民间疗法，2107，25（1）：41-42.
[9] 武旭刚. 防风藤痹汤结合温针灸辨证治疗痛痹型膝关节骨性关节炎患者的临床观察[J]. 辽宁中医杂志，2018，1（1）：12-14.
[10] 张兴发. 三圣散治愈癫狂重证案[J]. 中医研究，1985，6（1）：9-10.

第二节　发散风热药

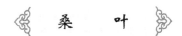

一、概述

本品为桑科植物桑 *Morus alba* L.的干燥叶。初霜后采收，除去杂质，晒干[1]。

【性味归经】　甘、苦，寒。归肺、肝经。

【功能主治】　疏散风热，清肺润燥，清肝明目。用于风热感冒，肺热燥咳，头晕头痛，目赤昏花。

【药典用量】　5～10g[1]。

【药理作用】

1. 降血糖　用桑叶 50%甲醇提取物做大鼠小肠管流实验。结果表明，当桑叶甲醇提取物共存时，蔗糖吸收受到抑制，桑叶甲醇提取物抑制了二糖分解酶的活性，而桑叶水提取物可以抑制乳糖酶和麦芽糖酶的活性，阻碍大鼠食后血糖水平提高[2]。桑叶总黄酮可通过抑制大鼠小肠近腔上皮刷状缘膜的双糖酶活性来延缓糖的消化，延缓并减少餐后血糖升高而降低血糖值[3]。桑叶提取物中生物碱、黄酮、多糖等的降糖作用与其抑制糖苷酶活性有关[4]。

2. 降血脂　桑叶中的黄酮类物质可以使血清总胆固醇、三酰甘油以及低密度脂蛋白胆固醇的含量降低，使高密度脂蛋白胆固醇含量水平得到提升，从而降低动脉粥样硬化指数，并能显著提高超氧化物歧化酶（SOD）的活性，降低丙二醛（MDA）水平。桑叶中包含多种甾醇，其中的豆甾醇、骨甾醇均可阻止胆固醇被肠道吸收，从而达到降低血浆胆固醇、降低血脂水平的作用[5]。

3. 抗衰老　桑叶可以影响老年大鼠红细胞内 SOD 的含量，有利于机体抵抗脂质过氧化，清除自由基，以及减少老年大鼠的脑和脊髓组织的脂褐质的含量，并且还增加了皮肤的水分含量，抗老化[6]。

4. 抑菌　桑叶黄酮中的多种酚类化合物如槲皮素、芸香苷等具有抑菌作用，主要作用机制是酚类物质破坏细胞壁及细胞膜的完整性，导致微生物细胞释放胞内成分，引起细胞膜电子传递营养吸收、核苷酸合成及活性等功能性障碍，从而抑制微生物的生长，发挥抑菌作用[7]。

5. 抗氧化　桑叶醇提物质量浓度为 100μg/mL，且受试样品作用于细胞的时间为 120min 的情况下，对蛋白磷酸酶（CDC 25）有一定的抑制活性，其半抑制浓度为 59.08μg/mL，并有剂量效应[8]。

6. 防癌　桑叶可通过调节肝脏脂质代谢，进而提高人体的抗氧化能力，降低肝癌的发生率[9]。

二、桑叶量效临床参考

1. 小剂量　桑叶入煎剂 5～10g，可疏风，清热，润燥。其味苦、甘，性寒，具有疏散风热、清肺润燥、清肝明目的功效，可用于风热感冒，肺热燥咳（如急性支气管炎），头晕头痛，目赤昏花（如泪囊炎、睑腺炎、酒渣鼻）。如桑菊饮，为辛凉轻剂，桑叶作为君药，主归肝、肺经，疏散肺热之余，尚有平肝息风之功。

2. 常规剂量　桑叶入煎剂 10～20g，可平肝息风，用于肝阳上亢，头痛眩晕，高血压。现代研究表明桑叶具有降血糖、降血压、降血脂、抗衰老等药理作用。糖尿病患者霜桑叶代茶饮可降低血糖，用量为每日 10～20g，鲜品加倍。

3. 大剂量　桑叶入煎剂 30～120g，可止汗，根据患者体质及病情可酌情加减，低于 30g 则效果欠佳，60～90g 效果甚佳，最大剂量可达 120g。《重庆堂随笔》："桑叶，虽治盗汗，而风温暑热服之，肺气清肃，即能汗解。息内风而除头痛，止风行肠胃之泄泻，已肝热妄行之崩漏，胎前诸病，由于肝热者尤为要药。"《神农本草经》中记载桑叶有小毒，但文献搜索未见服用大剂量桑叶出现不良反应的患者，故桑叶是一味安全的中药，另桑叶止汗效果虽佳，但必须排除由结核病引起的汗证。

三、桑叶不同剂量验案选析

1. 桑叶小剂量验案[10]

刘某，男，约 3 岁。

临床表现：患儿因受凉感冒出现高热（体温：39℃），精神倦怠，恶寒，少汗，头痛，咳嗽痰白不多，舌红、苔薄白，脉浮数。约 1 小时前抽搐伴神志不清、两眼上翻，每次持续约 1min 抽搐缓解，共发作 2 次。查体：神志清楚，皮肤无斑疹，咽部充血，扁桃体 I 度肿大，心肺听诊无明显异常，颈软无明显抵抗。

中医诊断：感冒；证属风热袭肺。

西医诊断：高热惊厥。

治法：宣肺清热，平肝息风。

处方：桑菊饮加味。

桑叶 8g	连翘 8g	菊花 8g	苦杏仁 6g	桔梗 6g
苇根 6g	甘草 3g	薄荷 3g（后下）	蝉蜕 5g	淡豆豉 5g

日 2 剂，1 剂 2 煎，水煎至 150mL，分多次温服。家长要求打点滴，嘱可配合林格液 250mL 静脉滴注。

次日，家长来电示患儿中药 1 剂后即得微汗，体温降低，咳嗽好转，暂无抽搐，安静入睡。嘱晨起继服中药 1 剂巩固疗效。

按：桑叶小剂量 5～10g，可疏风，清热，润燥。风热袭肺证是外感风热之邪或风寒郁而化热出现的肺气宣降失常等临床表现的概称。本患者属于风寒郁而化热所致热耗津液，以致肺津亏损，肺失宣降。患儿高热，伴抽搐，并非邪气入里，乃因风热袭肺，肺失宣降，不能制约肝木，致肝风内动而发痉，即"金囚木旺"。故治疗重点是针对"金囚"即肺卫表郁，而非"木旺"。治当宣肺清热，平肝息风。选用辛凉轻剂之桑菊饮，小剂量桑叶味苦、甘，性寒，具有疏散风热、清肺润燥之功，与菊花同为君药，主归肝、肺经，疏散肺热之余，尚有平肝息风之功；且苦杏仁肃降肺气，止咳力优。故选择桑菊饮疗效较佳。

2. 桑叶常规剂量验案[11]

患者，男，45 岁。2013 年 12 月就诊。

临床表现：患者 2013 年 7 月因头痛、心悸、眩晕，住院治疗。磁共振成像（MRI）发现：双侧脑室旁及半卵圆中心多发缺血梗死灶。治疗好转后出院，出院诊断为高血压、脑梗死。头痛，眩晕，偶有心悸，右关脉大，左关脉弦，舌苔薄腻，边有瘀点。

中医诊断：眩晕；证属肝阳化风。

西医诊断：脑梗死。

治法：息肝风，化痰瘀。

处方：
天麻 6g	钩藤 15g（后下）	桑叶 12g	菊花 12g	制半夏 10g
陈皮 6g	茯苓 15g	生甘草 5g	炒枳壳 10g	竹茹 10g
当归 10g	赤芍 15g	川芎 6g	生地黄 15g	丹参 20g
川牛膝 12g				

7 剂。服上方后患者头痛、眩晕好转，仍守方主之。

按：桑叶常规剂量 10～20g，可平肝息风。中医经典理论认为眩晕以虚、风、痰、火为主要病机。本例患者工作繁忙，病得之于思虑太过，作息不慎。肝藏相火，主升，足厥阴肝经"上巅顶，入络脑"。患者左关脉弦有力，主肝阳化风，故头痛、眩晕并作，桑叶、天麻、钩藤、菊花轻清平肝息风；右关脉大，主中焦痰热，今肝风夹痰，上扰清窍，令其头目如蒙，故合用温胆汤去生姜、大枣，清阳明之痰热。肝藏血，今血脉瘀滞，故仿"治风先治血，血行风自灭"之意，合用四物汤和血化瘀，改白芍为赤芍，凉血活血，用少量川芎，以其上行头目达于巅顶。另加丹参凉血化瘀，川牛膝引血下行。全方合用，轻清平肝息风，清化痰热，和血化瘀。桑叶、菊花相配，轻清凉散平肝。吴鞠通云："桑叶善平肝风，走肺络，宣肺气；菊花芳香味甘。"桑叶、菊花是桑菊饮的主药，二者合用为君，以风气通于肝，辛凉轻清，可疏风清热平肝，无劫烁肺液之弊。

3. 桑叶大剂量验案[12]

陶某，男，5 岁，初诊日期：2008 年 5 月 27 日。

临床表现：母代诉，小儿 2008 年 4 月 11 日因急性肺炎住院，经半个月治疗痊愈而出院。出院后近 1 个月来发现小儿入睡后经常汗出，头、颈项、胸背部明显，汗湿衣被。易烦躁，喜冷饮，尿黄，便干，面色黄而不泽，形体瘦弱。舌质红，苔薄黄，脉细数。理化检查：X线胸片、血常规正常，结核菌素试验阴性。

中医诊断：盗汗；证属里热未清，肺胃积热。

西医诊断：自主神经功能紊乱症。

治法：清里热，生津液。

处方：霜桑叶50g，研末备用。

嘱用粳米煮成稀粥，取米汤300mL放入锅中，加入5g桑叶末，煎煮3分钟，每日分3次服用。

复诊：患儿服用5日后，盗汗明显减轻，后再服5日汗止，随访半年未见复发。

按：桑叶大剂量30～120g，可止汗。小儿盗汗有虚实之分，不可一见盗汗就责于阴虚，而应审证求因。本例患儿，因风热袭肺，肺热内炽，灼伤阴津；又小儿阳常有余，外邪入里，极易化热伤津；再加上病后里热未清，肺胃积热，热迫津液外泄发为盗汗。故用粳米，其"性凉入肺，清热除烦，解渴，凉血，利便"，同时能"和五脏，通血脉，壮筋骨，长肌肉"（《得配本草》）。桑叶，入肺经，甘能养阴，寒能清热，轻能透邪，正如《本草经疏》云："桑叶甘所以益血，寒所以凉血，甘寒相合，故下气而益阴，是以能主阴虚寒热及因内热出汗。"米汤加桑叶，味甘清香，小儿容易接受，清里热以生津液，不必止汗而汗自止也。

参 考 文 献

[1] 国家药典委员会. 中华人民共和国药典（2020年版　一部）[S]. 北京：中国医药科技出版社，2020.

[2] 欧阳臻，陈钧. 桑叶的化学成分及其药理作用研究进展[J]. 江苏大学学报，2003，24（6）：39-44.

[3] 俞灵莺，李向荣，方晓. 桑叶总黄酮对糖尿病大鼠小肠双糖酶的抑制作用[J]. 中华内分泌代谢杂志，2002，18（4）：313-315.

[4] 原爱红，马骏，蒋晓峰，等. 桑叶中糖苷酶抑制活性成分的筛选[J]. 中国中药杂志，2006，31（3）：223-225.

[5] 庄愉，盛家铺. 桑叶药用价值与应用[J]. 江苏蚕业，2013，35（2）：28-29.

[6] 王灿，左艇，王琳琳. 桑叶黄酮抗皮肤衰老实验研究[J]. 中国医药导报，2011，8（3）：30-32.

[7] 花蕾，张文清，赵显锋. 桑叶水提浸膏的抑菌作用研究[J]. 上海生物医学工程，2007，28（1）：16-18.

[8] 王磊. 黑桑化学成分及生物活性研究[D]. 北京：中国协和医科大学，2008.

[9] Kalanrari H，Aghel N，Bayati M. Hepatoprotective effect of Morus alba L. in carbon tetrachloride-induced hepatotoxicity in mice[J]. Saudi Pharmaceut J，2009，17（1）：90-94.

[10] 邵翠，吴智兵，杨德福. 吴智兵教授临床应用桑菊饮验案3则[J]. 新中医，2015，47（7）：300-301.

[11] 陈烨文，王鹏程，连建伟. 连建伟教授运用轻法临床治验[J]. 中华中医药杂志，2015，30（3）：767-769.

[12] 范景务. 桑叶止汗临证举隅[J]. 浙江中医杂志，2009，44（11）：841-842.

柴　胡

一、概述

本品为伞形科植物柴胡 *Bupleurum chinense* DC.或狭叶柴胡 *Bupleurum scorzonerifolium* Willd.的干燥根。按性状不同，分别习称"北柴胡"和"南柴胡"。春、秋二季采挖，除去茎叶和泥沙，干燥[1]。

【性味归经】　辛、苦，微寒。归肝、胆、肺经。

【功能主治】 疏散退热，疏肝解郁，升举阳气。用于感冒发热，寒热往来，胸胁胀痛，月经不调，子宫脱垂，脱肛。

【药典用量】 3～10g[1]。

【药理作用】

1. 抗炎 柴胡具有明显的抗炎作用，主要是通过刺激肾上腺，促进肾上腺皮质激素合成、分泌糖皮质激素来发挥作用[2]。将柴胡的有效成分柴胡皂苷 478mg/kg 和柴胡挥发油 400mg/kg 腹腔注射，对由卡拉胶所引起的大鼠足肿胀有明显改善作用[3]；临床以柴胡为主的复方搽剂外用也有很好的抗炎作用[4]。

2. 中枢神经抑制作用 在以往的药理研究中柴胡均表现出良好的中枢神经抑制作用。柴胡皂苷 a 对大鼠海马神经元癫痫样放电抑制作用明显[5]。

3. 镇痛 柴胡具有十分明显的镇痛作用。实验证明柴胡对尾根加压法、乙酸扭体法和热板法导致的小鼠疼痛有十分明显的抑制作用[6]。

4. 镇咳 柴胡药物活性实验中证实柴胡粗皂苷、柴胡及柴胡皂苷元 a 均有较强的镇咳作用。柴胡总皂苷 9.1mg/kg 对机械刺激引咳法导致的咳嗽具有明显的抑制作用，其镇咳强度略低于可待因（7.6mg/kg）[7]。

5. 对免疫功能的影响 柴胡可通过激活巨噬细胞和淋巴细胞来增强机体特异性免疫反应，从而起到免疫调节作用[8]。

6. 抗菌、抗病毒 柴胡及其复方制剂对溶血性金黄色葡萄球菌、链球菌、霍乱弧菌、钩端螺旋体和结核杆菌有一定的抑制作用[9]。北柴胡注射液及其蒸馏出的油状物对流感病毒有强烈抑制作用[10]。

二、柴胡量效临床参考

1. 小剂量 柴胡入煎剂 3～6g，功在升阳，举陷。柴胡具有升发、疏散的性质，属风药，风药非轻清无以升浮，若要升发肝阳之气，理应顺应阳气升浮的性质，取小剂量加以应用。如补中益气汤（《脾胃论》）为升阳益气的代表方剂，其中柴胡用量为二三分（约0.8～1.3g），《药品化义》中有载："若少用三、四分[约1.11～1.48g]，能升提下陷，佐补中益气汤，提元气而左旋，升达参芪以补中气。"故柴胡入补中益气汤有鼓舞脾元之妙，是以得到事半功倍的疗效。凡气虚下陷、清浊不分，以致洞泄、脱肛、遗尿、阴挺、崩漏、带下、胃下垂、肾下垂等清阳不升之病症，予益气补中、健脾燥湿药配以少量柴胡，佐其助气之功，达其升举之效。

2. 常规剂量 柴胡入煎剂 6～15g，长于疏肝，解郁，调经。柴胡辛行苦泄，性善条达肝气，能平肝利胆，除胁肋结气，泻三焦相火，若要调理肝气郁滞，理应发挥行气开郁的特点，取常规剂量加以应用。如四逆散（《伤寒杂病论》）中柴胡用量为十分（约12g），以疏肝解郁，通达气机为要，入四逆散用至中剂量，故此功效恰如其分。凡出现胁痛、胸满的症状，多为肝木有余，枢机不利，气滞不通所致，予敛阴柔肝、行气破滞药配以常规剂量柴胡，疏肝不伤脾，理气不伤阴。

3. 大剂量 柴胡入煎剂 30g 以上，即体现出明显的退热、清胆、截疟之功。柴胡辛散苦泄，微寒退热，善于祛邪解表和疏散少阳半表半里之邪，若要治疗伤寒表邪未解，理应清透少阳郁热的征象，取大剂量加以应用。如大柴胡汤（《伤寒杂病论》）中柴胡用量为半斤（约110g），以清透少阳之热，疏利少阳气机。凡往来寒热，胸胁苦满，呕不止，郁郁微烦，心下痞硬，或心下满痛，或大便干结，或协热下利，予清胆和胃、降逆消痞药配以大剂量柴胡，清表邪壅滞于内，透少阳郁热于外。

三、柴胡不同剂量验案选析

1. 柴胡小剂量验案[11]

李某，女，30岁，胃下垂3年。

临床表现：胃脘疼痛，弯腰活动时加重，腹坠胀，食后加重，嗳气，消瘦乏力，纳呆，舌淡，苔薄白，脉沉细。

中医诊断：胃缓；证属脾气虚弱，中气下陷。

西医诊断：重度胃下垂。

治法：健脾益气，升阳举陷。

处方：补中益气汤加减。

黄芪 30g	党参 10g	白术 10g	升麻 6g	柴胡 6g
陈皮 12g	炒防风 20g			

日1剂，水煎分3次服，共8剂。

二诊：腹胀减轻，纳增。续服前方7剂。

三诊：诸症明显好转，弯腰时胃脘不痛，以前方随症加减20剂。

四诊：复查胃部X线片提示：轻度胃下垂。续服前方巩固20剂，并嘱患者加强腹肌训练。

五诊：诸症消失，复查胃部X线片，胃已恢复正常位置。

按：柴胡小剂量3~6g，功在升阳，举陷。胃缓多因脾虚失运，中气下陷所致，治以补脾复运，升阳举陷。治疗胃缓单用补益之品，恐滞而不化，下陷之气更无从所升，予补中益气汤、举元煎等加小剂量柴胡，取其轻清升浮之性，以引元气之升，发越阳气、提升举陷之功，复运中焦，取得良好疗效。现代研究表明补中益气汤具有促进胃组织蛋白质和肝脏及血清中DNA、RNA的合成的作用，通过此作用，可明显改善机体整体的代谢功能，方中升麻、防风等风药助力柴胡，增助黄芪、党参、白术等健脾理气，升发下陷清阳之功效，以达到其治疗脾虚病症的目的[12]。

2. 柴胡常规剂量验案[13]

患者，女，63岁。

临床表现：20天前因与家人生气后出现情绪精神问题。烦躁不安，情绪低落，喜悲伤欲哭，泪水不自主流出，伴见双目干涩、不欲睁眼，善太息，舌质略暗，苔白厚腻，舌底脉络迂曲，脉沉弦涩。

中医诊断：脏躁；证属肝郁气滞，气血运行不畅。

西医诊断：焦虑，急性睡眠障碍。

治法：疏肝解郁，理气活血。

处方：柴胡疏肝散加减。

柴胡 10g	白芍 10g	川芎 15g	郁金 10g	丹参 15g
赤芍 10g	醋香附 10g	当归 10g	酸枣仁 20g	柏子仁 12g
焦三仙 30g	煅牡蛎 20g	百合 10g	五味子 12g	石菖蒲 10g
远志 6g	醋鳖甲 15g	炒栀子 12g		

日 1 剂，水煎服，共 7 剂。

复诊：诸症明显改善，上方加生黄芪 30g、陈皮 12g，7 剂，以巩固。

按：柴胡常规剂量 6～15g，长于疏肝、解郁、调经。脏躁多因肝气郁结、气血运行不畅所致，治以疏肝解郁、理气活血。柴胡疏肝散遵"木郁达之"之旨，针对由肝气郁滞引起的各种内科疾病，均有显著疗效。柴胡用到 10g，主要发挥其疏肝解郁，调理气机的作用。现代研究表明，柴胡疏肝散可抑制大脑组织海马区 ChAT 蛋白和 mRNA 表达、降低大脑海马区 AChE 活性和蛋白表达，具有一定的抗抑郁和抗焦虑作用[14]，方中香附调经理气止痛，助柴胡行气解郁，诸药相配使此方有疏肝解郁、行气止痛作用，以达治愈之功。

3. 柴胡大剂量验案[15]

吴某，女，38 岁。

临床表现：因急性化脓性扁桃体炎就诊，急诊留观，扁桃体肿大，表面小脓点，青霉素治疗无效。头痛，汗出，面红，口渴，恶心，舌淡红，苔薄黄，脉沉数。

中医诊断：乳蛾；证属热毒内蕴。

西医诊断：化脓性扁桃体炎。

治法：清热解毒利咽。

处方：大柴胡汤加减。

柴胡 50g	川军 6g	枳实 15g	黄芩 15g	白芍 15g
清半夏 9g	生石膏 30g	生地黄 30g	滑石 30g	生甘草 6g
金银花 30g	马勃 15g	山豆根 9g	竹叶 6g	

下午 1 时服药，2 小时后热退，体温降至正常，续服 1 剂，疾病告罄。

按：柴胡大剂量 30g 以上，即体现出明显的退热、清胆、截疟之功。本病热毒嚣张，病势较急，如不迅速退热，恐热扰神明，出现昏迷、谵语之危重变证，故治疗首务，当速清火毒，防止传变。方以大柴胡汤清热通下，使热从下行，并配以清热解毒之品，故 1 剂后邪热大减。方中重用柴胡 50g，能解少阳火毒，《滇南本草》言其"退六经邪热往来"，本案重用之，故药能胜病，2 剂收效。

参 考 文 献

[1] 国家药典委员会. 中华人民共和国药典（2020 年版 一部）[S]. 北京：中国医药科技出版社，2020.

[2] 王丽娜，汪巍，徐驰，等. 柴胡醋制前后抗炎作用比较研究[J]. 中成药，2013，35（5）：1079-1081.

[3] 张英杰，苑述刚，苏桂花，等. 柴胡的中药学及临床应用文献研究概述[J]. 甘肃中医学院学报，2011，28（1）：74-77.

[4] 黄贤梅. 中药柴胡的临床应用体会[J]. 中国老年保健医学，2011，9（3）：23.

[5] 于云红. 柴胡皂苷 a 对大鼠海马神经元癫痫样放电抑制作用及相关离子通道电流调节作用的研究[D]. 广州：南方医科大学，2013.

[6] 巫丹. 柴胡与赤芍、醋柴胡与白芍配伍前后药效学比较[J]. 亚太传统医药，2017，13（1）：18-19.

[7] 王林林，史玉柱，王雪，等. 中药抗流感病毒研究进展[J]. 西北药学杂志，2012，27（6）：600-604.

[8] 王林. 浅谈中药柴胡抗炎及调节免疫功能作用[J]. 医药前沿，2012，2（16）：36.

[9] 杨天鸣，盖静，赵萌. 柴胡水提取物抗菌作用研究[J]. 中兽医医药杂志，2011，30（2）：49-51.

[10] 方南元，薛博，瑜金实，等. "柴胡劫肝阴"经纬探析[J]. 长春中医药大学学报，2013，29（2）：344-345.

[11] 刘淑兰. 风药临床验案举隅[J]. 河北中医，2010，32（12）：1815-1816.

[12] 陈余健. 补中益气汤药理研究进展[J]. 陕西中医，1994（1）：36-37.

[13] 马学竹，李秋艳，陈锹发，等. 柴胡疏肝散验案三则[J]. 环球中医药，2017，10（5）：570-572.

[14] 董海影，张晓杰. 柴胡疏肝散对抑郁模型大鼠海马乙酰胆碱代谢的影响[J]. 中华中医药杂志，2011，26（1）：163-167.

[15] 仝小林. 重剂起沉疴[M]. 北京：人民卫生出版社，2010：171-172.

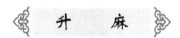

升 麻

一、概述

本品为毛茛科植物大三叶升麻 *Cimicifuga heracleifolia* Kom.、兴安升麻 *Cimicifuga dahurica*（Turcz.）Maxim.或升麻 *Cimicifuga foetida* L.的干燥根茎。秋季采挖，除去泥沙，晒至须根干时，燎去或除去须根，晒干[1]。

【性味归经】　辛、微甘，微寒。归肺、脾、胃、大肠经。

【功能主治】　发表透疹，清热解毒，升举阳气。用于风热头痛，齿痛，口疮，咽喉肿痛，麻疹不透，阳毒发斑，脱肛，子宫脱垂。

【药典用量】　3～10g[1]。

【药理作用】

1. 解热、抗炎　升麻所含的异阿魏酸和阿魏酸可以明显抑制乙酸引起的小鼠扭体反应，还可以降低流感病毒侵染小鼠支气管肺泡灌洗液中的IL-8的水平，但异阿魏酸的抗炎活性强于阿魏酸。升麻甲醇提取物的水溶部分可使大鼠正常体温下降，并能抑制乙酸诱导的大鼠直肠溃疡，对卡拉胶引起的鼠爪水肿具抗炎活性，口服 50mg/kg 时抑制率达到50.4%[2-3]。

2. 抗氧化　类叶升麻苷对 *D*-半乳糖制备的衰老小鼠及 H_2O_2 诱导的 PC12 细胞氧化损伤具有抗氧化和保护作用[4-5]。通过研究肉苁蓉植物中六种苯乙醇苷类化合物抗氧化活性的构效关系发现，苯乙醇羟基是抗氧化活性的重要官能团，且酚羟基的数目及位置对抗氧化活性有着重要的影响[6]。

3. 免疫调节　类叶升麻苷对免疫系统具有免疫调控作用。类叶升麻苷可以促进淋巴细胞增殖反应、巨噬细胞吞噬功能及增加外周血中 IL-2 的含量，提高机体非特异性细胞免疫，从而增强免疫功能[7]。

4. 抗肿瘤　有文献报道，类叶升麻苷还对肿瘤细胞的转移具有抑制作用，可有效抑制肺中 B16 黑色素瘤的浸润性转移[8]。

二、升麻量效临床参考

1. 小剂量　升麻入煎剂 2～6g，可引脾胃之清气上升。升麻入脾胃，主阳明经，多气多血，善引脾胃清阳之气上升，其升提之力较柴胡为强。李杲明言告诫："脾胃不足之证，须少用升麻，乃足阳明、太阴引经之药也。"《药品化义》中有载："少用佐参芪升补中气，柴胡引肝气从左而上，升麻引胃气从右而上，入补中益气汤，有鼓舞脾元之妙，使清阳之气上升，而浊阴之气下降。"补中益气汤中配合少许升麻能够使脾胃清阳之气上升，升达参芪以补中气，量少力宏，轻舟速行，以起到四两拨千斤之意。

2. 常规剂量 升麻入煎剂 6～15g，发表透疹。升麻主肺胃，麻疹由肺胃蕴热，又感时行之气而发，故用升麻能宣肺达邪，宣散肌表之风而透疹，辛散发表，透发麻疹。如升麻葛根汤（《阎氏小儿方论》）中用常规剂量的升麻治小儿麻疹不透，以解表达邪，透疹解毒。

3. 大剂量 升麻入煎剂 15～40g，清热解毒，为清热解毒之良药。大剂量升麻可用治热毒所致的多种病证，因其善清阳明热毒，故胃火炽盛成毒的牙龈肿痛、口舌生疮、咽喉肿痛以及皮肤疮毒等尤为多用，大剂量应用亦有"少则气升，多则血升"之意。《药品化义》中有载："其味辛温，多用宜有发表解肌之助。"宋代《太平圣惠方》中用升麻散治疗伤寒热毒不解之壮热烦渴，大头瘟憎寒发热、头面焮红肿痛，口疮喉痛等病症，其中以大剂量的升麻清热解毒，解肌退热。

三、升麻不同剂量验案选析

1. 升麻小剂量验案[9]

张某，女，37 岁，月经失调 2 年余。

临床表现：每月先期而至，经期延长，就诊前一天经水又来。量多色淡质稀，少腹空坠，头晕心悸，神疲气短，四肢乏力，腰膝酸痛，面色㿠白，舌质淡，苔薄白，脉细弱。

中医诊断：月经后期；证属中气不足，脾不统血，冲任不固。

西医诊断：月经失调。

治法：补中益气，升提固摄。

处方：补中益气汤加减。

炙黄芪 15g	党参 15g	炒白术 12g	升麻 6g	炙甘草 12g
续断 10g	海螵蛸 10g	山茱萸 10g	炒白芍 10g	茜草炭 10g

日 1 剂，水煎服。

二诊：2 剂后诸症非但未减，反致经量更多，甚则暴下如崩，遂将原方升麻用量减为 4.5g，续服 2 剂，以试一效。

三诊：药后诸症大减，续进 3 剂而愈，后继以补中益气汤进退，调理 2 月余，月经正常。

按：升麻小剂量 2～6g，可引脾胃之清气上升。患者由于中气不足，脾不统血，导致冲任不固，月经失调，选用补中益气汤以补益中气，升提固摄。升麻之性偏寒，重用之则抑制参芪补气升阳之功，少佐用之则协同参芪引脾胃清阳之气上升；同时升麻非轻清则不可升浮，乃顺阳气升浮之性，以小剂量的升麻使脾胃清阳之气上升，升达参芪以补中气，量少力宏，轻而取胜。另外升麻为阳明、太阴引经之药，即是引经之品，则不可重用，重用则喧宾夺主。

2. 升麻常规剂量验案[10]

张某，女，52 岁，左侧胸部出现疱疹 6 日。

临床表现：左侧胸部见成簇样水疱，疱液澄清，外周绕以红晕，各簇水疱群间皮肤正常，水疱呈带状分布。患者诉微发热，汗出不畅，因左胸疼痛而不能入寐，大、小便平，舌淡苔薄黄，脉浮略数。

中医诊断：缠腰火丹；证属湿热内蕴。

西医诊断：带状疱疹。

治法：解肌透疹。

处方：升麻葛根汤加减。

| 升麻 9g | 葛根 18g | 白芍 12g | 牡丹皮 10g | 荆芥 10g |
| 紫草 15g | 甘草 6g | | | |

水煎服，日 1 剂，分早晚 2 次服。

患者服药 2 剂而汗出寒热止，5 剂而疱疹大部分结痂，8 剂而愈。

按：升麻常规剂量 6～15g，发表透疹。诊断为中医学的"缠腰火丹"，内因湿热内蕴，汗出不彻，壅滞肌肤，外因风毒之邪侵犯胸部肌腠皮肤，郁结于内，化生热毒，欲外解不得而蕴结而成，治当解肌透疹，逐邪外出。方中选用常规剂量的升麻能宣肺经之邪，散肌表之风，辛散发表而透疹解毒。最近的药理研究进一步证实了升麻的抗过敏作用，其作用机制可能与抑制组胺释放以及调控肥大细胞中某些细胞因子基因的表达有关[11]。

3. 升麻大剂量验案[12]

陈某，男，53 岁，颈后局限性红斑、疱疹 20 余年。

临床表现：患者 20 余年前无明显诱因逐渐出现颈后局限性红斑、疱疹，无破损、流脓、瘙痒等症状。自行购买"氟轻松"外用（具体不详）后症状未见明显好转。先后于各大医院诊断为"银屑病（疱疹型）"，地塞米松 15mg 静脉滴注 1 月余，后改为泼尼松 50mg 口服，半个月内逐渐减量至停服，红斑、疱疹消失。1 年前因淋雨及劳累后红斑复发并迅速扩展至全身，表现为全身皮肤潮红、肿胀，伴见疱疹，偶有瘙痒，无破损、流脓等。口干多饮，双肩、膝关节酸痛，夜间及晨起明显。活动不利，常以卧床休息为主。纳眠尚可，小便量色可，夜尿 2～3 次，大便 1 日 1～2 次，舌红少苔脉细。

中医诊断：白疕；证属脾虚湿热毒蕴。

西医诊断：银屑病（红皮病型）。

治法：升散透疹，清热解毒。

处方：升麻鳖甲汤合甘草泻心汤加减。

升麻 15～40g	鳖甲 15～25g	花椒 5g	当归 15～30g	赤芍 30g
炙甘草 30g	生甘草 30g	牡丹皮 20g	酒黄芩 5g	黄连 3g
干姜 10g	生晒参 15g	法半夏 15～25g		

该患者于 2016 年 4 月至 2016 年 11 月期间连续规律口服中药治疗，治疗期间使用升麻总量约 1000g。随诊半年期间全身皮肤潮红较前转淡，其间可见正常皮肤颜色，疱疹已无，可见少量脱屑，关节疼痛较前减轻，每日可下床活动数小时。

按：升麻大剂量 15～40g，清热解毒，为清热解毒之良药。患者因脾虚无力化湿，热毒蕴结而致白疕。故选升麻鳖甲汤合甘草泻心汤以清热解毒，健脾除湿，泻火凉血，证机相应，则病症自除。方中重用升麻为君，取其清热解毒之功，配伍甘草加强其解毒之功，助斑疹之毒从表而散。患者治疗期间使用升麻总量约 1000g，足以说明升麻大剂量时能够重剂起沉疴的特性。药理研究亦发现，升麻族植物的主要化学成分之一，肉桂酸衍生物（如阿魏酸和异阿魏酸）具有很强的抗炎作用，且阿魏酸的抗炎作用具有剂量依赖性，大剂量时其抗炎作用明显。

参 考 文 献

[1] 国家药典委员会. 中华人民共和国药典（2020 年版 一部）[S]. 北京：中国医药科技出版社，2020.

[2] 林玉萍，邱明华，李忠荣. 升麻属植物的化学成分与生物活性研究[J]. 天然产物研究与开发，2002（6）：58-68，76.

[3] 刘勇，陈迪华，陈雪松. 升麻属植物的化学、药理与临床研究[J]. 国外医药（植物药分册），2001（2）：55-58.

[4] 高莉，林娟，张富春，等. 类叶升麻苷对 D-半乳糖致衰老小鼠抗氧化作用的研究[J]. 中国药理学通报，2013，29（10）：1440-1443.

[5] 彭晓明，高莉，甘萍，等. 类叶升麻苷抗 H_2O_2 诱导的 PC12 细胞氧化损伤的保护作用[J]. 中药药理与临床，2013，29（3）：35-38.

[6] 杨建华，胡君萍，热娜·卡斯木，等. 肉苁蓉属植物中六种苯乙醇苷类化合物抗氧化活性的构效关系研究[J]. 中药材，2009，32（7）：1067-1069.

[7] 张洪泉，翁晓静，陈莉莉，等. 管花肉苁蓉麦角甾苷对衰老小鼠端粒酶活性和免疫功能的影响[J]. 中国药理学与毒理学杂志，2008，22（4）：270-273.

[8] Ohno T, Inoue M, Ogihara Y, et al. Antimatastatic activity of acteoside, a phenylethanoid glycoside[J]. Biological and Pharmaceutical Bulletin，2002，25（5）：606-610.

[9] 吴炳章. 升麻剂量探微[J]. 河南中医药学刊，1994（4）：34-36.

[10] 许希华，傅理均. 升麻葛根汤临证举验 4 则[J]. 江西中医药，2014，45（378）：55-56.

[11] 高璟春，彭勇，杨梦苏，等. 毛茛科升麻族植物药用亲缘学初探[J]. 植物分类学报，2008（4）：516-536.

[12] 赵雯雯，刘蕊蕊，岳仁宋. 小议升麻功效之解毒[J]. 江西中医药，2018，49（6）：12-14.

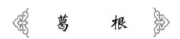

葛 根

一、概述

本品为豆科植物野葛 *Pueraria lobata*（Willd.）Ohwi 的干燥根。习称野葛。秋、冬二季采挖，趁鲜切成厚片或小块；干燥[1]。

【性味归经】 甘、辛，凉。归脾、胃、肺经。

【功能主治】 解肌退热，生津止渴，透疹，升阳止泻，通经活络，解酒毒。用于外感发热头痛，项背强痛，口渴，消渴，麻疹不透，热痢，泄泻，眩晕头痛，中风偏瘫，胸痹心痛，酒毒伤中。

【药典用量】 10～15g[1]。

【药理作用】

1. 解热 现代研究表明，葛根素对脂多糖诱导的小鼠发热模型具有很好的解热效果，它可以通过阻止下丘脑中枢发热介质前列腺素、一氧化氮释放，抑制 IL-1β、TNF-α、IL-6 的释放等多途径发挥解热作用[2]。

2. 降血糖、降血脂 研究表明，葛根素能够显著降低糖尿病小鼠空腹血糖，改善口服糖耐量，降低糖化血红蛋白，对体内外晚期糖基化终末产物形成具有明显的抑制作用[3]。研究发现，葛根提取物能够明显降低食源性高脂血症大鼠的血脂水平，减轻脂质过氧化程度，提高机体的抗氧化能力，有利于防治动脉粥样硬化，减少心脑血管疾病的发生[4]。

3. 解酒　分别用水和乙醇提取葛根中的有效成分,研究其对急性酒精中毒小鼠的解酒作用,发现葛根的水提物和醇提物均能显著缩短小鼠醒酒时间,葛根素摄入剂量越高,小鼠醒酒时间越短,血液乙醇浓度越低。因此认为葛根和葛花对急性酒精中毒小鼠都具有一定的解酒效果,能缩短醉酒小鼠的睡眠时间,进而缩短醒酒时间,降低小鼠对乙醇的吸收并增加血液中乙醇的代谢速度,降低血液乙醇浓度[5]。

4. 预防和治疗骨质疏松　通过体外细胞培养实验发现葛根素可通过雌激素受体(ER)介导促进大鼠及小鼠成骨细胞增殖和骨形成[6]。葛根素可明显促进成骨细胞增殖,并通过下调靶向 Runt 家族相关转录因子 2(Runx2)miRNA 的表达来提高 Runx2 表达水平[7]。

5. 神经保护作用　通过中断大鼠两侧颈动脉主干制备慢性缺血引起的血管性痴呆动物模型,发现葛根素能提高模型大鼠的学习能力,并对大鼠的学习和记忆能力有保护作用,其作用与其对活性氧(ROS)的清除能力密切相关,在分子水平,葛根素能显著上调 Nrf2、FoxO1、FoxO3 和 FoxO4 蛋白质水平,而 FoxO 家族和 Nrf2 在中枢神经系统中具有重要的生理功能和病理作用[8]。

二、葛根量效临床参考

1. 小剂量　葛根入煎剂 5～15g,清热解肌。葛根甘辛性凉,轻扬升散,具有发汗解表,解肌退热之功,外感表证发热,无论风寒与风热,均可选用本品。《药品化义》中有载:"葛根,根主上升,甘主散表,若多用二三钱(约 7.4～11.1g),能理肌肉之邪,开发腠理而出汗。"在柴葛解肌汤(《伤寒六书》)中,方中以小剂量葛根味辛性凉入阳明,外透肌热,内清郁热。

2. 常规剂量　葛根入煎剂 15～30g,主升发脾胃清阳以止渴、止泄。葛根味辛,轻扬升发,能鼓舞脾胃清阳之气,从而达到生津止渴、升阳止泄之功。《本草崇原》言:"葛根,主治消渴身大热者,从胃府而宣达水谷之津,则消渴自止。"《本草备要》言:"葛根为治脾胃虚弱泄泻之圣药。"张仲景《伤寒论》:"太阳病,桂枝证,医反下之,利遂不止,脉促者,表未解也,喘而汗出者,葛根黄芩黄连汤主之。"以葛根芩连汤治疗邪热内陷所致下利,方中用常规剂量的葛根以恢复脾胃升阳举陷之功能。

3. 大剂量　葛根入煎剂 30～60g,可疏利经气以舒筋解肌。其能解经气之壅遏,尤长于治疗身体上部外邪郁阻、经气不利、筋脉失养之证。葛根通过疏利经气而使津液得以敷布,筋脉得以濡润,从而筋经舒展,痉痛不制自止。《本草崇原》言:"葛根延引藤蔓,则主经脉,甘辛粉白,则入阳明,皮黑花红,则合太阳,故葛根为宣达阳明中土之气,而外合太阳经脉之药也。"如桂枝加葛根汤(《伤寒论》)中重用葛根四两(约 60g),以疏利太阳经气以疗项背强紧而不舒。

三、葛根不同剂量验案选析

1. 葛根小剂量验案[9]

患者,男,23 岁,于 2009 年 3 月 15 日初诊。

临床表现:患者 2 个月来反复发热数次,每次体温均在 38.5～39.5℃,伴咽干、咽痛、口干口渴、咳嗽、头痛、全身酸痛等症。来诊前曾于外院住院治疗,诊为急性上呼吸道感染，经抗生素治疗后痊愈出院，但间隔1周余上述症状又复发。昨日患者无明显诱因出现发热。体温39.5℃，自服"扑热息痛"后体温暂降，今晨就诊时体温复升。畏寒，头痛，轻微咳嗽，咳痰，咽干，口干口渴。体温39.4℃，咽部充血，双侧扁桃体Ⅱ度肿大，双肺呼吸音粗，闻及干湿啰音，心腹无异常，舌质红，苔薄黄燥，脉浮数。

中医诊断：感冒；证属外感风寒，郁而化热。

西医诊断：上呼吸道感染。

治法：辛凉解肌，兼清里热。

处方：柴葛解肌汤加减。

柴胡15g　　　葛根15g　　　黄芩10g　　　白芍12g　　　桔梗9g

羌活9g　　　白芷9g　　　石膏18g　　　羚羊粉1.0g（冲）　　　金银花30g

蒲公英30g　　　炒杏仁9g　　　炙枇杷叶12g

2剂，水煎服，日1剂。

2剂后体温降至正常，仍微咽干、咽痛，轻咳，予原方去石膏、羚羊粉，加麦冬、芦根。

按：葛根小剂量5～15g，清热解肌。感冒是由于六淫、时行病毒侵袭人体，肺卫不固而发病。本病因外感表寒未解，久郁化热，治疗以解肌清热为原则，选用柴葛解肌汤寒温并用，以辛凉为主，共成辛凉解肌，兼清里热之功。方中葛根用小剂量，可以清热解肌发汗，以外透肌热，内清郁热，解表除邪，如此则邪热得清，病症得除。

2. 葛根常规剂量验案[9]

2.1 消渴案

刁某，男，45岁，2007年12月13日初诊。

临床表现：口干明显，全身乏力，易汗出，易饥饿，足大趾麻木，双眼时有视物模糊，纳眠可；大便正常，小便频数淋漓；舌暗少苔，脉弦细。查体：空腹血糖（FBG）9.2mmol/L，餐后2小时血糖（2hPG）14.5mmol/L，糖化血红蛋白（HbA1c）9.4%。

中医诊断：消渴；证属胃热津伤。

西医诊断：糖尿病。

治法：清热生津止渴。

处方：葛根芩连汤合当归贝母苦参丸加减。

当归15g　　　贝母15g　　　葛根30g　　　天花粉30g　　　苦参9g

五味子9g　　　知母30g　　　黄连30g

水煎服，日1剂。

二诊（2008年1月24日）：服上方30剂后，口干症状消失，饥饿感明显改善，视物模糊感好转，入夜后有烦热，小便次数减少，大便偶溏。

处方：上方加生牡蛎30g（先煎），知母加量至45g。

三诊（2008年3月6日）：乏力明显缓解，精神佳，仍有便溏，小便不畅感，无其他不适。FBG：6.7～7.4mmol/L；2hPG：9.4～11.0mmol/L；HbA1c：7.3%。上方继续加减服用，以巩固疗效。

2.2 下利案

梅某，女，62岁，2008年7月9日初诊。

临床表现：大便量少质黏，每日 3 次。排便无力，便时有后重及灼热感；饭后呃逆，胃部及胸骨后有烧灼感，无泛酸呕吐，舌暗偏胖苔黄腻，脉沉滑。

中医诊断：下利；证属中焦湿热。

西医诊断：急性肠胃炎。

治法：清热祛湿，升阳止泻。

处方：葛根芩连汤加减。

葛根 30g　　黄连 30g　　黄芩 45g　　炙甘草 15g　　紫苏梗 6g

藿香 6g

水煎服，日 1 剂。

二诊（7 月 23 日）：呃逆消失；大便质可，不黏，每日 1 次，后重及灼热感消失；纳眠佳。

按：葛根常规剂量 15～30g，主升发脾胃清阳以止渴、止泄。病消渴者，阴虚为本，燥热为标。胃热津伤，治以清热生津止渴，故用葛根芩连汤合当归贝母苦参丸，方中以常规剂量的葛根，取其鼓舞脾胃清阳之气，生津止渴的功效。用治清阳不升，无以载津上承之消渴。如此则阳气得升，津液得布，不治渴而渴自止。现代药理研究表明，葛根素对于糖尿病患者具有良好的疗效。病下利者，中焦湿热，影响脾之运化水谷、转输精微，脾气不能升清则精微下走而为泄，如《黄帝内经》言"清气在下，则生飧泄"。全方清湿热、升清阳、调滞气，共奏止泻之功。方中用 30g 葛根以升发脾胃清阳止泄，恢复脾胃升阳举陷的功用。

3. 葛根大剂量验案[10]

孙某，女，51 岁，2008 年 5 月 22 日初诊。

临床表现：患者 2 年前因受风出现颈部向右偏斜伴抽搐，现颈肩疼痛。少汗，舌暗苔白，脉略弦滑。

中医诊断：斜颈；证属风寒束表，筋脉不舒。

西医诊断：颈椎病。

治法：解肌发表，生津舒筋。

处方：葛根汤加减。

葛根 60g　　生麻黄 9g　　川桂枝 30g　　白芍 90g　　炙甘草 15g

全蝎 9g

10 剂，水煎服，日 1 剂。

二诊（2008 年 6 月 2 日）：服上方 10 剂，斜颈减轻，颈肩疼痛明显缓解。

刻下症：左手麻木，周身皮肤瘙痒；舌暗边有齿痕，苔白腻，脉弦略滑数。

处方：前方加西河柳 15g，威灵仙 15g。服二诊方 30 剂后，斜颈愈。

按：葛根大剂量 30～60g，可疏利经气以舒筋解肌。斜颈者因风寒束表，卫气闭塞，太阳经气不舒，筋脉失养以致肌肉痉挛牵引而颈斜，故以葛根汤通利太阳经气。斜颈者病机为经气壅遏不利，故重用葛根 60g 以疏导通利，筋经舒展，则颈斜即能迎刃而解，痉痛自止。现代研究表明葛根素可以通过松弛血管平滑肌起到扩张血管使血流量增加的作用，这一作用对冠状血管痉挛尤其明显。

参 考 文 献

[1] 国家药典委员会. 中华人民共和国药典（2020 年版 一部）[S]. 北京：中国医药科技出版社，2020.

[2] 胡文婷. 基于特异性敲除技术的葛根素与葛根解热与降糖作用相关性的研究[D]. 北京：北京中医药大学，2015.

[3] 袁媛，侯雪峰，封亮，等. 葛根素对体内外晚期糖基化终末产物形成的抑制作用[J]. 中草药，2017，48（7）：1386-1390.

[4] 王萌萌，梅振东，张淼，等. 葛根提取物对高脂血症大鼠血脂及抗氧化能力的影响[J]. 食品工业科技，2015，36(11)：369-372.

[5] 高学清. 葛根和葛花的解酒护肝作用及其机理研究[D]. 无锡：江南大学，2013.

[6] 孙玉敏，许晓琳，杨怡，等. 葛根素可促进老年女性骨质疏松症患者成骨细胞的增殖[J]. 中国组织工程研究，2015，19(29)：4593-4597.

[7] 张莹莹，周建斌，曾祥伟，等. 葛根素对成骨细胞增殖能力及靶向 Runx2 的 miRNA 的影响[J]. 中国药理学通报，2016，32（10）：1457-1462.

[8] 张静. 葛根素对慢性缺血诱发的血管性痴呆大鼠认知功能障碍的保护作用及机制研究[D]. 济南：山东大学，2015.

[9] 陈弘东，郭敬，周强. 浅谈仝小林运用葛根经验[J]. 上海中医药杂志，2015，49（6）：12-13.

[10] 李宗芳，姜云香. 柴葛解肌汤治疗外感发热 50 例[J]. 山东中医杂志，2010，29（8）：539-540.

第二章 清 热 药

第一节 清热泻火药

石 膏

一、概述

本品为硫酸盐类矿物石膏族石膏，主含含水硫酸钙（$CaSO_4 \cdot 2H_2O$），采挖后，除去杂石及泥沙[1]。

【性味归经】 甘、辛，大寒。归肺、胃经。

【功能主治】 清热泻火，除烦止渴。用于外感热病，高热烦渴，肺热喘咳，胃火亢盛，头痛，牙痛。

【药典用量】 15～60g，先煎[1]。

【药理作用】

1. 解热 有研究表明，单用石膏水煎液治疗小儿发热，具有良好的退热效果。证明石膏有退热作用。对病毒性感冒，热入气分的热证所引起发热均有效果[2]。现代研究表明生石膏能抑制发热时过度兴奋的体温调节中枢[3]。

2. 消炎敛疮 通过实验研究石膏提取液灌胃和煅石膏外敷对烧伤鼠的创口及免疫方面的影响，发现生石膏灌胃对烧伤疮面、T淋巴细胞数及功能、腹腔巨噬细胞吞噬率均有积极的影响，煅石膏只对烧伤疮面有修复作用[4]。

3. 镇痛 研究表明，石膏注射液有显著的抗炎镇痛作用。可降低小鼠毛细血管的通透性，对卡拉胶所致的大鼠足跖肿胀以及棉球肉芽肿有明显的抑制作用，并对扭体法、热板法造成的小鼠疼痛模型有缓解作用[5]。

4. 抑菌 石膏体外对普通变形杆菌及金黄色葡萄球菌有较弱的抑制效果[6]。

二、石膏量效临床参考

1. 小剂量 石膏入煎剂 9～30g，泻肺、胃经之实火，治疗由胃火亢盛引起的头痛牙痛。石膏辛，大寒，具有清热泻火的功效，但又易辛凉太过，肺为娇脏，胃喜润恶燥，宜补不宜泻，以小剂量加以应用。如玉女煎（《景岳全书》），凡阴虚水亏，阳明火盛，烦渴内热者宜此。石膏在其中用 9～15g。《丛桂草堂医案》中有载："以玉女煎合清燥救肺汤为剂。生石膏四钱。……服后觉凉爽异常。"石膏在其中泻脾土之余，清胃火，治疗胃火牙痛，为君药。

2. 常规剂量　石膏入煎剂 50～120g，功在清余热。石膏有清热泻火之功，对于实热证有良好疗效，石膏性大寒，要达到去余热的功效，取中剂量加以应用。如竹叶石膏汤（《伤寒论》）中石膏取 50g，此方用于热病后期、高热虽除，但余热留恋气分，石膏清热但不能太过以伤阴，所以用常规剂量既不会清热太过，又能起到清除稽留余热的功效。

3. 大剂量　石膏入煎剂 120～300g，可清实热，退热。石膏乃大寒之品，石膏治疗温热病气分实热证，取大剂量加以应用。如白虎汤（《伤寒论》）中石膏用量可 200g，此方用于阳明气分热盛证，除大热。《太平惠民和剂局方》中记载："知母七十五两，甘草三十七两半，石膏（洗）十二斤半。""治伤寒大汗出后，表证已解，心胸大烦，渴欲饮水，及吐或下后七、八日，邪毒不解，热结在里，表里俱热，时时恶风，大渴，舌上干燥而烦，欲饮水数升者，宜服之。"

三、石膏不同剂量验案选析

1. 石膏小剂量验案[7]

张某，女，24 岁。2015 年 6 月 6 日初诊。

临床表现：3 年前因在路边摊吃凉粉后晚上出现上吐下泻，去诊所治疗后好转，第 2 天出现口臭，之后服用多种中药、西药（具体不详），效果欠佳，且易反复。1 个月前无明显诱因口臭加重，秽气喷人，伴有上腹部胀满，偶有隐痛，无恶心呕吐，无反酸烧心，食欲较差，口干口苦，渴喜冷饮，手脚畏寒，背冷。大便干结或臭秽，小便黄。舌红、苔厚腻，脉沉数。查肝胆脾胰彩超示：胆囊壁毛糙。^{14}C 呼气试验：阴性。电子胃镜提示：慢性浅表性胃炎。肠镜示：结肠息肉。

中医诊断：口秽；证属脾胃伏火。

西医诊断：慢性浅表性胃炎。

治法：清泻脾胃伏火。

处方：清中化浊汤加减。

藿香 15g	佩兰 15g	石膏 10g	栀子 10g	防风 10g
薄荷 10g	白术 15g	茯苓 10g	厚朴 10g	半夏 10g
白芍 15g	麦冬 10g	瓜蒌仁 20g	甘草 6g	

7 剂，水煎服，日 1 剂，忌食肥甘厚味、辛辣刺激的食物。

二诊：患者诉服前方后，口臭、腹胀有所减轻，仍有腹痛，食欲较差，大便每日 2～3 次，舌红、苔薄黄，脉滑数。原方去石膏、瓜蒌仁，加神曲 15g，蒲公英 15g，7 剂。

三诊：与患者交谈时仅闻及轻微口气，食欲亦有好转，夜寐不安，舌淡红，苔薄黄，脉细。仍以清中化浊为主，兼养胃阴，前方去防风、薄荷、半夏，改茯苓为茯神，再加百合 15g，7 剂。

患者于 7 月 1 日复诊，已无明显口臭。半年后电话随访得知，患者口臭已除，未见复发。

按：石膏小剂量 9～30g，泻肺、胃经之实火。患者 3 年前饮食不洁，内伤脾胃，食积阻滞，郁而化热，熏浊于上。加之患者平素性格内向，患有口臭后更是不喜与人交往，易致肝失条达，肝火横逆犯胃，秽浊上递，发为口臭。方中藿香、佩兰芳香醒脾，祛湿化浊共为君药。小剂量石膏辛寒以治其热，栀子苦寒以泻其火，共成清上彻下之功；仅用清降难泻伏火积热，故重用防风、薄荷，取其性辛升散脾中伏火，透热外出，充分体现"火郁发之"的治则，此四者共为臣药。佐以白术、茯苓、半夏、厚朴、瓜蒌仁合用，共奏理气健脾、燥湿化痰之功，白芍养阴柔肝，麦冬养胃阴；以甘草健脾和中、调和诸药为使。诸药合用，共奏清泻脾胃伏火之功。二诊因有腹痛纳差，去寒凉伤胃之石膏，加神曲消食。三诊夜寐不安。为郁热外透扰乱心神，故改茯苓为茯神，舌淡，苔薄黄，脉细，示内蕴之湿热渐散，去防风、薄荷、半夏等辛燥之品，防伤胃阴，再加百合养阴安神。

2. 石膏常规剂量验案[8]

刘某，女，25岁。

临床表现：产后1个月出现发热，体温38.9℃，理化检查均未见异常，常规抗生素、激素、解热退热等治疗措施只是暂时退热。自觉寒热往来，头面烘热，头昏，神倦，口舌生疮，夜睡不安，舌红苔薄，脉细促。

中医诊断：内伤发热；证属产后血虚。

西医诊断：发热。

治法：清热祛邪，和血养血。

处方：石膏80g　　太子参15g　　柴胡10g　　黄芩10g　　当归10g
　　　　生地黄10g　　知母10g　　金银花10g　　连翘10g　　五味子10g
　　　　酸枣仁8g　　大枣6枚

水煎300mL，分3次口服。

复诊：1剂后体温下降，2剂后症状消失。

按：石膏常规剂量50～120g，功在清气分余热。患者是因为外邪侵袭，从而发热，所以处方以石膏为君药清热降温，石膏清热作用强，对于外邪高热，可清实热，起到清热彻底又不会太过的作用。再配以太子参益气生津，当归养血和血，酸枣仁改善睡眠，综合诸药共同清热解毒，益气生津，养血和血。

3. 石膏大剂量验案[9]

李某，男，50岁。

临床表现：持续发热10余天。辗转多家医院打针、输液、服药治疗未见退热。体温40℃，恶寒，咽干，口苦，胸闷，心烦，周身痛，舌质红，苔黄，脉数。

中医诊断：感冒；证属外感风热。

西医诊断：发热。

治法：疏风泄热。

处方：石膏150g　　银柴胡15g　　连翘15g　　金银花15g　　板蓝根15g
　　　　射干15g　　玄参15g　　山豆根15g　　黄芩10g　　知母8g

水煎300mL，每日3次口服。

复诊：服后周身舒服。次日体温退至正常。

按：石膏大剂量120～300g，可清实热，退热。该患者恶寒发热，症见一派热象，但不见气血亏虚，所以正气未虚，邪气正盛，生石膏性寒，寒则泻火，尤长于清泄气分实热。临床证明，退高热小剂量效果不佳，大剂量才能奏效。张锡纯对石膏临床重用已有精辟的论述："盖石膏生用以治外感实热，断无伤人之理，且放胆用之，亦断无不退热之理。"临床上见邪在气分的实热证，可以重剂量早用生石膏，不但退热快，而且可缩短病程，收事半功倍之效。所以用石膏为君药取重用150g，诸药合用以疏风泄热。

参 考 文 献

[1] 国家药典委员会. 中华人民共和国药典（2020 年版 一部）[S]. 北京：中国医药科技出版社，2020.
[2] 孙姝. 石膏的药理作用与微量元素的探究[J]. 中国中医药现代远程教育，2009（5）：170.
[3] Mackowiak P A，Borden E C，Goldblum S E，et al. Concepts of fever: recent advances and lingering dogma[J]. Clinical Infectious Diseases，1997，25（1）：1.
[4] 胡景新，孟凡会，吴决，等. 中药石膏对烧伤大鼠创面修复的影响及 T 淋巴细胞，腹腔巨噬细胞功能变化的观察[J]. 中国病理生理杂志，1991（3）：260-263.
[5] 江涛，陈一岳，黄凤和，等. 石膏注射液抗炎镇痛作用研究[J]. 广东医药学院学报，1992（2）：26-28.
[6] 徐韬，徐先祥，林小风，等. 朱砂与石膏体外抑菌作用研究[J]. 中国民族民间医药，2011（23）：57-58.
[7] 刘寒婴，朱迪. 朱迪运用"火郁发之"法论治非口源性口臭经验[J]. 湖南中医杂志，2016，32（6）：42-43.
[8] 王诗卉，姬中现. 竹叶石膏汤方证分析与临床运用举隅[J]. 中国民间疗法，2018，26（12）：47-49.
[9] 徐爱年. 高热证重用石膏临床体会[J]. 甘肃中医，1998（1）：26.

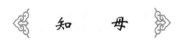

知　　母

一、概述

本品为百合科植物知母 *Anemarrhena asphodeloides* Bge.的干燥根茎。春、秋二季采挖，除去须根和泥沙，晒干，习称"毛知母"；或除去外皮，晒干[1]。

【性味归经】　苦、甘，寒。归肺、胃、肾经。

【功能主治】　清热泻火，滋阴润燥。用于外感热病，高热烦渴，肺热燥咳，骨蒸潮热，内热消渴，肠燥便秘。

【药典用量】　6～12g[1]。

【药理作用】

1. 解热　兔子皮下注射知母的乙醇提取物，同时注射大肠杆菌，发现知母提取物可显著抑制大肠杆菌引起的高热[2]。

2. 抗炎　通过动物实验得出知母总多糖能明显抑制炎性渗出、降低毛细血管通透性、减轻组织水肿等。其抗炎作用可能是通过促进糖皮质激素的分泌，从而使肾上腺皮质激素的分泌和释放减少以及抑制前列腺素 E 的合成及释放实现[3]。

3. 降血糖　通过知母皂苷对 α-葡萄糖苷酶活性的抑制作用、对正常小鼠口服给药后空腹血糖和糖耐量的测定、对四氧嘧啶致糖尿病模型小鼠口服给药后空腹血糖及糖耐量测定等实验，研究知母皂苷对小鼠血糖的影响。结果表明，知母皂苷对正常小鼠无降血糖作用，但可使糖耐量曲线趋于平缓；对糖尿病小鼠能显著提高其糖耐量，降低其空腹血糖[4]。

4. 抗血小板凝集　体外血小板凝集模型实验发现，知母皂苷 AIII 能抑制由胶原、凝血酶和 ADP 诱导的大鼠血小板凝集，且呈剂量效应关系。此外，体内给药也证实知母皂苷 AIII 能有效抑制血小板凝集率[5]。

5. 抗氧化　体外过氧化氢（H_2O_2）致红细胞氧化溶血、红细胞自氧化溶血实验研究了知母多糖的抗氧化作用。实验结果表明，知母多糖对两种氧化溶血具有明显的抑制作用，且呈一定的量效关系[6]。

6. 改善骨质疏松 实验研究知母皂苷元对维 A 酸所致小鼠骨质疏松症的影响，结果表明，知母皂苷元可抑制维 A 酸所致小鼠骨矿物质、骨横径及骨胶原的减少[7]。

二、知母量效临床参考

1. 小剂量 知母入煎剂 6～10g，清热泻火，可治疗外感热病，高热烦渴。小剂量的知母主要清归经脏腑的实热、余热等，常与石膏共同入药，如白虎汤，小剂量加以应用。如《吴鞠通医案》中记载："舌中黑边黄，口渴，面赤，脉浮，下行极而上也。自觉饥甚，阳明热也。乃用玉女煎加知母，善攻病者，随其所在而逐之。"

2. 常规剂量 知母入煎剂 10～20g，可消除肢体浮肿，知母可以清热养阴，而下肢浮肿是由于湿热相火有余，灼伤精气而致，故知母可以清余热，同时养阴生津，较大剂量使用时起到消除下肢浮肿的功效。如《本经逢原》中记载："知母，《本经》言除邪气肢体浮肿，是指湿热水气而言。故下文云下水，补不足，益气，乃湿热相火有余，烁灼精气之候，故用此清热养阴，邪热去则正气复矣。"

3. 大剂量 知母入煎剂 30～90g，清肺胃热盛、滋阴润燥。知母性甘寒质润，能泻肺火、滋肺阴，泻胃火、滋胃阴，泻肾火、滋肾阴，可用治阴虚内热之消渴证，常配天花粉、葛根等药同用，如玉液汤（《医学衷中参西录》）。知母为仝小林教授临床常用降糖靶药，平均使用剂量为 36g[8]。《本草纲目》中记载："肾苦燥，宜食辛以润之；肺苦逆，宜食苦以泻之。知母之辛苦寒凉，下则润肾燥而滋阴，上则清肺金泻火，乃二经气分药也。"

三、知母不同剂量验案选析

1. 知母小剂量验案[9]

王某，女，51 岁。

临床表现：患者中午因赶路略有汗出，至午夜开始突然周身瘙痒，并伴有手足心热，烦躁不安，口渴欲饮，舌质红少苔，脉细数。

刻下症：周身发痒，瘙痒难忍，影响睡眠，抓后可见皮肤发红，皮下有点状出血。

中医诊断：痒风；证属热入营血。

西医诊断：皮肤瘙痒症。

治法：祛风止痒。

处方：

生地黄 12g	知母 10g	黄柏 10g	牡丹皮 10g	龙眼肉 12g
莲子肉 12g	黄连 6g	炒枣仁 10g	夜交藤 15g	合欢花 10g
珍珠母 18g	淡竹叶 6g	地肤子 15g	白鲜皮 15g	

5 剂，水煎服，日 1 剂。

复诊：服上方 2 剂后皮肤瘙痒明显减轻，睡眠改善，能一觉到天亮。现皮肤抓痕已消退。仍有口舌干燥，欲饮水，舌质略红、少苔，脉细、尺弱。上方去白鲜皮、地肤子，加芦根 20g，继服 5 剂，痊愈。

按：知母小剂量 6～10g，清热泻火。患者由于阴虚火旺，虚火内蒸，故手足心热，烦躁不安。热入营血，则见皮肤发红，皮下有点状出血，用知母汤滋阴降火清营，其中小剂量的知母可清热泻火，既起到清实热的作用，但又不伤阴，加用白鲜皮、地肤子清热燥湿、祛风解毒，使血宁风去，其痒自止。

2. 知母常规剂量验案[10]

患者，男，49 岁。

临床表现：左足拇趾红肿热痛，畏寒，无汗，纳可，饮水后腹胀，乏力，口中和，大便调，每晚夜尿 2～3 次，舌淡红，苔薄白，脉细弦。患者形体较壮实，既往有痛风病史。

中医诊断：痹证；证属太阴饮滞、少阴表实兼阳明郁热。

西医诊断：痛风性关节炎。

治法：温阳解表，利饮祛湿，清泄郁热，消肿止痛。

处方：桂枝芍药知母汤加减。

生麻黄 10g	桂枝 10g	防己 10g	白芍 10g	制附片 18g（先煎）
知母 18g	苍术 10g	生姜 15g	生石膏 45g	大枣 4 枚
炙甘草 6g				

共 7 剂，水煎服，日 1 剂。

患者后来反馈，药后疼痛止，畏寒、乏力显减，饮水无不适，每晚夜尿 1 次。

按：知母常规剂量 10～20g，可清热消肿。《神农本草经》谓："主消渴，热中，除邪气，肢体浮肿，下水，补不足，益气。"故其除清泻阳明之外，还具消除肢体肿胀作用。知母常规剂量常配伍桂枝、芍药等，被历代医家用于治疗风湿痹证。如仲景之桂枝芍药知母汤，方中附片、苍术温阳除湿散寒为主；以桂枝、麻黄、防己、生姜等助其温散之力；白芍配甘草缓急止痛；桂枝通阳化气，行十二经，走而不守，配麻黄疏散风寒，配白芍养血活血；知母清热消肿，兼制他药之燥性。共奏温阳解表、利饮祛湿、清泄郁热、消肿止痛之功。

3. 知母大剂量验案[11]

陈某，男，36 岁。

临床表现：患者 1 个月前因口渴明显，饮水多，乏力明显，汗出多，小便频数，舌红苔黄，脉滑数。查 FBG 22mmol/L，2hPG 34.9mmol/L，诊断为糖尿病。

中医诊断：消渴；证属火毒炽盛，耗伤气阴。

西医诊断：糖尿病。

治法：清火益气滋阴。

处方：干姜黄连黄芩人参汤加减。

黄连 90g	干姜 20g	西洋参 9g	知母 60g	黄芩 30g
桑叶 30g	怀山药 30g	山萸肉 30g		

4 剂，水煎服，日 1 剂。

二诊：口渴乏力等症状明显减轻。查 FBG 15mmol/L，2hPG 21mmol/L。

处方：

黄连 90g	生石膏 60g	知母 60g	天花粉 60g	西洋参 9g
山萸肉 30g	葛根 30g	怀山药 30g	桑叶 30g	生姜 5 片
酒军 3g				

6 剂，水煎服，日 1 剂。

三诊：口渴、乏力、汗多等症缓解约80%。查 FBG 6～7mmol/L；2hPG 9～11mmol/L。故调整处方，继续调整血糖。

处方：黄连 30g　　黄芩 30g　　知母 30g　　天花粉 30g　　葛根 30g
　　　生姜 5 片

按：知母大剂量 30～90g，可泻火滋阴，治内热之消渴证。患者初诊表现一派火毒炽热、耗伤气阴之象，并有愈演愈烈之势。此时常规用药恐杯水车薪，必以大剂量苦寒清火之品直折火毒，方能控制火势。故主以黄连直压火势，并以干姜顾护中阳，防止苦寒伤胃，同时配合大剂量知母 60g 同桑叶、怀山药、西洋参等大量滋阴清热益气之品，以迅速补救耗伤之气阴，防止其因火势鸱张而枯竭，配合黄连为标本兼治。二诊已明显收效，火势得控，继以 60g 知母配伍黄连、生石膏直折热势。至三诊时，火毒已完全控制，故中病即减，改知母、黄连为 30g 调治。

参 考 文 献

[1] 国家药典委员会. 中华人民共和国药典（2020 年版　一部）[S]. 北京：中国医药科技出版社，2020.
[2] Hikino H，方唯硕. 知母的化学成分与药理活性[J]. 国外医药（植物药分册），1992，7（2）：59-61.
[3] 陈万生，韩军，李力，等. 知母总多糖的抗炎作用[J]. 第二军医大学学报，1999，20（10）：758-760.
[4] 李春梅，高永林，李敏，等. 知母皂苷对小鼠血糖的影响[J]. 中药药理与临床，2005，21（4）：22-23.
[5] 李素燕，赵振虎，裴海云，等. 知母皂苷 AⅢ抗血栓作用研究[J]. 军事医学科学院院刊，2006，30（4）：340-342.
[6] 王德洁，李娟，巨艳红，等. 知母多糖的体外抗氧化作用研究[J]. 现代中药研究与实践，2008，22（2）：31-32.
[7] 杨茗，季晖，戴胜军，等. 知母皂苷元对维 A 酸致小鼠骨质疏松的防治作用[J]. 中国天然药物，2006，4（3）：219-223.
[8] 丁齐又，赵林华，邸莎，等. 知母临床应用及其用量[J]. 吉林中医药，2019，39（1）：32-35.
[9] 杨洪霞，田利红，靳红微. 薛芳教授的生地知母汤方证分析与临床运用[J]. 河北中医药学报，2018，33（5）：48-51.
[10] 丁红平. 冯世纶教授应用桂枝芍药知母汤经验[J]. 中医药学报，2016，44（2）：131-133.
[11] 张秀芬，汤菲菲. 中药用量与作用的关系[J]. 新疆中医药，2011，29（4）：125-127.

芦　根

一、概述

本品为禾本科植物芦苇 *Phragmites communis* Trin.的新鲜或干燥根茎。全年均可采挖，除去芽、须根及膜状叶，鲜用或晒干[1]。

【**性味归经**】　甘，寒。归肺、胃经。

【**功能主治**】　清热泻火，生津止渴，除烦，止呕，利尿。用于热病烦渴，肺热咳嗽，肺痈吐脓，胃热呕哕，热淋涩痛。

【**药典用量**】　15～30g；鲜品用量加倍，或捣汁用[1]。

【**药理作用**】

1. 改善脂代谢　芦根多糖能降低模型小鼠体重下降的趋势，改善葡萄糖耐受力，降低血糖，还可以改善糖化血清蛋白（GSP）、总胆固醇（TC）、甘油三酯（TG）及低密度脂蛋白胆固醇（LDL-C）含量的升高和肝糖原、高密度脂蛋白胆固醇（HDL-C）含量的降低。表明芦根多糖一定程度上对脂代谢紊乱有改善作用[2]。

2. 抗肿瘤作用　细胞毒性试验发现，分离纯化得到的三种多糖 R-Poly Ⅰ、R-Poly Ⅱ、

R-PolyIII 均对 Hela 细胞和 B16 细胞有抑制作用并存在量效关系，最大抑制率分别为 76% 和 81%；表明芦根多糖具有良好的体外抗肿瘤作用[3]。

3. 抗氧化 从抑制羟基自由基的产生、还原力和对脂质体抗氧化活性的测定 3 个方面研究芦根多糖的体外抗氧化效果，并同维生素 C 进行比较，结果发现芦根多糖有一定的抗氧化活性[4]。

4. 保肝 通过观察芦根多糖对四氯化碳（CCl_4）致肝纤维化大鼠肝功能及病理形态学的影响，发现芦根多糖大、小剂量均可不同程度保护肝细胞，改善肝功能，降低肝脂肪化程度，抑制肝纤维化[5]。后经进一步研究发现，芦根多糖大、小剂量均可保护肝细胞并有抗氧化作用，大剂量还可降低胶原含量。提示芦根多糖可通过抗氧化、保护肝细胞、抑制胶原沉积等途径来抑制肝纤维化[6]，并通过实验发现，作用机制可能与影响 TGF-β/Smads 信号通路有关[7]。

二、芦根量效临床参考

1. 小剂量 芦根入煎剂 9～15g，可利尿，清卫气分热。芦根性寒而清卫气分热，且具有沉降之趋向而清下焦之热。如桑菊饮（《温病条辨》）为病邪在卫分而见烦渴之代表方剂，其中芦根用量为二钱（约 6g）用于热淋涩痛、热病烦渴。

2. 常规剂量 芦根入煎剂 15～60g，善于清泻胃热，治胃热引起的呕哕。芦根归胃经，甘寒清胃热，生津止渴，其代表方剂为芦根饮子（《备急千金要方》）。其中芦根用量为一升（约 30g）用于胃热口渴，呕哕，用于解鱼蟹毒。

3. 大剂量 芦根入煎剂 60g 以上，功在清肺热，治肺痈。芦根入肺经，性寒清肺热，祛痰止咳，肺痈吐脓，其代表方剂为苇茎汤（《备急千金要方》）、五味瘀热汤（《存心医案》）。其中芦根用量为二升（约 60g）用于肺热咳嗽，肺痈吐脓；芦根入肺经，既能清肺热，又有一定的祛痰、排脓之功，《医林纂要》言："能渗湿行水，疗肺痈。"芦根善清透肺热，用治肺热咳嗽，常配黄芩、浙贝母、瓜蒌等药同用。若治肺痈成脓，则多配薏苡仁、冬瓜仁等同用，如《备急千金要方》的苇茎汤。

三、芦根不同剂量验案选析

1. 芦根小剂量验案[8]

帅某，女，12 岁。

临床表现：颜面及四肢浮肿，曾服西药效果不显。尿常规：尿蛋白（＋），透明管型、颗粒管型少许。咳嗽，咽痛，口干微渴，尿短赤少，舌质红，苔薄黄，脉弦浮。

中医诊断：水肿；证属风热外袭，肺气不宣，水湿内停。

西医诊断：小儿急性肾炎。

治法：疏风散热，宣肺利水。

处方：桑菊饮加减。

芦根 12g	桑叶 9g	杏仁 9g	桔梗 9g	连翘 9g
菊花 9g	牛蒡子 9g	泽泻 9g	白茅根 18g	薄荷 3g

日 1 剂，服 5 剂，咳嗽、咽痛除，浮肿消，再服 7 剂，尿中蛋白及管型均无。

按：芦根小剂量9～15g，可利尿，清卫气分热。本案属风热犯肺，肺失宣降，水道不利，发为水肿。以桑菊饮宣肺散邪而疏利开阖，其中芦根清卫气分热，疏散风热，宣通肺气，利尿而治疗尿短赤少。加牛蒡子以解毒利咽，加泽泻、白茅根利水消肿。配伍精当，故效如桴鼓。

2. 芦根常规剂量验案[9]

王某，女，43岁。

临床表现：胃脘部胀满，时有疼痛，干呕、泛酸1年余。反复发作，遇劳累及情志不舒加重，曾服西药奥美拉唑、阿莫西林等，病情时好时坏。胃镜检查：胃黏膜皱襞明显水肿，充血粗糙。胃黏膜活检符合组织学胃炎证据。胃脘部胀满疼痛，口干苦，胁肋胀痛，嗳气泛酸，干呕，纳差，小便正常，舌质红，苔黄腻。

中医诊断：胃痛；证属肝胃蕴热。

西医诊断：浅表性胃炎。

治法：疏肝和胃，清泻胃热，清热定痛。

处方：芦根饮、化肝煎加减。

芦根30g	竹茹20g	神曲20g	粳米20g	栀子12g
白芍12g	贝母12g	青皮6g	陈皮6g	生姜10g
大黄10g	黄连3g	生麦芽30g	柴胡10g	乌贼骨24g

日1剂，服10剂。

二诊：自述服药后解极臭稀便2次，随之口干、胃脘部胀满疼痛、胁肋胀痛、嗳气、泛酸干呕等症相继消失，饮食好转。上方去大黄、柴胡，继服10剂。停药5天后，复查胃镜，结果正常。随访1年未见复发。

按：芦根常规剂量15～60g，善于清泻胃热，治胃热引起的呕哕。浅表性胃炎多属于中医"胃脘痛"范畴。本病标在脾胃，芦根饮功用清热生津，和胃降逆，治疗上应遵循"胃以通为用"原则，所以清热定痛，和胃顺气。常规剂量下芦根生津益气，清泻胃热，从而和胃止呕，治疗胃热引起的呕哕以及胃脘疼痛。佐以栀子、黄连清肝胃之热，白芍敛肝降胆，青皮、陈皮疏理肝脾之气，大黄通腑泄热，贝母制酸敛疮，神曲、粳米、生姜和胃消食。全方共奏清热定痛，和胃顺气之效。

3. 芦根大剂量验案[10]

俄某，男，59岁。

临床表现：CT、胸部X线片提示"左肺肺叶切除，右肺感染，慢性支气管炎，肺气肿"。体温38.5℃，血白细胞计数$16×10^9$/L，中性粒细胞百分比85%，痰培养为产气杆菌及铜绿假单胞菌。午后发热，咳嗽频作，咳腥腐脓痰，气短，胸闷，咳引右胸胁疼痛，汗出，纳呆，气急心悸，难以平卧，口苦，便结，舌质暗红，苔黄腻，脉沉弦。

中医诊断：肺痈；证属热壅血瘀。

西医诊断：肺癌术后肺部混合感染。

治法：清热解毒，泻肺化瘀。

处方：五味瘀热汤加减。

芦根60g	旋覆花5g	枇杷叶5g	降香12g	桑白皮15g

　　白芥子 15g　　　金银花 30g　　　蒲公英 30g　　　紫花地丁 20g　　　浙贝母 15g

　　胆南星 12g　　　桔梗 12g　　　青葱管 10g　　　甘草 6g

日 1 剂，共 4 剂。

　　二诊：咳唾腥腐脓痰明显减少，胸痛、气急减轻，夜能平卧，继拟前方加北沙参 60g，红花 20g，瓜蒌 15g，6 剂。

　　三诊：咳嗽、咳痰清稀易出、无腥味，胸痛、气急消除，但尚感乏力，纳呆，口干，舌红，苔薄腻，脉濡弱，用益气润肺、通络祛痰，以五味瘀热汤合四君子汤加味，静脉滴注生脉注射液、丹参注射液，以扶正祛邪，调治半个月，病愈出院。

　　按：芦根大剂量 60g 以上，功在清肺热，治肺痈。肺痈是以发热、咳嗽、咳吐大量腥臭脓痰为特征之内痈疾病。五味瘀热汤又名"曹氏瘀热汤"，系清代名医曹仁伯所拟（载于《存心医案》中），方由旋覆花、降香、芦根、枇杷叶、青葱管组成。方中大剂量芦根清热泻火，化瘀散痈，重在泄肺通瘀，佐以清通之药，气血同治，对热邪犯肺、内蕴不解而致热壅血瘀、腐败而化脓成痈者甚效。除肺脓肿外，本方对常见的支气管扩张，肺结核合并感染，肺癌、食管癌合并混合感染的咯血、咳吐脓痰亦均有较好的疗效。

<h2 align="center">参 考 文 献</h2>

[1] 国家药典委员会. 中华人民共和国药典（2020 年版　一部）[S]. 北京：中国医药科技出版社，2020.

[2] 崔珏，李超，钱川军，等. 芦根多糖对糖尿病小鼠脂代谢调节作用的研究[J]. 农业机械，2012（24）：142-144.

[3] 晁若瑜，杨靖亚，蔡晓晔，等. 芦根多糖的分离纯化和体外抗肿瘤研究[J]. 食品工业科技，2011（12）：284-286.

[4] 沈蔚，任晓婷，张建，等. 芦根多糖的提取及其抗氧化活性的研究[J]. 时珍国医国药，2010，21（5）：3.

[5] 李立华，张国升，戴敏，等. 芦根多糖对四氯化碳致肝纤维化大鼠的保肝作用[J]. 安徽中医学院学报，2005，24（2）：24-26.

[6] 李立华，张国升. 芦根多糖保肝作用及抗肝纤维化的研究[J]. 安徽中医学院学报，2007，26（5）：32-34.

[7] 李立华，韩光磊，高家荣，等. 芦根多糖对免疫性肝纤维化大鼠 TGF-β/Smads 信号通路的影响[J]. 中国中医药科技，2011，18（3）：3.

[8] 江德云. 清热利尿治验小儿慢性扁桃体炎[J]. 安徽中医学院学报，1983（4）：17.

[9] 王聪，郝征. 《备急千金要方》哮病辨治规律[J]. 河南中医，2018，38（12）：1802-1805.

[10] 刘磊. 消痈清肺汤对支气管扩张急性感染期（气阴两伤，热毒聚肺证）的临床观察[D]. 长春：长春中医药大学，2013.

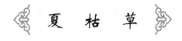

<h1 align="center">夏 枯 草</h1>

一、概述

　　本品为唇形科植物夏枯草 *Prunella vulgaris* L. 的干燥果穗。夏季果穗呈棕红色时采收，除去杂质，晒干[1]。

　　【性味归经】　辛、苦，寒。归肝、胆经。

　　【功能主治】　清肝泻火，明目，散结消肿。用于目赤肿痛，目珠夜痛，头痛眩晕，瘰疬，瘿瘤，乳痈，乳癖，乳房胀痛。

　　【药典用量】　9～15g[1]。

　　【药理作用】

　　1. 降压　现代药理研究表明夏枯草具有显著的降压活性，可有效降低自发性高血压大鼠的收缩压、舒张压，且作用持久。夏枯草的降压机制与降低血管紧张素 II 含量、升高

NO 含量[2]，降低内皮素-1（ET-1）含量、升高心房钠尿肽（ANP）含量[3]，抑制细胞内钙离子释放和细胞外钙离子的内流等有关[4]。

2. 降糖　夏枯草水提物对 α-淀粉酶和 α-葡萄糖苷酶具有较强的抑制作用，可明显降低正常和四氧嘧啶糖尿病小鼠的餐后血糖值，并提高淀粉的耐受量[5]。

3. 调血脂　夏枯草水提物可有效降低肥胖小鼠的总胆固醇和低密度脂蛋白胆固醇，调节脂代谢；对糖尿病家兔模型及乳幼大鼠的三酰甘油、极低密度脂蛋白、低密度脂蛋白和血脂指数均有降低作用；可升高乳幼大鼠的高密度脂蛋白，有效防止动脉粥样硬化等[6]。

4. 抗菌、抗病毒　夏枯草水煎剂具有广谱的抗菌活性，其乙酸乙酯提取物对金黄色葡萄球菌、大肠杆菌、枯草芽孢杆菌、曲菌、根霉等有抑制活性，且最低抑菌浓度均小于 10mg/mL[7]。夏枯草水提物可抑制人免疫缺陷病毒（HIV）生存周期[8]，有抗 HIV 活性。

5. 抗炎、调节免疫　夏枯草对免疫系统具有双向调节作用，对非特异性免疫、特异性免疫均表现出较强的抑制作用，可作用于多种炎症，其对早期炎症反应的非特异性免疫抑制作用与肾上腺皮质内部糖皮质类激素的分泌合成活动加强有关[9]。

6. 抗肿瘤　夏枯草中其他成分也有一定的抑制肿瘤活性。现代药理研究表明，夏枯草对多种肿瘤细胞均存在抑制作用，可以不同程度地促进甲状腺癌 SW579 细胞凋亡[10]；一定程度上抑制由二甲基苯并蒽（DMBA）诱发的金黄地鼠的炎症和口腔癌前病变的单纯增生[11]；明显抑制肺癌 A594 细胞的增殖与迁移，改变细胞周期，进而诱导肿瘤细胞凋亡[12]。

7. 抗氧化　夏枯草具有一定的抗氧化及清除体内自由基的作用，能够防止膜脂质过氧化、减少红细胞溶血、降低过氧化产物[13]。夏枯草中黄酮类成分对急性束缚应激诱发的小鼠氧化损伤具有保护作用[14]。

8. 保肝　夏枯草对 CCl_4 所致的大鼠急性肝损伤具有一定的保护作用[15]。

二、夏枯草量效临床参考

1. 小剂量　夏枯草入煎剂 5～15g，入肝经，功在清肝。可治口眼歪斜，治无名肿，治疗赤白带下等。如在《滇南本草》中记载，治口眼歪斜：夏枯草 5g。

2. 常规剂量　夏枯草入煎剂 15～30g，可泻火明目。如在《张氏医通》中用夏枯草散，治疗肝虚目珠疼痛，至夜疼痛。

3. 大剂量　夏枯草入煎剂 30g 以上，清热解郁，祛痰软坚。本品味辛能散结，苦寒能泄热，清热解郁，祛痰软坚，主治瘰疬。如夏枯草汤（《孙宜林方》）夏枯草 50g，可治头晕目眩、癫痫、高血压等。

三、夏枯草不同剂量验案选析

1. 夏枯草小剂量验案[16]

孙某，女，27 岁。2016 年 6 月 15 日初诊。

临床表现：颜面部丘疹密发，色红疼痛，部分有脓点，性情急躁易怒，口苦口臭，尿黄，便结。舌质红，苔薄黄，脉弦数。

中医诊断：粉刺；证属肝郁血热。

西医诊断：痤疮。

治法：疏肝清热，凉血消疹。

处方：丹栀逍遥散加减。

牡丹皮 15g	焦栀子 10g	连翘 10g	柴胡 10g	当归 9g
生白术 30g	枳壳 15g	茯苓 10g	白芍 12g	薄荷 6g（后入）
皂角刺 10g	夏枯草 15g	天花粉 15g	枇杷叶 10g	丹参 15g
薏苡仁 30g				

日 1 剂，水煎服，共 7 剂。

二诊：面部丘疹颜色转淡，疼痛减轻，少许脓点，口苦已除，大便转畅。舌质红，苔薄，脉弦略数。加白鲜皮 15g，继服 14 剂。

三诊：颜面部丘疹消退，脓点消失，有色素沉着。继以中成药逍遥丸善后，嘱其清淡饮食，调畅情志，颜面部可用红光照射，促其色素消退。

按：夏枯草小剂量 5～15g，入肝经，功在清肝。本例患者为年轻女性，素体阳盛，加之工作中时常情志不遂，气郁化火，营血偏热，血热上壅头面而成。以丹栀逍遥散加减应用甚合病机。焦栀子泻火除烦，凉血解毒；牡丹皮、丹参清热凉血活血；柴胡、薄荷疏肝解郁，平肝散热；皂角刺、天花粉、薏苡仁消肿排脓；当归、白芍养血柔肝等。二诊加用白鲜皮增强清热解毒之力。诸药相合，共奏疏肝清热，凉血解毒，消肿排脓之功。方中小剂量夏枯草专清肝火，散郁结。为防其病反复，故以逍遥散善后，长期调服，以除肝郁，则粉刺自消，故后随访半年未再发作。

2. 夏枯草常规剂量验案[16]

患者，女，46 岁。2017 年 4 月 3 日初诊。

临床表现：患者患有结膜炎，上眼眶时常感觉发烫，如开水般灼热，且眼中有较多分泌物，黏腻如痰。眨眼频数，左关脉弦，右脉缓，舌苔白腻。自行难以控制，若冰敷可略微好转，然须臾复作。自诉其曾试过多种"眼药水"，均无明显效果。患者有强迫症病史，思虑良多，入睡困难，时常自觉一夜未睡，时需服西药控制，症状仍反复。患者平素怕热，夏天汗出多，动辄更甚。尿频，自觉尿不尽，时有起夜，有时甚至 1 日 10 余次，雨天或气候更替时更甚。胃纳尚可，平素喜食糕点及油炸类食物。

中医诊断：目睛灼热，不痒；证属肝脾不和。

西医诊断：结膜炎，睡眠障碍。

治法：调和肝脾，燥湿化痰。

处方：逍遥散合二陈汤加减。

柴胡 6g	陈皮 6g	薄荷 6g	制香附 6g	赤芍 12g
炒白芍 12g	广郁金 12g	炒白术 10g	炒当归 10g	制半夏 10g
茯苓 15g	合欢皮 15g	生甘草 5g	丹参 20g	夏枯草 20g
薏苡仁 30g				

日 1 剂，水煎服，共 14 剂。

二诊：目睛时热有好转，然咽中有痰。左关脉弦，右脉缓，舌苔厚腻，守上方略作加减。至患者五诊时，目睛灼热、咽中有痰均已大减，遂去夏枯草，防过用寒凉损伤胃气。

按：夏枯草常规剂量 15～30g，可泻火明目。患者虽以目睛热烫为主症，然其病不在目，而在脏腑失和。《黄帝内经》曾言："目者，肝之官也。""肝气通于目，肝和则目能辨五色矣。"患者有强迫症，思虑过甚，夜不安寐，此为肝郁之见症，肝郁易于化火，与患者目睛热烫关系密切。然患者之目疾虽与肝火相关，其本身又怕热不畏寒，却不可专用凉剂，正如《审视瑶函》所言："故治火虽云苦寒能折，如专用寒凉，不得其当，则胃气受伤，失其温养之道，是以目久病而不愈也。"且该患者平素喜食甜食、油腻之品，易生痰饮。归其根本，该患者的病证为肝郁脾虚，脾胃湿热所致，故当调和肝脾，燥湿化痰，拟调和之法，治以逍遥散合二陈汤加减。方中柴胡疏肝解郁；炒当归、炒白芍养血柔肝；赤芍、炒白芍合用以增强养阴清热之功，并制柴胡劫伤肝阴之弊；炒白术、茯苓、生甘草健脾和中，使营血生化有源；陈皮、制香附偏于健脾、宽中；广郁金与丹参、合欢皮合用，宁神畅情志；薄荷清利头目、利咽；制半夏燥湿化痰，陈皮、制香附、广郁金亦可增强理气化痰之功；薏苡仁渗利湿热；常规剂量下夏枯草软坚清热。全方合用，共奏疏肝解郁、养血健脾、清热燥湿、理气化痰之效。至五诊时，患者目睛灼热、咽中有痰均已大减，故去夏枯草，以防过用寒凉，损伤胃气[17]。

3. 夏枯草大剂量验案[18]

臧某，女，49岁。

临床表现：患者2006年因乏力至医院查FBG 8mmol/L，诊为2型糖尿病。现服格列美脲、瑞格列奈、二甲双胍、六味地黄丸。3个月前因手指颤抖、心烦，检查发现甲状腺功能异常，诊断为甲状腺功能亢进。现服用甲巯咪唑10mg，每日3次。既往：阵发性室性期前收缩；子宫附件全切术后。2008年12月10日查甲状腺功能：游离三碘甲腺原氯酸（FT$_3$）16.34pmol/L（正常范围：3.1~6.8pmol/L），游离甲状腺素（FT$_4$）51pmol/L（正常范围：12~22pmol/L），促甲状腺激素（TSH）<0.005μIU/mL（正常范围：0.27~4.2uIU/mL）。生化：血糖（GLU）10.47mmol/L，谷丙转氨酶（ALT）18U/L，谷草转氨酶（AST）22U/L，甘油三酯（TG）0.79mmol/L，总胆固醇（TC）4.43mmol/L，高密度脂蛋白（HDL）1.07mmol/L，低密度脂蛋白（LDL）2.53mmol/L，碱性磷酸酶（ALP）136mmol/L。超声心动：二尖瓣反流（轻度）；三尖瓣反流（轻度）；左室舒张功能减退。刻下症：口干多饮，口苦，视物不清，手足麻木，阵发手指僵硬，恶热，多汗，易饥饿，烦躁易怒，心悸，活动时加重，大便干，呈球状。小便色黄，夜尿3次以上，有泡沫，眠差，醒后不易入睡。

中医诊断：消渴，瘿病；证属肝胆火热。

西医诊断：2型糖尿病，甲状腺功能亢进。

治法：清泄肝胆火热。

处方：消瘰丸加减。

| 玄参30g | 浙贝15g | 生牡蛎30g（先煎） | 夏枯草60g | 黄芩30g |
| 龙胆草30g | 车前草30g | 黄连30g | 生姜5片 | |

水煎服，日1剂，早晚分服。

三诊：服药2个月，心悸减轻，仍心烦易怒，睡眠差，易醒，肩部肌肉时有抽筋，视物不清。舌苔白厚微腻，脉略数弦。2009年2月18日查甲状腺功能：三碘甲腺原氨酸（T$_3$）8.74pmol/L，甲状腺素（T$_4$）18.22pmol/L，TSH 0.472μIU/mL。3月23日查GLU 8.5mmol/L，2hPG 12.6mmol/L。心电图：①窦性心律；②室性期前收缩。

处方：①甲巯咪唑减为 5mg，每日 3 次。②初诊方中夏枯草减为 30g，加白茅根 30g。

五诊：服药 3 个月，阵发烘热汗出，伴头晕，心烦易怒，夜卧不安，常夜间自醒，盗汗多，乏力，因热而烦躁。2009 年 6 月 18 日查；HbA1c 6.4%，GLU 8.52mmol/L。甲状腺功能：FT$_3$ 2.16pmol/L，FT$_4$ 9.93pmol/L，TSH 6.18μIU/mL。

处方：（1）甲巯咪唑减为 2.5mg，每日 3 次。

（2）玄参 30g　　浙贝母 15g　　夏枯草 30g　　当归 15g　　黄芪 15g

黄连 15g　　黄芩 30g　　黄柏 15g　　生煅牡蛎各 30g（先煎）

六诊：烘热汗出减轻 2/3，乏力缓解，小便可，色黄，有味，偶有心悸，无胸闷胸痛。舌苔白，舌底迂曲，面红，眼部明显。查甲状腺功能：FT$_3$ 3.39pmol/L，FT$_4$ 13.36pmol/L，TSH 4.18μIU/mL。

按： 夏枯草大剂量 30g 以上，清热解郁，祛痰软坚。口干口苦、恶热心烦、小便黄等为明显的肝胆火热征象，故本案治疗核心在于清泻肝胆火热。初诊方以玄参、浙贝母、生牡蛎清热软坚；夏枯草、黄芩、龙胆草清肝泻火、消散郁结；车前草清热利湿，使火热从小便而出；黄连清胃火，降血糖，同时针对心悸。患者服药 3 个月，甲状腺功能指标改善明显，已趋于正常，故将西药甲巯咪唑剂量减半，防止继发甲状腺功能减退，同时将夏枯草剂量减半，因仍有心悸症状，故加用白茅根，此药也是全小林院士治疗心律失常的经验药。五诊时，证候有所变化，表现一派阴虚火热征象，故在消瘰丸基础上合用当归六黄汤，以清火敛阴止汗。至六诊时，症状大减，甲状腺功能指标亦基本正常。夏枯草是治疗甲状腺疾病的常用药，药理研究表明夏枯草除能抑制炎症反应外，对特异性免疫也具有调节作用，因此夏枯草制剂常用于联合治疗溃疡性结肠炎、桥本甲状腺炎、亚急性甲状腺炎等。但若单纯应用中药夏枯草治疗甲状腺自身抗体异常则需要大剂量应用。

参 考 文 献

[1] 国家药典委员会. 中华人民共和国药典（2020 年版 一部）[S]. 北京：中国医药科技出版社，2020.

[2] 梁健钦，熊万娜，罗远，等. 夏枯草提取物对大鼠自发性高血压降血压作用研究[J]. 中药材，2011，34（1）：99-100.

[3] 张浩，龙添，楼一层，等. 复方夏枯草提取物对自发性高血压大鼠的降压作用[J]. 中国药师，2016，19（5）：828-832.

[4] 雀苏云，楼一层，侯靖. 复方夏枯草活性部位对离体大鼠胸主动脉的舒张作用及机制研究[J]. 中国药师，2015，18（6）：884-887.

[5] 郭英，李桂梅，郜明，等. 夏枯草水提物 ICR 小鼠餐后高血糖的影响[J]. 东南大学学报：医学版，2010，29（1）：70-73.

[6] 黎梅桂，魏刚，黄敏怡. 夏枯草对肥胖小鼠糖脂代谢的影响[J]. 北方药学，2016，13（3）：118-120.

[7] 杨力，杨志亮，贾桂云. 夏枯草提取物的抑菌性能研究[J]. 海南师范大学学报：自然科学版，2013，26（1）：51-53.

[8] Oh C S，Price J，Brindley M A，et al. Inhibition of HIV-1 infection by aqueous extracts of Prunella vulgaris L. [J]. Virol J，2011，8（1）：1-10.

[9] Han E H，Choi J H，Hwang Y P，et al. Immunostimulatory activity of aqueous extract isolated from Prunella vulgaris[J]. Food Chem Toxicol，2009，47（1）：62-69.

[10] 杜宏道，付强，王强维，等. 中药夏枯草对人甲状腺癌细胞系 SW579 的促凋亡作用[J]. 现代肿瘤医学，2009，17（2）：212-214.

[11] 李芳，孙正. 夏枯草对实验性口腔癌化学预防作用的研究[J]. 中国实用口腔科杂志，2009，2（6）：342-344.

[12] 朱劲华，贾晓斌，张威. 夏枯草乙醇提取物体外诱导肺癌细胞 A549 凋亡的研究[J]. 西北药学杂志，2014（6）：598-602.

[13] 席与斌，吴允孚，陈刚. 夏枯草多糖的分离及抗氧化活性研究[J]. 广东药学院学报，2010，26（6）：594-598.

[14] 谭剑斌，赵敏，杨杏芬，等. 夏枯草对氧化应激损伤的保护作用研究[J]. 中国实验方剂学杂志，2016，22（4）：89-94.

[15] 章圣朋，邓子煜，黄成，等. 夏枯草总三萜对四氯化碳致急性肝损伤大鼠的保护作用[J]. 安徽医科大学学报，2012，47（9）：1054-1058.

[16] 李庆梅. 丹栀逍遥散临床验案举隅[J]. 浙江中西医结合杂志, 2018, 28（7）: 576-577.

[17] 蔡慧君, 朱翔贞, 连建伟. 连建伟治疗目睛灼热验案[J]. 浙江中医杂志, 2019, 54（6）: 414.

[18] 刘文科. 仝小林教授应用消瘰丸治疗糖尿病合并甲状腺疾病验案三则[J]. 四川中医, 2013, 31（1）: 115-118.

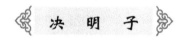

决 明 子

一、概述

本品为豆科植物钝叶决明 *Cassia obtusifolia* L.或决明（小决明）*Cassia tora* L.的干燥成熟种子。秋季采收成熟果实，晒干，打下种子，除去杂质[1]。

【性味归经】 甘、苦、咸，微寒。归肝、大肠经。

【功能主治】 清热明目，润肠通便。用于目赤涩痛，羞明多泪，头痛眩晕，目暗不明，大便秘结。

【药典用量】 9～15g[1]。

【药理作用】

1. 降血脂 决明子提取物能显著降低高血脂动物血清低密度脂蛋白胆固醇和甘油三酯的含量，增加血清高密度脂蛋白胆固醇水平[2]。除此之外，决明子中的可溶性纤维还可降低高胆固醇饮食大鼠血清和肝脏脂质含量[3]。

2. 降血压 决明子蒽醌苷能显著降低肾源性高血压大鼠尾动脉收缩压，降低大鼠尿白蛋白及 β_2-微球蛋白含量[4]，改善高血压诱发的肾损伤[5]，同时决明子蒽醌苷还可以显著改善肾源性高血压所致心肌肥厚，改善心室舒张功能，可能与抑制血管紧张素 Ⅱ、醛固酮及内皮素分泌有关[6]。

3. 保肝 决明子具有较强的保肝作用，其中决明内酯-9-*O*-二糖苷对叔丁基过氧化氢诱导的 HepG2 细胞死亡具有保护作用[7]。

4. 改善视网膜结构与功能 决明子水煎剂对视网膜的组织结构与功能具有明显的改善和促进作用，能使睫状肌中乳酸脱氢酶活性显著提高，增加眼组织中腺苷三磷酸的含量，对视神经有保护作用，可治疗结膜炎、青光眼等疾病[8]。

5. 抑菌 目前学术界多认为决明子中抗菌成分主要为蒽醌类成分，蒽醌类化合物具有显著的抑菌活性，对葡萄球菌、白喉杆菌、大肠杆菌等均有抑制作用，可以通过抑制蛋白合成[9]、抑制细菌的呼吸代谢[10]、干预细菌（真菌）生物膜形成[11]等途径来实现抑菌作用。

6. 抗氧化 决明子具有抗氧化作用[12]，可清除糖、脂肪、蛋白质代谢过程中产生的超氧阴离子自由基、羟基自由基及过氧化氢自由基，从而避免大分子物质交联，使机体氧化应激能力增强，改善衰老状态[13]。

二、决明子量效临床参考

1. 小剂量 决明子入煎剂 3～15g，既能清泻肝火，又能平抑肝阳。决明子味甘、苦、咸，性凉，善清肝热，常用以治疗因肝热而致的高血压、神经性头痛、泌尿系感染、高脂血症、脂肪肝、眩晕等病。决明子亦有利五脏，除肝家湿热，通便利浊、排毒外出之功。3～6g 治疗急性结膜炎、睑腺炎、角膜薄翳、虹膜炎等；9～12g 治疗老年性哮喘、胃炎、胃溃疡、急性肾炎、急性泌尿道感染等。

2. 常规剂量 决明子入煎剂 15～40g，可祛风清热，解毒利湿。决明子咸凉，味苦通泄，质润通利，入大肠经，可润肠通便，治疗大便秘结。临床亦有降脂泄浊之功。20～30g 治疗急性胆管感染、胆囊炎、慢性胰腺炎、高血压等。

3. 大剂量 决明子入煎剂 40～100g，有解毒散结、消痈通乳之效。决明子味苦、咸，苦能泄热，咸能软坚，入肝经，可使肝气和、乳汁通，且不损伤元气。

三、决明子不同剂量验案选析

1. 决明子小剂量验案[14]

况某，男，53 岁。

临床表现：患者面黄虚浮，形瘦腹胀，两胁钝痛，乏力纳呆，溲黄，便溏不爽，舌胖苔腻，口臭气浊，脉沉缓大，肝功能长期异常。

中医诊断：肝毒；证属肝脾不和，气滞湿阻。

西医诊断：慢性迁延性肝炎。

治法：调和肝脾，解毒利湿。

处方：胃苓汤加减。

胃苓汤加决明子 15g、茵陈 15g。

水煎服，日 1 剂。

复诊：服 15 剂，大便畅，诸症减。继以原方加减出入。

先后服 60 余剂，诸症悉退，肝功能恢复正常。

按： 决明子小剂量 3～15g，善清肝热，既能清泻肝火，又能平抑肝阳。决明子入肝经，有利五脏，除肝家湿热，通便利浊、排毒外出之功。凡肝脾不和，气滞湿阻型慢性迁延性肝炎，症见体困力乏，两胁不舒，脘腹胀满，食欲不振，纳呆厌油，溲黄，大便不爽，舌胖苔腻，或黄白苔夹杂，脉缓，肝功异常，谷丙转氨酶持续升高者，皆可以决明子配合胃苓汤，或平胃散、小柴胡汤等，屡能奏效。本证面黄虚浮，形瘦腹胀，两胁钝痛，乏力纳呆，溲黄，便溏不爽，舌胖苔腻，口臭气浊，脉沉缓大，肝功能长期异常。利用小剂量决明子入肝经特性，除肝家湿热，通便利浊、排毒外出，解毒利湿，因此可以治疗慢性迁延性肝炎。

2. 决明子常规剂量验案[15]

李某，女，38 岁。

临床表现：感少腹胀痛，便坚不解，质坚如栗，躁扰欠安，口苦，舌红，苔黄糙，脉细弦。

中医诊断：便秘；证属热秘。

西医诊断：习惯性便秘。

治法：润肠通便。

处方：决明子 30g。

连服 5 日，开水泡作饮料。

复诊：其秘遂解。

按： 决明子常规剂量 15～40g，可祛风清热，解毒利湿，润肠通便。患者主症便秘，苦楚难堪，决明子炒后会变得相对松脆，更有利于有效成分的溶解，归大肠经，可清热润肠通便，解毒利湿，治疗大便秘结，效果甚佳。

3. 决明子大剂量验案[16]

田某，女，25 岁。

临床表现：患者乳汁分泌不畅，双侧乳房肿胀疼痛，左乳房可扪及约 3cm×4cm 肿块，触痛明显，局部红热，伴有怕冷发热，胸中烦闷不舒，大便干结，小便短赤，查舌微红，苔薄黄，脉滑数。

中医诊断：乳痈初期；证属肝胃失和，肝经郁热，乳络不通。

西医诊断：急性乳腺炎。

治法：清热散结，消痈通乳。

处方：决明子 60g。

水煎服，日 1 剂。

复诊：服 2 剂后，泌乳正常，乳房肿痛及肿块消失，全身不适感觉亦消失。

按： 决明子大剂量 40～100g，泄热软坚，消痈通乳。《药性论》谓决明子："利五脏，除肝家热。"而乳痈多由于初产妇情志内伤，饮食厚味，引起肝胃失和，肝经郁热，乳络不通，排乳不畅而酿成。应用大剂量决明子可使肝气和、乳汁通，且不损伤元气。在临床上可根据乳痈患者病情的轻重和体质强弱加减应用。

参 考 文 献

[1] 国家药典委员会. 中华人民共和国药典（2020 年版　一部）[S]. 北京：中国医药科技出版社，2020.

[2] Patil U K，Saraf S，Dixit V K. Hypolipidemic activity of seeds of Cassia tora Linn[J]. Journal of Ethnopharmacology，2004，90（2）：249-252.

[3] Cho I J，Lee C，Ha T Y. Hypolipidemic effect of soluble fiber isolated from seeds of Cassia tora Linn. in rats fed a high-cholesteroldiet[J]. Journal of Agricultural and Food Chemistry，2007，55（4）：1592-1596.

[4] 于海荣，曲正阳，王一帆，等. 决明子蒽醌苷对高血压大鼠血压、尿白蛋白及 β_2-微球蛋白的影响[J]. 中国老年学杂志，2015，35（21）：6041-6042.

[5] YU H L，Liu C J，Wang Y F. The effects of Semen Cassiae anthraquinone glycoside on blood pressure and kidney injury protection：a study in two-kidney one clip hyperten sive rats[J]. Journal of Clinical and Experimental Medicine，2014，13（9）：692-695.

[6] 于海荣，王一帆，陈建双. 决明子蒽醌苷对两肾一夹高血压大鼠左室心肌肥厚及舒张功能的影响[J]. 中国老年学杂志，2017，37（1）：34-35.

[7] Seo Y，Song J S，Kim Y M，et al. Toralactone glycoside in Cassia obtusifolia mediates hepatoprotection via an Nrf2-dependent anti-oxidative mechanism[J]. Food Research International，2017，97（4）：340-346.

[8] 王琳，吴宗梅，李升和. 决明子水煎剂对大鼠视网膜结构的影响[J]. 中国畜牧业，2016，（6）：56-58.

[9] 毕月，隋佳琪，乔瑞红，等. 大黄素对耐甲氧西林金黄色葡萄球菌的抑菌作用机制研究[J]. 中国生化药物杂志，2015，35（8）：27-30.

[10] 周磊，云宝仪，汪业菊，等. 大黄素对金黄色葡萄球菌的抑菌作用机制[J]. 中国生物化学与分子生物学报，2011，27（12）：1156-1160.

[11] 黄干荣，李晓华，黄衍强，等. 大黄素等提取物对耐药性大肠杆菌生物膜形成的影响[J]. 中成药，2013，35（12）：2602-2605.

[12] Zhang X X，Zhang M，Wang Y，et al. Antioxidant activity of Cassia obtusifolia L. seed in the process of germination[J]. Acta Bot Boreal-Occident Sin，2011，31：393-397.

[13] 吴宿慧，刘亚敏，李寒冰，等. 基于自由基学说研究决明子水煎液对小鼠静止代谢率和抗氧化活性的影响[J]. 中成药，2015，37（6）：1343-1347.

[14] 海崇熙. 决明子有通、降、和三大功用[J]. 中医杂志，1998，39（12）：8-9.
[15] 孙浩. 决明子善治肝热诸疾[J]. 中医杂志，1998，39（12）：709-710.
[16] 刘昌海，宋效芝. 决明子治疗初期乳痈[J]. 中医杂志，1998（12）：712.

天 花 粉

一、概述

本品为葫芦科植物栝楼 *Trichosanthes kirilowii* Maxim. 或双边栝楼 *Trichosanthes rosthornii* Harms 的干燥根。秋、冬二季采挖，洗净，除去外皮，切段或纵剖成瓣，干燥[1]。

【性味归经】 甘、微苦，微寒。归肺、胃经。

【功能主治】 清热泻火，生津止渴，消肿排脓。用于热病烦渴，肺热燥咳，内热消渴，疮疡肿毒。

【药典用量】 10～15g[1]。

【药理作用】

1. 对心血管系统的作用 通过豚鼠离体心脏灌流实验，发现瓜蒌能扩张冠状动脉、增加冠脉流量，较大剂量时能抑制心脏功能，降低心肌收缩力，减慢心率，瓜蒌的50%心率抑制剂量为（8.91±1.45）mg/kg[2]。

2. 抗溃疡和泻下 瓜蒌醇提物能明显降低大鼠胃酸分泌和胃酸浓度，对结扎幽门引起的溃疡有抑制作用，剂量100mg/kg、500mg/kg、1000mg/kg的抑制率分别为44.4%、68.2%、84.2%。同剂量使水浸压法诱发的大鼠胃损伤分别减轻 16.5%、51.0%和 66.0%。剂量500mg/kg、1000mg/kg 对 5-羟色胺诱发的胃黏膜损伤抑制率分别为 59.1%和 63.6%，对盐酸乙醇液诱发的胃黏膜损伤抑制率为 80.9%和 94.9%[3]。瓜蒌提取物对乙酰胆碱引起的小鼠回肠收缩有明显的松弛作用[4]。瓜蒌皮有弱泻下作用，瓜蒌仁所含的脂肪油有较强的泻下作用[5]。

3. 抗肿瘤 瓜蒌煎剂在体外能杀死小鼠腹水癌细胞，其醚浸出液中得到的类白色粉末体外也有抗癌作用[6]。煎剂体外对子宫颈癌细胞有直接抑制作用，并呈浓度依赖性[3]。

4. 抗菌 瓜蒌煎剂在体外对大肠杆菌、痢疾杆菌、霍乱杆菌、伤寒杆菌、副伤寒杆菌、铜绿假单胞菌等革兰氏阴性菌有抑制作用，对溶血性链球菌、肺炎球菌、白喉杆菌、金黄色葡萄球菌、流感杆菌等也有一定的抑制作用[6]。

5. 祛痰 动物实验表明，瓜蒌中分离得到的氨基酸具有良好的祛痰效果[6]。

6. 其他作用 天花粉蛋白（trichosanthin，TCS）具有多重药理作用，包括促使流产、抗肿瘤、抗 HIV 活性[7]等。

二、天花粉量效临床参考

1. 小剂量 天花粉入煎剂 9～15g，生津润肺，善于清气分实热。天花粉性苦寒，具有清热的作用，且善于清气分热，小剂量作用于病邪在表，入肺经而主皮毛，清肺热而润肺燥。如代表方剂滋燥饮（《杂病源流犀烛》），方中用量为二至三钱（约 6～9g）用于温病气分热甚，热病烦渴，肺热燥咳。天花粉清泻气分实热之力较弱，但较长于生津止渴，故温热病气分热甚、伤津口渴者，常与清泻气分实热药同用，如《症因脉治》瓜蒌根汤。

2. 常规剂量 天花粉入煎剂 15～30g，功在清热解毒且清营血之热。本品性苦寒而清热，量较大而作用于病邪在里，清泻营血之热从而治疗热毒疮痈。如代表方剂仙方活命饮（《妇人大全良方》），方中用量为三至五钱（约 9～15g）用于疮疡肿毒。天花粉用于疮疡肿毒，古代有比较详尽的阐述。如《本草备要》："生肌排脓消肿……口燥唇干，肿毒发背，乳痈疮痔……"《大明本草》："消肿毒，乳痈，发背，痔漏疮疖，排脓生肌长肉。"

3. 大剂量 天花粉入煎剂 30～60g，长于清肺胃热，生津止渴。天花粉入肺胃经，清肺胃热，善清热而生津，可用治积热内蕴，化燥伤津之消渴证。如代表方剂消渴方（《丹溪心法》），方中天花粉用量约为 60g，用于消渴证。《神农本草经》："主消渴，身热，烦满大热，补虚。"常与益气、养阴生津药同用。

三、天花粉不同剂量验案选析

1. 天花粉小剂量验案[8]

张某，女，35 岁。

临床表现：患者自诉 2 个月前因熬夜加班，且饮食不注意，出现口腔溃疡，咽喉肿痛，自服众生丸，喷双料喉风散、西瓜霜后口腔溃疡痊愈，咽喉基本无肿痛，但咽部稍有不适感，咳嗽痰少，咯痰不爽，涩而难出，痰黏稠而黄，偶见痰中带血，咽喉干燥，声音嘶哑，甚则不能发出声音，无恶寒发热，无头晕头痛，无恶心呕吐，口干口渴，纳眠可，二便尚可，舌红，苔薄黄而干，脉细数。

中医诊断：咳嗽；证属燥热伤肺。

西医诊断：咳嗽。

治法：清热化痰，润肺止咳。

处方：滋燥饮、贝母瓜蒌散加减。

贝母 10g	瓜蒌 15g	天花粉 10g	茯苓 10g	橘红 6g
桔梗 6g	沙参 8g	麦冬 6g	白茅根 10g	仙鹤草 6g

共 5 剂，日 1 剂，早晚分服。

随访：5 天后复诊，患者咳嗽频率减少，痰稍黏偏白，无声音嘶哑，无痰中带血，余症状减轻。效不更方，予前方去白茅根、仙鹤草续服 5 剂。再次复诊，患者诸症皆解除，嘱患者避风寒、慎起居、调饮食、畅情志，随访良好。

按：天花粉小剂量 9～15g，生津润肺，善于清在气分之实热。本例患者乃因燥热伤肺，灼津成痰，燥痰阻肺，肺失清肃而致。肺为娇脏，喜清肃濡润。《素问·至真要大论》云："燥者润之"。宜用清润祛痰之品，以润肺清热，理气化痰，兼滋阴凉血，方用贝母瓜蒌散加减。方中小剂量天花粉清肺生津、润燥化痰，清气分实热而生津止渴，清润滋养而燥痰自化，宣降有权而咳逆自平，故对燥热伤肺型咳嗽治疗效果较好。

2. 天花粉常规剂量验案[9]

梅某，女，32 岁。

临床表现：患者颜面呈暗红色，有散在的红色小丘疹，隆出皮面，有的顶端出现小脓疱，有数个暗红色的小结节，舌红，苔薄黄，脉数。

中医诊断：肺风粉刺；证属肺经热毒郁结。

西医诊断：痤疮。

治法：清热解毒，凉血活血散结。

处方：仙方活命饮加减。

穿山甲 10g	皂角刺 20g	石膏 30g	金银花 15g	浙贝母 15g
赤芍 15g	天花粉 15g	白芷 9g	牡丹皮 12g	防风 6g
当归 6g	乳香 6g	没药 6g	甘草 6g	

日 1 剂，水煎分早晚 2 次服，嘱戒辛辣厚味。

药进 15 剂而愈。随访 6 年未复发。

按：天花粉常规剂量 15～30g，功在清热解毒且清营血之热。痤疮属中医学肺风粉刺范畴，《外科正宗》谓："粉刺属肺，总皆血热郁滞。"本例患者嗜食辛辣厚味，易于化热，久而热毒蕴结于肺，发于面部而致病。方中天花粉清营血分之热邪而治疗热毒疮痈，且入肺经清肺热，加石膏、牡丹皮以加强天花粉清肺热、凉血之力。

3. 天花粉大剂量验案[10]

陈某，男，36 岁。

临床表现：患者口干口苦甚，饮水多，乏力明显，汗出多，小溲频数，舌红，苔黄，脉滑数。

中医诊断：消渴；证属火毒炽盛，耗伤气阴。

西医诊断：糖尿病。

治法：清火益气滋阴。

处方：干姜黄连黄芩人参汤加减。

黄连 90g	干姜 20g	黄芩 30g	西洋参 9g	知母 60g
山茱萸 30g	怀山药 30g	桑叶 30g		

二诊：患者服药 4 剂，口渴、乏力等症状明显减轻，调整处方为：

黄连 90g	生石膏 60g	知母 60g	天花粉 60g	西洋参 9g
山茱萸 30g	葛根 30g	怀山药 30g	桑叶 30g	大黄 3g
生姜 5 片				

日 1 剂，水煎服，共 10 剂。

随访：上方共服 10 剂，口渴、口苦、乏力、汗多等症状缓解约 80%。

按：天花粉大剂量 30～60g，长于清肺胃热，生津止渴。患者初诊表现一派火毒炽热、耗伤气之象，并有愈演愈烈之势，故亟需迅速控制火势，打破火毒为病的恶性循环。此时常规用药恐杯水车薪，必以大剂量苦寒清火之品直折火毒，方能控制火势，其中大剂量天花粉清肺胃热、生津止渴，同时还要顾护中阳，防止苦寒伤胃；再配合大量滋阴清热益气之药，以迅速补救气阴，防止其因火势鸱张而枯竭，标本兼治。

参 考 文 献

[1] 国家药典委员会. 中华人民共和国药典（2020 年版　一部）[S]. 北京：中国医药科技出版社，2020.

[2] 贝伟剑. 大子栝楼和栝楼的药理作用比较[J]. 湖南中医药导报，1996，2（1）：37-39.

[3] 秦林，高伟良. 瓜蒌对子宫颈癌细胞和巨噬细胞的影响[J]. 山东中医学院学报，1995，19（6）：414.

[4] Takano T. 栝楼的抗溃疡作用[J]. 国外医药植物药分册，1991，6（3）：133.

[5] 贝伟剑. 瓜蒌薤白汤药理研究概况[J]. 广西中医药，1986，9（3）：38.

[6] 阴健，郭力弓. 中药现代研究与临床应用（1）[M]. 北京：学苑出版社，1993：260.

[7] Pang C S，Ka M L，Kam B W. Recentadvances in trichosanthin，a ribosome-inactivating proteinwith multiple pharmacological properties[J]. Toxicon，2005，45（6）：683-689.

[8] 潘艺芳. 滋阴清热法临证验案 4 则[J]. 江苏中医药，2018，50（8）：52-53.

[9] 黄勇进. 基于《中医方剂大辞典》探讨消渴病的历代组方用药配伍特点[D]. 南昌：江西中医药大学，2019.

[10] 吴立初. 仙方活命饮治疗皮肤病验案 3 则[J]. 新中医，2001，33（7）：62-63.

第二节　清热燥湿药

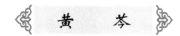

一、概述

本品为唇形科植物黄芩 *Scutellaria baicalensis* Georgi 的干燥根。春、秋二季采挖，除去须根和泥沙，晒后撞去粗皮，晒干[1]。

【性味归经】　苦，寒。归肺、胆、脾、大肠、小肠经。

【功能主治】　清热燥湿，泻火解毒，止血，安胎。用于湿温、暑湿，胸闷呕恶，湿热痞满，泻痢，黄疸，肺热咳嗽，高热烦渴，血热吐衄，痈肿疮毒，胎动不安。

【药典用量】　3～10g[1]。

【药理作用】

1. 抗菌　黄芩抗菌谱广，其煎剂对多种革兰氏阳性菌、革兰氏阴性菌及螺旋体等的生长均有抑制作用。黄芩也具有抗真菌活性，对白念珠菌、许兰毛癣菌等多种致病性真菌的生长有一定抑制作用[2]。

2. 解热镇痛抗炎　研究表明，黄芩素和黄芩苷可以通过干扰花生四烯酸的代谢通路而发挥解热镇痛抗炎的作用。发热大鼠腹腔注射黄芩苷 4.5mg/kg 发挥解热作用的机制可能是下调下丘脑中 PGE_2 和 cAMP 的含量[3]。

3. 抗肿瘤　体内外实验显示，黄芩素和黄芩苷可抑制肿瘤，对小鼠 H22 肝癌、S180 实体瘤的生长也有抑制作用，可使移植小鼠的瘤重减轻[4]。

4. 心脑血管的保护作用　黄芩素具有收缩、舒张血管平滑肌的双重作用，黄芩素在 0.3～10μmol/L 时通过抑制内皮细胞 NO 的合成和释放，对离体大鼠肠系膜动脉起收缩作用，并抑制内皮依赖性的舒张；30～300μmol/L 时通过抑制蛋白激酶 C 介导的收缩起舒张作用[5]。

5. 神经保护作用　大量研究表明黄芩素具有神经保护作用，有望成为治疗阿尔茨海默病和帕金森病潜在的理想药物。黄芩素作为 12-LOX 的特异性抑制剂，可减少 Aβ（25-35）诱导的神经细胞的凋亡和 c-jun 蛋白的过度表达，对阿尔茨海默病皮质神经元的损伤起保护作用[6]。

二、黄芩量效临床参考

1. 小剂量 黄芩入煎剂 3～10g，清热燥湿，止血，安胎，用于湿温、暑湿、胸闷呕恶、湿热痞满、泻痢、黄疸、肺热咳嗽等。外用搽服，可治小儿斑秃，如《普济方》中，黄蜀葵花、大黄、黄芩等分，为末，米泔净洗，香油调搽。

2. 常规剂量 黄芩入煎剂 10～30g，泻火解毒作用较强，可治高热烦渴，血热吐衄，痈肿疮毒等。如《太平圣惠方》中，取地肤子五两，地榆、黄芩各一两，为末。每服方寸匕，温水调下，治血痢不止。《金匮要略》中，方用大黄二两，黄连、黄芩各一两，水三升，煮一升，顿服之，治疗吐血衄血，治心气不足。

3. 大剂量 黄芩入煎剂 30g 以上，可治疗糖尿病等病症。黄芩味苦，常与黄连等配伍使用。如以干姜黄芩黄连人参汤为基础方进行加减配伍，方中干姜与黄芩、黄连的配伍寒热并用，辛开苦降，既有利于中焦脾胃枢机的运转，又能够降血糖而不伤胃，可以很好地治疗糖尿病。

三、黄芩不同剂量验案选析

1. 黄芩小剂量验案[7]

患者，女，31 岁。

临床表现：备孕 2 年未怀孕，近半年来月经量减少。食辛热则唇周痤疮易发，有胚停史，脐温 38℃。其人体型中等，肤白，唇红，面有色斑，头发稀疏，舌红，脉数。

中医诊断：不孕；证属郁热在内。

西医诊断：不孕。

治法：清郁热，调中存阴。

处方：黄芩 10g　　白芍 20g　　生甘草 5g　　红枣 20g

15 剂，以水 700mL 煮取 300mL，分 2 次温服，早晚各 1 次。隔日服（服 1 日停 1 日）。

按： 黄芩小剂量 3～10g，具有清热燥湿，泻火解毒，止血，安胎的作用。该患者年轻女性，正常性生活，备孕 2 年未果。其人体型中等，肤白，唇红，脐温高，食辛辣则痤疮易发，郁热在内，处方黄芩汤，小剂量黄芩清热消炎，药后该患者顺利受孕，后以黄连阿胶汤保胎。有研究表明[8]生殖系统炎症是导致不孕的一个重要因素，而黄芩汤具有良好的抗炎以及免疫调节作用。该患者脐温高，提示中下焦可能处于炎性状态。服用黄芩汤后受孕，可能与黄芩汤改善了生殖系统内环境有关。

2. 黄芩常规剂量验案[7]

患者，女，45 岁。

临床表现：末次月经 2017 年 4 月 16 日，至今漏下 1 月余，量多，需用尿不湿。行走心慌气短。现大便时干时稀，肛门口发痒有灼热感，口干。荨麻疹，乳腺纤维瘤手术史。生育 1 子，流产 1 次。脐温 37.7℃。其人体瘦面黄，贫血貌，两颧有色斑。舌淡，脉滑。

中医诊断：崩漏；证属湿热内蕴。

西医诊断：功能失调性子宫出血。

治法：清热止血，和中理虚。

处方：黄芩汤。

　　黄芩 15g　　　白芍 15g　　　炙甘草 10g　　　红枣 30g

　　　　　　　7 剂，日 1 剂，以水 700mL 煮取 30mL，分 2 次温服，早晚各 1 次。

复诊：黄芩汤间断服用中。服药后，月经基本按期来潮，约 7 天净，经量减少，肛周毛囊炎未发。

按： 黄芩常规剂量 10～30g，可治高热烦渴，血热吐衄，痈肿疮毒等。该患者虽肤黄唇淡，贫血貌，系崩漏日久所致。其人腹皮灼热，脐温偏高。大便黏腻腥臭，肛门口灼热，肛周毛囊炎易发，月经量大，色鲜红，湿热较重。血热或者湿热内蕴是崩漏的主要证型之一，此患者崩漏与宫热密切相关，故以黄芩汤清宫热，其中黄芩清热止血，药后该患者脐温下降，崩漏亦得到有效控制。

3. 黄芩大剂量验案[9]

周某，女，66 岁。

临床表现：患者口干，易汗出，乏力，视物模糊，双脚麻木，大便 2 天 1 次，不成形，夜尿 2 次，有泡沫，舌干苔薄白，舌底瘀，脉偏沉弦。确诊为 2 型糖尿病，给予格列本脲治疗，后改用胰岛素治疗，血糖控制在 FBG 10mmol/L，2hPG 18～20mmol/L。

中医诊断：消渴；证属脾虚胃热，络脉瘀阻。

西医诊断：糖尿病。

治法：清热解毒祛瘀。

处方：干姜黄芩黄连人参汤加减。

　　干姜 15g　　　黄芩 45g　　　西洋参 6g　　　黄连 30g　　　天花粉 30g

　　鸡血藤 30g　　酒军 3g　　　水蛭粉 3g（分冲）

　　　　　　　28 剂，水煎服，日 1 剂，分早晚 2 次服。

复诊：此方加减，治疗 3 个月，口干乏力、视物模糊、双脚麻木等明显改善，尿泡沫已无，血糖控制在 FBG 7.0mmol/L，2hPG 10mmol/L，糖化血红蛋白 6.5%，后患者多次复诊，血糖控制平稳。

按： 黄芩大剂量 30g 以上，常与黄连等配伍使用，治疗糖尿病等病症。纵观此患者的病机为脾虚胃热，络脉瘀阻。且患者症状中口干，乏力，视物模糊，夜尿 2 次，舌底瘀，脉偏沉弦乃为脾虚胃热证的核心病症表现。故选用干姜黄芩黄连人参汤为基础方进行加减配伍，方中干姜与黄芩、黄连的配伍寒热并用，辛开苦降，既有利于中焦脾胃枢机的运转，又能够降血糖而不伤胃。其中大剂量黄芩清热燥湿，除胃中积热；以西洋参易人参益气清热；鸡血藤活血化瘀通络，又有利于改善患者足部的周围神经病变；对于已有微血管病变的眼底和肾脏，配以酒军、水蛭粉，取抵当汤之意以活血化瘀通络。全方合用，标本兼顾，故而收效明显。

参 考 文 献

[1] 国家药典委员会. 中华人民共和国药典（2020 年版　一部）[S]. 北京：中国医药科技出版社，2020.

[2] 张喜平，李宗芳，刘效恭. 黄芩素的药理学研究概况[J]. 中国药理学通报，2001，17（6）：711-713.

[3] 赵红艳，范书铎. 黄芩甙对发热大鼠下丘脑 PGE₂ 和 cAMP 含量的影响[J]. 中国应用生理学杂志，2002，18（2）：139-141.

[4] 李宏捷，谢文利，朱江. 黄芩苷的抗肿瘤作用及对肿瘤细胞端粒酶的影响[J]. 江苏医药，2008，34（9）：931-933.

[5] Chen Z，Su Y，Lau C，et al. Endothelium-dependent contraction and direct relaxation induced by baicalein in rat mesenteric artery[J]. Eur J Pharmacol，1999，374（1）：41-47.

[6] Lebeau A，Esclaire F，Rostene W，et al. Baicalein protects cortical neurons from[beta]-amyloid（25-35）induced toxicity[J]. Neuroreport，2001，12（10）：2199-2202.

[7] 田明敏. 黄煌运用黄芩汤治疗妇科疾病的经验[J]. 中华中医药杂志，2019，34（3）：1070-1072.

[8] 李雪芩，韩宁林. 中医药治疗外感高热进展[J]. 中国中医急症，2012，21（1）：97-98.

[9] 彭智平，周强. 仝小林教授应用干姜黄芩黄连人参汤辨治糖尿病经验[J]. 陕西中医. 2013，34（4）：453-454.

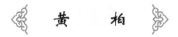

黄 柏

一、概述

本品为芸香科植物黄皮树 *Phellodendron chinense* Schneid.的干燥树皮。习称"川黄柏"。剥取树皮后，除去粗皮，晒干[1]。

【性味归经】 苦，寒。归肾、膀胱经。

【功能主治】 清热燥湿，泻火除蒸，解毒疗疮。用于湿热泻痢，黄疸尿赤，带下阴痒，热淋涩痛，脚气痿躄，骨蒸劳热，盗汗，遗精，疮疡肿毒，湿疹湿疮。盐黄柏滋阴降火。用于阴虚火旺，盗汗骨蒸。

【药典用量】 3～12g，外用适量[1]。

【药理作用】

1. 抗菌 体外抑菌评价抑制活性实验证明，川黄柏提取物对金黄色葡萄球菌和铜绿假单胞菌皆具有抑制作用，且其能够破坏生物膜后渗透到内部，从而对细菌起到抑制和杀灭作用[2]。通过体外抑制生长实验比较发现，黄柏对大肠埃希菌、金黄色葡萄球菌及沙门氏菌有较明显的抑制作用[3]。黄柏可以通过抑制尿素酶起到抑制幽门螺杆菌的作用[4]。

2. 免疫抑制 黄柏具有抑制细胞免疫的作用，其活性物质为黄柏碱和木兰花碱，均可抑制小鼠局部移植组织的宿主反应（GVHR），也抑制苦基氯（picryl chloride）诱导的迟发型超敏反应（DTH）小鼠的诱导期，但不抑制其反应期[5]。

3. 抗肿瘤 黄柏所含的黄柏苷和绿原酸均可以通过阻滞细胞周期，损伤细胞遗传物质，上调 Bax 因子的表达，同时下调 Bcl-2 因子的表达，并且激活 caspase-3 进而诱导 A549 细胞（人类肺泡基底上皮细胞）凋亡[6]。同时发现川黄柏果实中的化合物对乳腺癌 MDA 细胞的增殖、白血病 K562 细胞的生长均有较好的抑制作用[7]。

4. 抗溃疡 据日本人内山务研究[8]，黄柏提取物对乙醇性溃疡形成有抑制作用，抑制率为 21.9%～63.3%；对幽门结扎性溃疡形成有明显抑制作用，抑制率达 56.3%；并可明显地抑制阿司匹林溃疡形成，抑制率在 40.0%左右；另外，对约束、水浸导致的应激溃疡、胃液量、总酸度、总胃蛋白酶活性均有明显的抑制作用。

5. 对关节组织结构的影响 通过构建 PPI 网络、成分-靶点-疾病关联网络以及进行 GO 和 KEGG 分析[9]，发现黄柏治疗骨性关节炎关键靶点主要集中在对炎症、细胞凋亡功能的影响，其重要活性成分主要通过抗炎、帮助软骨细胞抗氧化、促进软骨细胞的分化来修补破损的软骨，调节 NF-κB 信号通路、HIF-1 信号通路、AGE-RAGE 信号通路，抑制炎性因子的表达来治疗骨性关节炎以及延缓软骨损坏。

二、黄柏量效临床参考

1. 小剂量 黄柏入煎剂 3～12g，清热除湿解毒。黄柏苦寒，泻火解毒力强，可用于治疗痛风。主入肾经，善泻相火，可退阴虚火旺，骨蒸潮热。

2. 常规剂量 黄柏入煎剂 15～30g，滋阴泻火之力增强，可用于虚实火并见的错杂之证，也可用于湿热泻痢，黄疸尿赤，带下阴痒，热淋涩痛等湿热下注证。

3. 大剂量 黄柏入煎剂 30g 以上，长于清泻下焦湿热。黄柏苦寒沉降，性寒凉，具有泻虚火、清内热的作用，可以用于汗证。

三、黄柏不同剂量验案选析

1. 黄柏小剂量验案[10]

患者，男，59 岁，体型偏胖，喜肥甘厚味。

临床表现：双掌指关节疼痛肿胀，尤以左脚趾第一关节红肿痛甚，肤温偏高，饮食可，小便黄，大便偏干，夜眠欠安，舌质暗红，苔厚腻，脉弦。

中医诊断：热痹；证属湿热蕴结。

西医诊断：痛风。

治法：清热除湿解毒。

处方：土茯苓 30g　汉防己 15g　杏仁 12g　山慈菇 10g　豨莶草 15g
　　　青风藤 12g　炒黄柏 12g　金银花 15g　知母 20g　生地黄 15g
　　　桑寄生 15g　威灵仙 15g　陈皮 12g　甘草 6g

共 7 剂。

复诊：1 个月后，关节疼痛症状明显缓解。嘱患者低嘌呤饮食，禁食动物内脏、辛辣食品，戒烟酒等。

按：黄柏小剂量 3～12g，清热除湿解毒。患者脾胃升清降浊失司，湿浊内生，久蕴不解，酿生尿酸浊毒，辨证为中医热痹。方中炒黄柏清解局部湿毒，配伍山慈菇、金银花加强清热解毒之功，恐黄柏苦寒，因此选用炒黄柏，小剂量投之；土茯苓为治疗痛风特效靶药；与青风藤、威灵仙、桑寄生等大队祛风湿，通经络，强筋骨之品为伍；知母、生地黄滋阴清热，制约热毒灼伤津液；甘草缓急止痛，调和诸药。本方清热除湿止痛，配伍祛风湿强筋骨行气之药，以除湿热、消肿痛、通气血。若血瘀甚者可加丹参、红花活血止痛；五心烦热者加秦艽、地骨皮清退虚热；湿浊较重者加苍术、茯苓燥湿化浊等。

2. 黄柏常规剂量验案[11]

患者，女，66 岁。

临床表现：咽喉部疼痛有异物感 10 余年。平常咽喉干痒干咳，不欲饮，每因用嗓稍过度而疼痛加重，嘶哑失音。咽后壁淋巴滤泡增生。上腹胀食欲不振，时感后背当心处凉，畏寒肢冷，眠差。舌质淡红不泛津，胖大有齿痕，苔薄白，脉沉细。

中医诊断：喉痹；证属虚阳浮越。

西医诊断：慢性咽炎。

治法：潜阳封髓，引火归原。

处方：潜阳封髓丹。

附子 30g	肉桂 10g	干姜 15g	炙龟板 20g	盐炒黄柏 20g
砂仁 15g（后下）	龙骨 30g	五味子 12g	首乌藤 30g	炙甘草 12g

共 3 剂，日 1 剂，水煎 500mL，分 3 次凉服。

复诊：3 剂后咽痛改善，随证加减，继服 7 剂，诸症消失，给予肾气丸合交泰丸，以善其后。

按：黄柏常规剂量 15～30g，滋阴泻火之力增强，可用于虚实火并见的错杂之证。本案患者属中医"虚火喉痹"范畴，炎症反复发作，迁延日久，导致虚阳上浮，呈现上热下寒错杂之证。处方予潜阳封髓丹，既能滋阴又能清热，交通心肾，引火归原。方中黄柏味苦，清热养阴，既清实热，又退虚热，调和水火之枢，使水升火降，阴平阳秘；附子补肾中真阳以壮君火；砂仁散脾胃之阴邪，纳五脏之气而归肾；龟板强于滋阴降虚火、退虚热，又能益肾健骨，固经止血，养血补心，与附子、干姜相伍，又有制约其过于辛热之性，通阴潜阳之效；甘草调和上下，又能伏火。潜阳封髓丹系潜阳、封髓二方合用而来，与潜阳丹比较而言，加黄柏后既增加了原方苦甘化阴之功，又有'反佐'之义；与封髓丹比较而言，加附子增强了扶阳之效。其中妙者，黄柏之苦，得甘草之甘，苦甘能化阴；砂仁之辛，合甘草之甘，辛甘能化阳。阴阳相合，交会中焦，水火既济，深得配伍之精妙。

3. 黄柏大剂量验案[11]

韩某，男，61 岁。

临床表现：患者多汗，夜间明显，伴失眠，曾多方求治，均无效。刻下症见多汗，夜间明显，失眠，五心烦热、面红，舌红多裂纹，脉细弦。

中医诊断：盗汗；证属阴虚火旺。

治法：清虚火，退虚热。

处方：栝蒌牡蛎散加减。

天花粉 60g	煅牡蛎 60g	黄连 30g	黄柏 30g	知母 30g
炒枣仁 30g	五味子 12g			

日 1 剂，水煎分 2 次服。

复诊：服药 1 周后症状消失，为防复发，上药继服半个月，至今未再发作。

按：黄柏大剂量 30g 以上，泻虚火、清内热，以其寒凉之性，峻泻下焦湿热。本案患者，燥热炽盛，耗伤阴津，五心烦热、面红，舌红多裂纹即是火热阴伤之表现。方中较大剂量黄柏并合黄连、知母泻虚火、清内热，力专效宏，重剂起沉疴；汗出明显，则应同时重视养阴敛汗，以栝蒌牡蛎散敛汗生津润燥，兼以清热降火；五味子酸敛止汗；炒枣仁敛汗养心安神。黄柏既能清实火又能退虚热，兼能燥湿，其效力往往随剂量的增大而逐步增加，根据病证配伍时，则有所针对。与黄连、大黄、苦参配伍则泻火解毒；与知母、龟板、瓜蒌配伍则滋阴清热；与秦艽、防己、苍术配伍则燥湿除痹。外用则主要取其清热解毒、杀菌抗炎的作用。临床当视病证灵活运用。

参 考 文 献

[1] 国家药典委员会. 中华人民共和国药典（2020 年版　一部）[S]. 北京：中国医药科技出版社，2020.

[2] 刘洋，冉聪，游桂香，等. 川黄柏中盐酸小檗碱 HPLC 测定优化及其抑菌活性评价[J]. 中国农业科技导报，2020，22（2）：179-186.

[3] 高洁，倪昌荣. 10 种中草药对临床常见致病菌体外抗菌作用的实验研究[J]. 名医，2019（10）：242.

[4] Li C L, Xie J H, Chen X Y, et al. Comparison of helicobacter pylori urease inhibition by rhizoma coptidis, cortex phellodendri and berberine：mechanisms of interaction with the sulfhydryl group[J]. Planta Medica，2016，82（4）：305-311.

[5] Mori H, Fuchigami M, Inoue N, et al. Principle of the bark of Phellodendron amurense to suppress the cellular immune response[J]. Plantamed，1994，60（5）：445-449.

[6] 郭鹤云. 黄柏苷及绿原酸诱导 A549 细胞凋亡机制的研究[D]. 长春：吉林大学，2017.

[7] 晏晨，张云东，王星慧，等. 川黄柏果实中的化学成分及抗肿瘤活性[J]. 天然产物研究与开发，2017，29（8）：1270-1276，1438.

[8] 内山务. 黄柏提取物的抗溃疡作用[J]. 药学杂志，1989，109（9）：672.

[9] 雷升，王娟，梅飖，等. 基于网络药理学探究黄柏治疗骨性关节炎机制[J]. 中医学报，2020，35（10）：2215-2220.

[10] 张琨，孙静，谢志军. 清热药在痛风急性期的应用[J]. 中国中医急症，2017，26（12）：3.

[11] 苏浩，甄仲，仝小林. 仝小林教授应用重剂栝蒌牡蛎散治疗盗汗举隅[J]. 中医药信息，2013，30（4）：71-72.

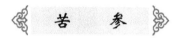

苦　参

一、概述

本品为豆科植物苦参 *Sophora flavescens* Ait.的干燥根。春、秋二季采挖，除去根头和小支根，洗净，干燥，或趁鲜切片，干燥[1]。

【性味归经】　苦，寒。归心、肝、胃、大肠、膀胱经。

【功能主治】　清热燥湿，杀虫，利尿。用于热痢，便血，黄疸尿闭，赤白带下，阴肿阴痒，湿疹，湿疮，皮肤瘙痒，疥癣麻风；外治滴虫性阴道炎。

【药典用量】　4.5～9g。外用适量，煎汤洗患处[1]。

【药理作用】

1. 解热　实验发现苦参能抑制鼠内生致热原的生成，对干酵母导致的大鼠发热模型有明显的解热作用[2]。

2. 抗菌、抗病毒　苦参水煎液能够抑制铜绿假单胞菌生物膜的形成，同时研究发现，苦参水煎液可增强左氧氟沙星对生物膜内细菌的杀菌作用[3]；苦参生物碱类成分对肝癌细胞分泌的表面抗原和病毒基因复制有不同程度的抑制作用，以发挥抗乙型肝炎病毒作用[4]。

3. 利尿　复方苦参注射液联合羟喜树碱膀胱灌注治疗电切术后腺性膀胱炎，能明显提高患者最大尿流量、平均尿流量，减小最大尿道压，降低复发率[5]。

4. 抗心律失常　苦参碱对各种实验性心律失常模型，包括乌头碱、氯化钡、冠脉结扎等均有明显的抗心律失常作用，抑制 HERG 钾通道从而发挥抗心律失常作用[6]。

二、苦参量效临床参考

1. 小剂量　苦参入煎剂或外洗剂 5～15g，善于清热燥湿，为治疗湿热内蕴之常用药。

苦参性善下行，能清膀胱湿热以司气化，消州都气滞以利尿窍，常用治湿热蕴结膀胱，小便不利，灼热涩痛；又走肝经，有祛风杀虫，消毒止痒之功，善治湿热下注，带下色黄，阴肿阴痒，以及湿疹，皮肤瘙痒，内服外洗均可。5～8g 有利尿消肿作用，用治肾炎性水肿、肝硬化腹水、心源性水肿等，并有平喘止咳作用，可治疗支气管哮喘发作；10～15g 治疗细菌性痢疾、钩端螺旋体病及各种皮肤病。

2. 常规剂量 苦参入煎剂 20～30g，具有祛邪安脏，镇静安神的作用。邪去脏安，五脏安定，神志得养，则寐寤如常也。苦参苦，寒，归心、肝、胃、大肠、膀胱经，能祛除中焦脾胃壅滞之痰湿实邪，邪去则阴阳交通，营卫调和，卫气得以入于阴，五脏安和能入寐；亦可直入肾经，直折亢盛之相火，其性降，相火平，湿热去，阴自复，阴阳平和，心肾水火既济，神不受扰，心志定、神志安故能入寐。故可治疗湿热内盛，脾胃肝胆湿热，或厥阴相火妄动，以及部分阳盛阴虚（阳盛为主）证型的失眠患者。

3. 大剂量 苦参入煎剂 30～60g，有明显的抗心律失常的作用，且效果与中医分型无明显关系，不论寒热虚实只要配伍得当均可应用。也可用于外治感染、各种原因所致的失眠症。临床上可治疗室性期前收缩、室上性期前收缩、心房颤动、心动过缓等心律失常病症，其中以室上性期前收缩疗效最好，室性期前收缩次之。苦参大量使用时对胃肠道有刺激作用，应用时要配伍温阳健脾药。

三、苦参不同剂量验案选析

1. 苦参小剂量验案[7]

刘某，女，42 岁。

临床表现：口腔溃疡反复发作 4 年伴外阴溃疡 2 周。患者口腔溃疡反复发作三四年，曾见两下肢结节，结核菌素（＋）。外阴溃破，肛周溃疡不显。两膝痛，左侧为重，两下肢冷，腰痛，腹痛，带下量多，有异味，疲劳乏力。苔黄薄腻质偏红，脉细。

中医诊断：狐惑病；证属肝肾亏虚，气阴两伤，湿热内蕴。

西医诊断：白塞病。

治法：护阴扶正，托毒达邪。

处方：功劳叶 10g 炙鳖甲 15g（先煎） 生地黄 15g 玄参 10g 川石斛 10g
   黄连 4g   苦参 6g   黄柏 10g 淫羊藿 10g 穿山龙 15g
   马勃 5g（包煎）炙僵蚕 10g 土茯苓 25g 鬼箭羽 15g 太子参 12g
   肿节风 15g

共 21 剂，日 1 剂，水煎分早晚饭后服用。

二诊：口腔溃疡减轻，外阴瘙痒，稍有破溃，肛周略有溃意，周身酸痛，疲劳乏力，月经如期来潮，已净。苔黄质红，脉细滑。守法原方加鸡血藤 15g，21 剂。患者定期复诊半年，病情基本控制，偶见溃疡发作。

按：苦参小剂量 5～15g，善于清热燥湿，为治疗湿热内蕴之常用药。本案患者西医诊断为白塞病，中医从"狐惑病"辨治。古今医家对狐惑病的认识基本一致，认为此病是湿热内蕴或阴虚内热造成，其反复缠绵的特征，与湿邪贯穿疾病全过程有关，或外感湿热邪，或湿邪久而化热，或内生湿热等诱发加重。本案用药上，苦参、黄连、黄柏、马勃等轻剂投之清热燥湿解毒；功劳叶、生地黄、玄参、川石斛清热凉血，养阴生津，补益肝肾；炙鳖甲滋阴潜阳，行血散瘀；穿山龙、炙僵蚕、鸡血藤等祛风除湿，活血通络止痛；太子参益气养阴生津；淫羊藿祛风湿，强筋骨，可阳中求阴，调和阴阳。本病以清热解毒利湿之法为主，临证视病症，在调补肝肾、健脾助运、活血化瘀等方面加以侧重。

2. 苦参常规剂量验案[8]

王某，女，42岁。

临床表现：患者寐差多梦，饱食则夜更难入睡，入暮不敢多食，烦躁易怒，易汗出，进食则汗出如淋，头汗多，易生口疮，口干苦饮少，能食，易腹胀，大便不调，或黏不爽，素腰酸困。经期常提前1周，量少质稠，色深，白带多，色黄质稠，阴痒。脉濡滑，舌苔厚根微黄。

中医诊断：不寐；证属湿热内盛，胃失和降，相火妄动，心神受扰。

西医诊断：失眠。

治法：清热祛湿，和胃降逆，降泻相火，清心安神。

处方：龙胆泻肝汤加减。

龙胆草 10g	生地黄 10g	栀子 6g	黄芩 10g	车前子 10g
柴胡 10g	法半夏 6g	炙甘草 6g	生薏米 20g	赤芍 10g
茯苓 10g	泽泻 12g	枳壳 10g	川牛膝 10g	苍术 8g
苦参 20g				

日1剂，水煎分早饭后半小时，晚睡前1小时2次口服，共5剂。

二诊：5剂服尽，已能安然入睡，情绪亦较前明显改善，后就诊随证加减，前后服药30剂，饮食睡眠改善如常，二便调，经调带减，无明显不适而告愈。

按：苦参常规剂量20～30g时，具有清热祛邪，镇静安神的作用。苦参苦，寒，归心、肝、胃、大肠、膀胱经，能祛除中焦脾胃壅滞之痰湿实邪，邪去则阴阳交通，五脏安和能入寐；亦可直入肾经，直折亢盛之相火，相火平，湿热去，心肾水火既济，则志定神安。故可治疗湿热内盛，脾胃肝胆湿热，或厥阴相火妄动，以及部分阳盛阴虚（阳盛为主）证型的失眠患者。此例患者，湿热内盛，流于三焦，扰动厥阴，相火妄动，心神受扰，阻滞脾胃，口舌生疮、汗出、失眠、带下黄稠等症，均因湿热上扰心神，阻滞中焦，流注下焦导致。以龙胆泻肝汤合四妙丸加减，入苦参一味，一药多用，正如李时珍云"苦参主养肝胆气，安五脏，平胃气""定志益精，利九窍，除伏热肠澼""小便黄赤，疗恶疮、下部蚀"等。

3. 苦参大剂量验案[9]

王某，男，51岁。

临床表现：患者心电图提示：快速心房颤动，ST-T改变，舌质红，少苔，脉结代，诊断为冠心病、心律失常（快速心房颤动）和心功能Ⅱ级。将患者收住院，给予强心、扩冠对症治疗，地高辛0.125mg，每日1次口服，静脉滴注复方丹参注射液等。1周后患者症状缓解，但仍心悸。

中医诊断：心悸；证属气血不足，心失所养。

西医诊断：冠心病，心律失常。

治法：滋阴养血、益气温阳。

处方：炙甘草汤加减。

苦参 30g　　　甘草 10g　　　生姜 10g　　　桂枝 10g　　　红参 6g

生地黄 15g　　阿胶 6g　　　麦冬 10g　　　麻仁 10g　　　大枣 10 枚

日 1 剂，水煎分 3 次服，共 5 剂。

二诊：服 5 剂后，患者症状减轻，又服 10 剂，症状基本消失。心电图提示窦性心律，ST-T 改变。随访 1 年病情一直稳定。

按：苦参大剂量 30～60g，有明显的抗心律失常的作用，且效果与中医分型无明显关系，不论寒热虚实只要配伍得当均可应用。大剂量苦参对房性、室性心律失常均有作用，尤其当西药应用无效或产生毒副作用时，更能体现出苦参独特的功效。苦参性寒，味苦，患者较难服用，大剂量使用苦参伤及脾胃，故在处方中加入大枣 10 枚、生姜 10g，以便调味便于患者服用，又益胃而不伤及中气。临床上可治疗室性期前收缩、室上性期前收缩、心房颤动、心动过缓等心律失常病症，其中以室上性期前收缩疗效最好，室性期前收缩次之。苦参大量使用时对胃肠道有刺激作用，应用时要配伍温阳健脾药。

苦参 15g 以下小剂量使用时，主要以清热解毒燥湿为主，临床多用于湿疹、荨麻疹等皮肤病和溃疡性结肠炎等，内服配合外用；20～30g 时则可降压、调整心律，主要在降低心率方面发挥良好疗效；大剂量使用时，则取其苦寒偏性，纠正湿热并重的病证，此时运用要仔细审查病证、患者具体情况，注意用药时间及配伍，避免过"效"成"毒"。

参 考 文 献

[1] 国家药典委员会. 中华人民共和国药典（2020 年版　一部）[S]. 北京：中国医药科技出版社，2020.

[2] 伍世恒. 苦参对干酵母致大鼠发热模型解热作用的中枢调控机制研究[J]. 北方药学，2016（8）：112-113.

[3] 宋鸿，金瑛，王明胜. 苦参对铜绿假单胞菌生物膜干预作用的体外研究[J]. 遵义医学院学报，2015（3）：235-238.

[4] 金乾兴，周峰. 抗乙型肝炎病毒中药活性成分研究进展[J]. 药学实践杂志，2012，30（2）：96-99.

[5] 苗康，袁宝，王德鑫. 复方苦参注射液联合羟喜树碱膀胱灌注治疗电切术后腺性膀胱炎临床观察[J]. 辽宁中医杂志，2020，47（9）：97-99.

[6] 魏华民，吴红金. 中药抗心律失常的临床与基础研究进展[J]. 中西医结合心脑血管病杂志，2015，13（2）：152-158.

[7] 李玲，周学平. 国医大师周仲瑛治疗白塞病经验拾粹[J]. 中华中医药杂志，2019，34（3）：1023-1025.

[8] 马永剑. 丁象宸从《内经》理论应用苦参治疗不寐经验初探[J]. 中国中医药现代远程教育，2018，16（11）：64-65.

[9] 范愈燕，张青霞，范宏宇. 苦参治疗心律失常[J]. 中国中医基础医学杂志，2002（4）：21.

第三节　清热解毒药

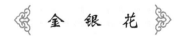

金　银　花

一、概述

本品为忍冬科植物忍冬 *Lonicera japonica* Thunb. 的干燥花蕾或带初开的花。夏初花开放前采收，干燥[1]。

【性味归经】　甘，寒。归肺、心、胃经。

【功能主治】 清热解毒，疏散风热。用于痈肿疔疮，喉痹，丹毒，热毒血痢，风热感冒，温病发热。

【药典用量】 6～15g[1]。

【药理作用】

1. 抗炎、抗病毒 金银花能显著抑制二甲苯所致小鼠的耳廓肿胀程度，减轻小鼠耳组织内淋巴细胞和中性粒细胞的浸润，提取物可抑制脂多糖诱导的 RAW264.7 细胞 NO 分泌，减少 IL-1β、IL-6、TNF-α 细胞因子的释放，并下调蛋白 iNOS、COX2 以及 NF-κB p65 的含量[2]。金银花多糖对单纯疱疹病毒、柯萨奇病毒 B5、柯萨奇病毒 B3、肠道病毒 71 型均具有抑制作用[3]。

2. 调节肠道免疫 金银花能促进小鼠肠道有益菌、抑制潜在致病菌的生长来改善肠道微生物环境，还可显著降低肠碱性磷酸酶活性，并通过调节分泌型免疫球蛋白 A（sIg A）的含量和细胞因子 IFN-γ/IL-4 来增强肠道免疫屏障，促进宿主健康[4]。

3. 抗氧化 研究指出，金银花不同提取物均具有良好的抗氧化作用，且以 95%乙醇提取物的抗氧化能力最强[5]。蓝果忍冬果实及其叶提取物成分对红细胞及脂质具有较好的保护作用，且具有较强的抗氧化作用[6]。

二、金银花量效临床参考

1. 小剂量 金银花入煎剂 6～15g，清热解毒。如治疗外邪入侵、湿热内蕴所致热毒痢疾、斑疹吐衄等病证时，于清热凉血、解表除湿药中配伍少量金银花，以佐其清热之效，往往能提高疗效。如清营汤（《温病条辨》）为清营凉血的代表方，其中金银花用量为三钱（约 9g），以清热解毒，轻清透泄为要，入清营汤用小剂量，故此功效恰如其分。

2. 常规剂量 金银花入煎剂 15～30g，疏散风热。金银花甘寒质轻，芳香疏透，适用于外感风热、温热病，取常规剂量加以应用。如银翘散（《温病条辨》）主治温病初起，其中金银花一两（约 30g），气味芳香，疏散风热，清热解毒，在透散卫分表邪的同时，兼顾温热病邪易蕴而成毒的特点，入银翘散用至常规剂量，既可疏散风热，又可辟秽化浊。

3. 大剂量 金银花入煎剂 30g 以上，清热消肿。金银花甘寒，清热解毒，消散痈肿力强，为治热毒疮痈要药，适用于各种热毒壅盛之外痈内痈、喉痹、丹毒等。如忍冬汤（《医学心悟》）主治一切内外痈肿，其中金银花用量为四两（约 120g），以甘寒清热，解毒消痈为要，入忍冬汤用大剂量，有疏散风热，清泻里热之功。

三、金银花不同剂量验案选析

1. 金银花小剂量验案[7]

患者，女，28 岁。

临床表现：每天晚上 7～9 时定时发热，体温达 40℃，伴寒热往来、全身疼痛、头昏乏力、鼻塞流浊涕、咳嗽痰黄稠、口干口苦、腹痛腹胀、不欲饮食，经中西药治疗后，出现腹痛、腹胀，泻水样便，日行 4～6 次。舌质边尖红，苔薄黄，脉浮弦滑数。

中医诊断：定时发热兼感冒；证属风热犯表。

西医诊断：感冒。

治法：宣肺化痰，清热利湿。

处方：柴胡 20g　芦根 15g　金银花 15g　连翘 15g　桑叶 10g

　　　菊花 10g　青蒿 10g　牡丹皮 10g　荆芥 10g　防风 10g

　　　黄芩 6g　薄荷 6g　知母 5g

日 1 剂，水煎服，共 3 剂。

按：金银花小剂量6～15g，疏风解表。金银花甘寒质轻，芳香疏透，适于外感表证邪未入里，尤适风热、温热病初期。本例患者表现为定时发热、寒热往来、口干口苦、腹痛、咳嗽、舌边尖红、脉弦数诸症，按六经辨证为少阳经证，柴胡、黄芩和解少阳，但患者因外感而起，有全身疼痛、头昏乏力、鼻塞流浊涕、咳嗽痰黄稠、发热、舌尖红、脉浮数诸症，表邪未解，银翘散主之，金银花、荆芥、防风疏散风热，透散卫分表邪，芦根、连翘等清热解毒。

2. 金银花常规剂量验案[8]

患者，男，23 岁。

临床表现：3 天前外感后躯干四肢伸侧出现散在米粒至绿豆大小红色丘疹，表面有银白色鳞屑，自觉中度瘙痒，伴口干咽痛，溲赤便结。查体：躯干、四肢散在分布米粒至绿豆大小红丘疹，基底鲜红，边界清晰，上覆银白色鳞屑，刮之即落，露出半透明薄膜，血露现象，Auspitz 征（＋），无束状发；扁桃体略红，颌下淋巴结肿大，舌红苔薄黄，脉浮数。

中医诊断：白疕；证属风热束表。

西医诊断：寻常型银屑病进行期。

治法：清热解毒，辛凉解表。

处方：银翘散加减。

　　　金银花 30g　连翘 10g　牛蒡子 10g　薄荷 10g　竹叶 10g

　　　芦根 10g　桔梗 10g　甘草 6g　荆芥穗 6g　细生地 30g

　　　牡丹皮 10g　玄参 10g　大青叶 10g

共 7 剂，日 1 剂，分 2 次服用。忌食辛辣酒酪等辛热动风之品，不滥用刺激性外涂药物。

复诊：患者皮疹、咽痛口干、溲赤便结等诸症均有改善，守方随症加减，四诊共进28剂，皮损退，表面无鳞屑，未见新发皮疹，咽部无充血，颌下肿大淋巴结变小，终告痊愈。随访半年未复发。

按：金银花常规剂量15～30g，在疏散表邪的基础上，以清热解毒为主。本案寻常型银屑病中医学称为"白疕"，初发多属风热束表证，结合患者临床表现，当属肺卫蕴热波及气营，故银翘散加生地黄、牡丹皮、大青叶、玄参，清热凉血、辛凉解表、透营转气。

3. 金银花大剂量验案[9]

患者，男，30 岁。

临床表现：右下腹胀 7 天，近 3 天开始痛；在西安市某医院就诊，化验血常规：白细胞总数 $19.3×10^9/L$，中性粒细胞百分比 50%，淋巴细胞百分比 20%。结合临床检查，诊断为亚急性阑尾炎，让其住院手术治疗，本人不愿手术而来院就诊，现右下腹仍胀痛较剧，按之有反跳痛。恶心、呕吐较前减轻，食后腹胀，睡眠可，大便不甚干、不利，小便次数多、量少。有肝炎发病史。脉沉弱，舌苔黄。

中医诊断：肠痈；证属热毒阴虚，气血凝滞。

西医诊断：急性阑尾炎。

治法：清热解毒，养阴，调气活血。

处方：清肠饮加减。

金银花 60g	连翘 12g	当归 30g	赤芍 15g	生地黄 30g
麦冬 30g	黄芩 15g	地榆 30g	牡丹皮 12g	玄参 30g
鸡血藤 30g	甘草 6g	香附 12g	北沙参 30g	

日 1 剂，水煎服，共 3 剂。

二诊：右下腹胀痛，局部硬好转，按之仍有反跳痛，不恶心，饭后腹胀减轻。服药后大便稀水带沫，后变成软条黑色便一次。再予前方 3 剂。

三诊：右下腹痛、局部硬反跳痛均消失，大便每日 1 次，色正常。查血常规：白细胞总数 4.6×10^9/L，中性粒细胞百分比 50%，淋巴细胞百分比 20%。病已痊愈，未再复发。

按：金银花大剂量 30g 以上，清热解毒消肿，解表之力基本不再体现，大剂量运用时可用于里证。肠痈之发病多因饮食失节、暴饮暴食使湿热内蕴，或饱食奔走，肠道运化失常导致气血凝滞。清肠饮从药物组成上分析多属清热解毒、养阴、活血止痛兼凉血之剂，方中大剂量金银花清热解毒，消散痈肿，为治热毒疮痈要药。当归、麦冬可消肿散结，因肠痈主要以热毒壅盛、伤阴、气血凝滞为要点，用药时清热、养阴药要突出大剂量，若量小，如杯水车薪则无济于事。

金银花 15g 以下小剂量运用时，取其轻清、甘寒、芳香特性，多用于表邪未解及透热转气，治疗风热外感；15～30g 时清热解毒之力增显，可用于皮肤病、口面疮疡等；大剂量运用时则取清热解毒之功，临床可用至 120～200g，但中病即止。

参 考 文 献

[1] 国家药典委员会. 中华人民共和国药典（2020 年版　一部）[S]. 北京：中国医药科技出版社，2020.

[2] 曾安琪，华桦，陈朝荣，等. 金银花、山银花抗炎药理作用研究[J]. 中国中药杂志，2020，45（16）：3938-3944.

[3] 王剑，侯林，陈亚乔，等. 金银花多糖的提取纯化及抗病毒活性研究[J]. 中国医院药学杂志，2018，38（8）：810-812.

[4] 杨晓满，张枫源，向福，等. 金银花提取液通过改善肠道微生物和增强肠粘膜免疫促进宿主健康[J]. 基因组学与应用生物学，2020，39（3）：1257-1263.

[5] 刘豪，张冬青，刘硕，等. 金银花不同提取物抗氧化活性的研究[J]. 食品研究与开发，2016，37（1）：48-52.

[6] Bonarska K D，Pruchnik H，Cyboran S，et al. Biophysical mechanism of the protective effect of blue honeysuckle（Lonicera caerulea，L. var. kamtschatica Sevast.）polyphenols extracts against lipid peroxidation of erythrocyte and lipid membranes[J]. Journal of Membrane Biology，2014，247（7）：611-625.

[7] 赵林，姜丽华. 辨治定时发热医案四则[J]. 浙江中医杂志，2012，47（7）：533.

[8] 张阳，李博鑫. 银翘散在皮肤科的临床应用[J]. 北京中医药，2014，33（1）：58-59.

[9] 于政，于辉. 清肠饮治疗肠痈的临床效果[J]. 陕西中医函授，2002（2）：22-23.

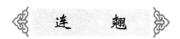

连　翘

一、概述

本品为木犀科植物连翘 *Forsythia suspensa*（Thunb.）Vahl 的干燥果实。秋季果实初熟尚带绿色时采收，除去杂质，蒸熟，晒干，习称"青翘"；果实熟透时采收，晒干，除去杂质，习称"老翘"[1]。

【性味归经】 苦，微寒；归肺、心、小肠经。

【功能主治】 清热解毒，消肿散结，疏散风热。用于痈疽，瘰疬，乳痈，丹毒，风热感冒，温病初起，温热入营，高热烦渴，神昏发斑，热淋涩痛。

【药典用量】 6~15g[1]。

【药理作用】

1. 解热抗炎 对不同发热、炎症的模型大鼠，连翘挥发油能够明显降低发热模型大鼠体温，减轻大鼠足肿胀，抑制肉芽组织的增生，均表现出解热、抗炎作用[2]。

2. 抗肿瘤 网络药理学研究显示，连翘共有 26 种主要成分可能作用于 AKT1、IL-6、ESR1、EGFR、EGF 和 CCND1 等关键靶点，参与 20 条信号通路；通过分子对接发现氢键连接、疏水作用和 Pi-cation 键连接可能是其主要作用的形式[3]。

3. 调节肠道菌群 连翘水煎液能增加肠道有益菌普氏菌属和颤螺菌属含量，降低致病菌螺杆菌属含量，升高厚壁菌门占比，降低拟杆菌门占比，改善肠道菌群结构，同时降低湿热模型小鼠血清 TNF-α、IFN-γ 含量，恢复小肠组织黏膜层上皮细胞、固有层腺体结构损害[4]。

二、连翘量效临床参考

1. 小剂量 连翘入煎剂 3~6g，清热泻火解毒能力较强。用于治疗风热咳嗽证属风热者，如桑菊饮；治疗温病初起，温热入营，高热烦渴，神昏发斑，如清营汤；功在消肿散结，疏散风热，治疗痈疽，瘰疬，乳痈，丹毒，如普济消毒饮。三方中的连翘用量均小于6g。也可用于治疗口舌糜烂，口腔溃疡证属虚火上炎者。

2. 常规剂量 连翘入煎剂 6~20g，长于疏风清热，治疗痈肿疮毒，痰火郁结，瘰疬痰核，风热外感或温病初起，头痛发热、口渴、咽痛，湿热壅滞所致之小便不利或淋沥涩痛。麻黄连翘赤小豆汤治疗荨麻疹，湿疹，证属风热蕴肤，法当疏风清热凉血，其中连翘用量多为10g。

3. 大剂量 连翘入煎剂 30g 以上，可宣散外邪，兼清里热，宣发胸膈郁热，如凉膈散中的连翘用量大于 30g。连翘用量 30g 时，又可活血通络，消肿散结止痛。李杲先生说："连翘散诸经血结气聚，消肿。"张锡纯先生也在活络效灵丹用法中说："痹疼加连翘。"又说："诸家皆未言其发汗，而以治外感风热，用一至二两，必能发汗，且发汗之力甚柔和，又甚绵长。曾治一少年风温初得，俾单用连翘一两煎汤服，彻底微汗，翌晨病若失。"

三、连翘不同剂量验案选析

1. 连翘小剂量验案[5]

侯某，女，37 岁。

临床表现：近 1 周瘙痒难忍，抓搔后出现片状、高出皮肤的红色团块，伴胸闷口苦、纳差、烦躁、夜寐不宁等。诊时见舌质淡红，苔黄厚腻，脉滑。

中医诊断：荨麻疹；证属湿热内蕴，风邪客表。

西医诊断：荨麻疹。

治法：清热利湿，疏风解表。

处方：三仁汤合银翘散加减。

生薏仁 15g	白蔻仁 3g	杏仁 12g	厚朴 12g	法夏 15g
通草 9g	淡竹叶 9g	滑石 36g	金银花 15g	薄荷 6g
荆芥 3g	连翘 3g	白术 12g	生甘草 6g	

日 1 剂，水煎服，共 7 剂。

二诊：风团隐退，瘙痒明显减轻。效不更方，继服 7 剂。服完药后，诸症消失。

按：连翘小剂量 3～6g，可清热泻火解毒。本案系湿热蕴结于肌肤，外加风邪束表，导致气机郁阻，气血运行不畅而全身皮肤瘙痒不已。故取三仁汤清热利湿，银翘散疏风解表，小剂量连翘清热泻火解毒，使湿热得清，痒疹自息，药证相符，取效迅捷。

2. 连翘常规剂量验案[6]

杨某，男，30 岁。

临床表现：四肢、手足出淡红斑，肥厚，脱屑，瘙痒，皮损以足背、小腿外侧较多，痒剧，纳可，口干，舌稍红，苔白，脉沉，皮损冬重夏轻。

中医诊断：湿疮；证属湿热内蕴。

西医诊断：慢性湿疹。

治法：祛风除湿。

处方：麻黄连翘赤小豆汤加减。

生麻黄 9g	陈皮 9g	防风 12g	连翘 12g	赤小豆 15g
栀子 15g	生地黄 15g	薏苡仁 20g	白鲜皮 20g	蜈蚣 2 条
益母草 18g				

日 1 剂，水煎服，共 15 剂。

二诊：患者皮损基本消退，舌红，苔薄白，脉沉。原方加柴胡 9g，15 剂口服。

三诊：尚有小片略厚皮损，轻痒，舌稍红，苔薄淡黄，脉沉。继续守方治疗 15 剂，患者病情痊愈。

按：连翘常规剂量 6～20g，长于疏风清热。本病患者皮损特点以红斑、肥厚、脱屑为主，诊断当属慢性湿疹。本病患者皮损以足背、小腿外侧为多，小腿、足背在人体属下，《素问·太阴阳明论》曰："伤于湿者，下先受之。"患者病情冬重夏轻，冬为阴，夏为阳，患者舌红，苔白，脉沉，无明显阳虚之象，可见是冬季风寒之邪与湿热之邪合而为病，夏季暑热当道，寒邪稍解，则病可减轻，给予麻黄连翘赤小豆汤外解表寒，内祛湿热，其病乃瘥。方中麻黄、防风解表散寒，宣肺利水；连翘、赤小豆清热解毒，祛表之热邪，常规剂量的连翘长于疏风清热凉血；栀子清热泻火兼有利湿之效；薏苡仁祛下焦之湿，陈皮燥湿行气助薏苡仁利湿之功；生地黄清热凉血、滋阴而不显滋腻，最适合于脱屑干燥之皮损；蜈蚣最善息风通络、解毒散结；益母草清热解毒、活血利尿，使湿热之邪从小便而去；白鲜皮对症止痒治疗。二诊患者病情减轻，但见患者皮损分布于小腿外侧，属足少阳经分布部位，给予原方加柴胡以引药入经，其效倍增。治病之法，犹如用兵，必须在错综复杂的证候中抓住主要矛盾方能立见奇功。

3. 连翘大剂量验案[7]

患者，女，30 余岁。

临床表现：胸痛连胁，心中发热，脉浮洪而长。

中医诊断：胸痹；证属风寒郁热相搏。

西医诊断：胸痛。

治法：清热解表，行气活血。

处方：犹龙汤加味。

连翘 30g　生石膏 18g　蝉蜕 6g　炒牛蒡子 6g　没药 12g　川楝子 12g

水煎服，1 剂。

按： 连翘大剂量 30g 以上，功在宣散外邪，兼清里热。张锡纯认为，此证是上焦郁热、风寒外束。热郁胸中则心中发热；风寒与郁热相搏，不得宣发，气血壅滞不通，故胸痛连胁。治宜清热解表，佐以行气活血。投以犹龙汤，张锡纯谓此方所主之证，即《伤寒论》大青龙汤所主之证也。然大青龙汤宜于伤寒，此则宜于温病。至伤寒之病，其胸中烦躁过甚者，亦可用之以代大青龙，故曰犹龙也。犹龙汤重用连翘 30g 清解郁热，其性凉，具升浮宣散之力，石膏凉而能散，有透表解肌之力，两药相合，既可清热，又能散郁；蝉蜕性微凉味淡乃发汗中之妙药，配连翘解表发汗，解外束之风寒，使郁热从汗而解；佐没药、川楝子行气活血止痛，牛蒡子外透内泻。诸药并用，清郁热，解风寒，气血通畅则病愈。张锡纯重用连翘 30g 以清热发汗，一则宣散在外之邪，二则清解在里之热。"连翘原非发汗之药，即诸家本草亦未有谓其能发汗者。惟其人蕴有内热，用至一两必然出汗。且其发汗之力缓而长，晚睡时服之，可使通夜微觉解肌。""用连翘发汗，必色青者方有力……凡物之嫩者，多具生发之气。"

参 考 文 献

[1] 国家药典委员会. 中华人民共和国药典（2020 年版　一部）[S]. 北京：中国医药科技出版社，2020.

[2] 罗林，袁岸，党珏，等. 不同大鼠模型探讨连翘挥发油解热、抗炎作用[J]. 天然产物研究与开发，2018，30（2）：207-211，256.

[3] 聂承冬，阎新佳，温静，等. 基于分子对接和网络药理学的连翘抗肿瘤的作用机制分析[J]. 中国中药杂志，2020，45（18）：4455-4465.

[4] 周祎青，郑裕华，陈颂，等. 连翘对岭南湿热模型小鼠的作用及其肠道菌群变化的研究[J]. 中药新药与临床药理，2019，30（6）：678-685.

[5] 潘洪峰. 许建阳教授运用三仁汤经验举隅[J]. 贵阳中医学院学报，2008（1）：19-20.

[6] 吴姣美，刘爱民. 刘爱民教授妙用麻黄连翘赤小豆汤治疗皮肤病验案举隅[J]. 新中医，2015，47（3）：285-286.

[7] 韩雪梅，秦玉龙. 张锡纯用连翘经验释析[J]. 吉林中医药，2011，31（9）：833-835.

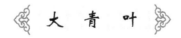

一、概述

本品为十字花科植物菘蓝 *Isatis indigotica* Fort. 的干燥叶。夏、秋二季分 2～3 次采收，除去杂质，晒干[1]。

【性味归经】　苦，寒。归心、胃经。

【功能主治】　清热解毒，凉血消斑。用于温病高热，神昏，发斑发疹，痄腮，喉痹，丹毒，痈肿。

【药典用量】　9～15g[1]。

【药理作用】

1. 抗菌　大青叶水煎剂对金黄色葡萄球菌、白色葡萄球菌、甲型链球菌、乙型链球菌均有明显抑制作用，尤其对金黄色葡萄球菌抑制效果最明显[2]。

2. 抗内毒素活性　大青叶提取物对大肠杆菌产生的 O111B4 内毒素有持续破坏作用，对于注射内毒素的模型动物，灌胃后不产生典型的致热反应[3]。

3. 免疫增强　大青叶水煎剂对小鼠脾淋巴细胞的增殖反应具有上调作用，同时大青叶与刀豆蛋白 A（ConA）、细菌脂多糖协同也对小鼠脾淋巴细胞增殖活性有促进作用，并且也能促进小鼠腹腔巨噬细胞的吞噬功能[4]。

4. 抗肿瘤　大青叶具有抗肿瘤作用，对动物移植性肿瘤有较强的抑制作用，对慢性粒细胞白血病有较好的疗效。研究发现大青叶很可能通过调节 MCF-7 肺癌细胞中细胞色素 P450 1A1 和 1B1 mRNA 酶的活性，参与调节肺癌细胞的新陈代谢[5]。

二、大青叶量效临床参考

1. 小剂量　大青叶入煎剂 4～15g，可清解热毒。本品苦寒，善解瘟疫时毒，有解毒利咽，凉血消肿之效，取小剂量加以应用。如大青汤（《圣济总录》）中大青叶用量为三分（约 1.24g），能治咽喉肿痛、口舌生疮等，以清热凉血、发散风热药配以少量大青叶，使之清热宣散之力更强。

2. 常规剂量　大青叶入煎剂 15～20g，长于清热凉血。大青叶善解心胃二经实火热毒，又入血分而能凉血消斑，取常规剂量加以应用。临床上治疗尖锐湿疣，大青叶的用量为 20g，可配伍健脾利湿之品增强清热利湿解毒之效。

3. 大剂量　大青叶入煎剂 30g 以上，更擅清泻肺热。大青叶质轻力强，具有表里两清之效，取大剂量用之。如石膏大青汤（《备急千金要方》）中大青叶用量为三两（约 90g），以治疗妊娠伤寒，头痛壮热，肢节疼痛等，以疏散风热药配伍大剂量大青叶，使风热两清。

三、大青叶不同剂量验案选析

1. 大青叶小剂量验案[6]

患者，男，40 岁。

临床表现：丘疹、鳞屑性皮疹反复发作 10 余年，复发 4 月余，伴瘙痒。4 个月前外感咽痛后皮疹复发，初见红色丘疹，后皮疹逐渐扩大，渐至互相融合成片。就诊时见四肢、躯干、头部散发红斑、丘疹，表面附有银白鳞屑，剥离鳞屑可见点状出血，双肘部、双胫前皮损融合成片，浸润肥厚，上覆白色鳞屑，不易剥脱。患者平素嗜烟酒，工作应酬较多。大便偏干，便微黄，余无明显不适，舌红苔薄黄，脉滑数。

中医诊断：白疕；血热证。

西医诊断：银屑病。

治法：清热凉血，解毒散结。

处方：土菝饮加减。

土茯苓 20g	菝葜 20g	生地黄 20g	丹参 20g	鸡血藤 9g
生槐花 9g	大青叶 9g	炒栀子 9g	白鲜皮 9g	黄芩 9g
金银花 9g	连翘 9g	虎杖 9g	草河车 9g	山豆根 6g
甘草 6g	灵芝 15g	藿香 9g	佩兰 9g	白花蛇舌草 9g

共 20 剂，日 1 剂。配合口服西药、外用擦剂、中药泡脚。

二诊：躯干皮疹基本消退，四肢皮疹明显好转，肘部、胫前皮损肥厚处中心恢复正常，遗留色素沉着，边缘尚可见少许斑丘疹，鳞屑不明显。舌质略暗尖红，苔微腻，脉弦滑，上方加牛膝 9g、川芎 6g、红花 6g，继服 20 剂。

三诊：皮疹基本消退，肘部皮损略有反复，尚可见少许丘疹，继续巩固治疗 1 个月而愈，随访 1 年未复发。

按：大青叶小剂量 4～15g，清解热毒，清热凉血。寻常型银屑病病在血分，以血热为主要病机，兼见血瘀、血燥，治疗重在调血。以清热凉血为主要治疗原则。土菝饮由土茯苓、菝葜、生地黄、丹参、鸡血藤、生槐花、大青叶、炒栀子、白鲜皮、生甘草等药物组成，功能清热解毒、凉血散血。本案"白疕"核心病机为血热，因此组方配伍大青叶以清营凉血。大青叶大多与其他药物配伍使用，因其苦寒，多用于血热证，小剂量多用于小儿或外感风热。

2. 大青叶常规剂量验案[7]

李某，女，35 岁。

临床表现：患者于 3 年前开始出现外阴簇状小水疱，反复加重，近期每月月经后 1 周发作，伴经期头痛，易疲劳，多梦，纳差，大便溏，小便调，舌淡苔微黄腻，脉细。阴道分泌物查单纯疱疹病毒 HSV-DNA，结果呈阳性。

中医诊断：阴疮；证属气虚湿热互结。

西医诊断：复发性生殖器疱疹。

治法：益气扶正，佐以清热利湿。

处方：玉屏风散合四君子汤加减。

薏苡仁 30g	珍珠母 30g	黄芪 20g	炒白术 15g	川萆薢 15g
大青叶 15g	败酱草 15g	板蓝根 15g	茯苓 15g	布渣叶 10g
川芎 10g	柴胡 10g	甘草 5g		

日 1 剂，水煎分 2 次服用，共 7 剂。

二诊：患者胃纳改善，大便溏好转，仍易疲劳，多梦，在上方基础上加连翘以清心除烦，牡蛎以重镇安神，牡丹皮、赤芍以活血清热，续服 7 剂。

三诊：月经后 1 周，疱疹无发作，无其他不适，仍以上方去败酱草、板蓝根，加麦冬，并加黄芪至 50g 以益气扶正、增强机体免疫力。上方随症加减治疗 5 月余，服药期间精神、胃纳、睡眠较前明显改善，疱疹复发次数明显减少，其间只复发 2 次，发作期以上方加大板蓝根、大青叶、薏苡仁、连翘的用量，清热利湿并发挥抗病毒作用，患者自诉皮损灼热、痛痒等感觉减轻，水疱在 3 天内消退。

按：大青叶常规剂量 15～20g，清热凉血，善解心胃二经实火热毒，又入血分而能凉血消斑。患者为年轻女性，但症见病情反复发作、易疲劳、纳差便溏、舌淡，辨证属肺脾气虚为本。卫表不固，则邪气易犯，运化失职，则湿邪留恋，湿浊停内，久则郁热，湿热下注阴户，发为疱疹，并见舌苔黄腻。此案虚实互见，故治以益气扶正，佐以清热利湿为法，以玉屏风散合四君子汤加减清热利湿解毒之品组方。加入大青叶清热利湿解毒，张介宾《本草正》曰大青叶"治瘟疫热毒发狂，风热斑疹，痈疡肿痛"。现代研究表明，板蓝根和大青叶均有抗病毒之功效，故用于控制急性发作期疱疹症状。同时辅以薏苡仁、茯苓、黄芪、白术以健脾益气，扶正祛邪。陈教授认为"诸病不愈，必寻之于脾胃之中，方无一失"，故临床治疗诸病反复不愈者，多从补土入手。后期皮疹消退，则清热解毒之品可渐去，而以扶正益气健脾之品为主，激发机体免疫功能，从而减少疱疹的复发频率。

3. 大青叶大剂量验案[8]

陈某，女，75 岁。

临床表现：咳嗽痰多、色白黏腻，气短喘息，微畏风，倦怠乏力，大便稍燥结，舌质偏红苔薄腻，脉细滑。胸片示双肺肺气肿征象，血常规、C 反应蛋白、降钙素原正常。

中医诊断：肺胀；证属肺脾气虚。

西医诊断：慢性支气管炎急性加重期。

治法：化痰平喘，益肺健脾。

处方：桑白皮汤加减。

桑白皮 20g	杏仁 20g	五味子 15g	浙贝母 15g	茯苓 15g
炙款冬花 15g	地骨皮 15g	金荞麦 10g	炙黄芪 30g	炒白术 15g
防风 10g	黄芩 15g	僵蚕 15g	大青叶 30g	太子参 30g

5 剂，水煎服，日 3 次，每次 150mL。

二诊：咳嗽、咳痰症状明显好转，喘息减轻。原方去僵蚕、地骨皮，加太子参 30g、紫菀 15g、葶苈子 10g。服 10 剂后明显缓解。

按：大青叶大剂量 30g 以上，更擅清泻肺热，其质轻力强，具有表里两清之效。患者系久病体虚，运化无权，水湿气化失司，湿聚成痰，痰盛壅肺，肺失宣降而喘息气短、咳嗽咳痰，痰色白黏腻，为本虚标实之证，本虚为肺脾气虚，标实为痰湿内蕴，故治疗用桑白皮汤加减。桑白皮、葶苈子平喘；大剂量大青叶清泻肺热，具有表里两清之效；僵蚕化痰散结；五味子敛肺止咳；茯苓、炙黄芪、炒白术益气健脾，脾健则无生痰之源。

参 考 文 献

[1] 国家药典委员会. 中华人民共和国药典（2020 年版　一部）[S]. 北京：中国医药科技出版社，2020.

[2] 张连同，邱世翠，吕俊华，等. 大青叶体外抑菌作用研究[J]. 时珍国医国药，2002，13（5）：283-284.

[3] 黄继全. 大青叶抗内毒素的实验研究[J]. 江西中医学院学报，2007（2）：70-71.

[4] 张淑杰，赵红，顾定伟，等. 大青叶水煎剂对小鼠细胞免疫功能的体外研究[J]. 中国公共卫生，2003，19（9）：109.

[5] Barbara C S, Mirza M H, Barbara H K, et al. Transientinduction of cytochromes P450 1A1 and 1B1 in MCF-7humanbreast cancer cells by indirubin[J]. Biochem Pharm, 2003, 66: 2313-2321.

[6] 许灿龙，蔡瑞康. 蔡瑞康教授中西医结合治疗寻常型银屑病经验[J]. 中国中西医结合皮肤性病学杂志，2018，17（4）：373-375.

[7] 黄楚君，孟威威，林颖，等. 陈达灿治疗病毒性皮肤病经验举隅[J]. 广州中医药大学学报，2018，35（2）：342-344.

[8] 张银环，潘文军，刘立华. 刘立华治疗慢性支气管炎临床经验[J]. 实用中医药杂志，2017，33（5）：571.

第四节　清热凉血药

✧ 生 地 黄 ✧

一、概述

本品为玄参科植物地黄 *Rehmannia glutinosa* Libosch.的新鲜或干燥块根。秋季采挖，除去芦头、须根及泥沙，鲜用；或将地黄缓缓烘焙至约八成干。前者习称"鲜地黄"，后者习称"生地黄"[1]。

【性味归经】　鲜地黄甘、苦，寒。归心、肝、肾经。生地黄甘，寒。归心、肝、肾经。

【功能主治】　鲜地黄清热生津，凉血，止血。用于热病伤阴，舌绛烦渴，温毒发斑，吐血，衄血，咽喉肿痛。生地黄清热凉血，养阴生津。用于热入营血，温毒发斑，吐血衄血，热病伤阴，舌绛烦渴，津伤便秘，阴虚发热，骨蒸劳热，内热消渴。

【药典用量】　鲜地黄 12~30g；生地黄 10~15g[1]。

【药理作用】

1. 抗炎　从地黄中提取的 2,5-二羟基苯乙酮通过抑制诱生型一氧化氮合酶（iNOS）的表达，显著抑制 NO 的产生，通过下调其 mRNA 的表达，显著降低促炎细胞因子 TNF-α 和 IL-6 的水平，有效抑制细胞外信号相关激酶 1/2（ERK 1/2）的磷酸化和 NF-κB p65 蛋白的核转位，2,5-二羟基苯乙酮通过阻断 ERK1/2 和 NF-κB 信号转导途径抑制炎症介质释放[2]。

2. 对心脑血管系统的作用　对于正常 Wistar 大鼠，每天给予 2.5mg/kg 梓醇预处理，用药 10 天后能够减轻异丙肾上腺素诱导的大鼠心肌损伤程度，并使肌酸激酶同工酶（CK-MB）与 LDH 明显降低，明显降低 TNF-α 和 IL-1β 的蛋白表达[3]。

3. 提高免疫　地黄多糖上调小鼠骨髓来源的树突状细胞 CD40、CD80、CD83、CD86 和 MHC Ⅱ 分子的表达，抑制由于 IL-12 和 TNF-α 生成诱导的胞饮作用和吞噬作用，有效地促进树突状细胞的成熟，增强宿主免疫[4]。

4. 降血糖　给模型动物静脉注射梓醇 200μmol/L 可明显增高 3T3-L1 脂肪细胞的葡萄糖消耗量（$P < 0.01$），抑制过氧化物酶体增长因子活化受体（PPAR-γ）蛋白表达，具有体外调节脂肪细胞糖脂代谢的作用[5]。

5. 对中枢神经系统的作用　通过开颅电凝法制备的 SD 大鼠局灶性脑缺血模型，探索梓醇和地黄寡糖对脑缺血的保护作用，术后 6 小时注射 5mg/kg 梓醇进行干预，每天 4 次，连续 7 天，能显著增加微血管和神经元数目，减少星形胶质细胞数目，使胞体和突起数目以及形态特征趋于正常，对神经血管单元具有较好的保护作用，且能促进脑缺血后神经功能的恢复[6]。

二、生地黄量效临床参考

1. 小剂量　生地黄入煎剂 10~15g，配伍补益药，滋阴养血生津之效显著。养血生津多配伍当归、白芍、熟地黄；养阴生津多配伍麦冬、天冬。因气虚而致津血不足、气血两虚、气阴两虚时多配伍人参、黄芪、白术。生地黄配伍补益药主要用于治疗阴血津液不足之证，往往需要服用较长时间，要注意其性寒易伤阳气和脾胃之弊，避免过用或配伍益气护胃之品。

2. 常规剂量 生地黄入煎剂 15～30g，与清热药配伍，发挥其清热凉血之功，故常与其他凉血、清热、降火之品共用以治热证。治疗气分热证常配伍黄芩、黄连、黄柏、石膏；治疗血分热证常配伍赤芍、牡丹皮、玄参；治疗阴虚火旺证常配伍知母、玄参、黄柏、地骨皮。运用时要注意避免生地黄和清热药配伍，有寒凉易伤胃气之弊，宜中病即止。

3. 大剂量 生地黄入煎剂 30g 以上，主要用于治疗痹证，生地黄须用大剂量 30～90g，无论治疗风湿性关节炎或类风湿性关节炎均有效。临床实践体会使用大剂量生地黄，有类似可的松激素作用，而无激素的副作用。而当剂量达到 250g 时，大剂量生地黄发挥其凉血清热，滋阴复脉的作用，以治疗急症。

三、生地黄不同剂量验案选析

1. 生地黄小剂量验案[7]

常某，女，23 岁。

临床表现：少气乏力，眩晕发作频繁，发作时头晕眼花，视物旋转，如坐凌空，腰酸膝软，目糊，记忆力减退，舌边红，苔薄白，脉弱。

中医诊断：眩晕；证属肝肾阴虚。

西医诊断：眩晕。

治法：补益肝肾，益气滋阴。

处方：五味子 9g   生地黄 9g   料豆衣 9g   旱莲草 15g   何首乌 15g
　　　太子参 12g 黄芪 12g

水煎服，日 1 剂，共 7 剂。

连服 7 剂后，眩晕减，诸症好转。按原方续服 14 剂后，告瘳，随访 1 年未见复发。

按：生地黄小剂量 10～15g，配伍补益药滋阴养血生津。张景岳认为，"眩晕一证，虚者居其八九，而兼火、兼痰者不过十中一二耳"。本例眩晕，辨证为肝肾阴虚，治宜滋益肝肾，益气滋阴。本方小剂量使用生地黄，重在发挥其滋阴之效。用五味子，据现代药理研究，认为五味子对中枢神经有显著的兴奋作用，并能促进新陈代谢，提高视觉、听觉等感受器之感受作用，为治疗耳源性眩晕之有效药物。配伍生地黄、料豆衣、何首乌等补益肝肾，加参、芪益气，方药对证，疗效显著。

2. 生地黄常规剂量验案[7]

尚某，男，47 岁。

临床表现：患者面色红润，有红点红纹，为毛细血管扩张，目赤，常鼻衄，舌红绛起刺，脉弦大。患慢性肝炎已 3 年，ALT 持续在 120U/L 以上，反复治疗不下降。

中医诊断：肝毒；证属疫毒炽盛。

西医诊断：慢性肝炎。

治法：清热解毒，凉血散瘀。

处方：犀角地黄汤加味。

广犀角 24g　　生地黄 24g　　牡丹皮 9g　　赤芍 9g　　山栀 9g

田基黄 30g　　小蓟草 15g　　茅花 6g

水煎服，日 1 剂，共 7 剂。

连服 7 剂后，ALT 下降至 80U/L，鼻衄止。

按上方续进 14 剂后，ALT 下降到 35U/L，病愈。

按：生地黄常规剂量 15～30g，与清热药配伍，可清热凉血。本例慢性肝炎，为病邪燔于血分，营热络伤，故见鼻衄、毛细血管扩张、舌红绛起刺等。投以犀角地黄汤，本方中生地黄剂量用至 24g，主要发挥其清热凉血之功效。其中生地黄与清热药（本方中为犀角）配伍，发挥其清热凉血兼生津之功，同时配以凉血、清热、降火之品共用以治热证。有清热解毒、凉血散瘀作用，茅花、小蓟草为治鼻衄要药。又加大田基黄用量，有降低 ALT 作用。药证相符，疗效满意。

3. 生地黄大剂量验案[8]

黄某，男，59 岁。

临床表现：患者面色潮红，发热恶寒（体温 38.2℃）已 1 周，周身关节游走性疼痛，以两腿膝关节为甚，红肿灼热，屈伸困难，心烦少寐。舌质红，苔黄而干，脉滑数。

中医诊断：热痹，兼有表证。

西医诊断：风湿性关节炎。

治法：解表祛风，清化湿热。

处方：生地黄 60g　　麻黄 6g　　桂枝 9g　　防风 9g　　黄柏 9g

知母 9g　　地骨皮 12g　　五加皮 12g

水煎服，日 1 剂，共 7 剂。

连服 7 剂后，热退痛减。按原方加茯苓、车前子各 15g，续服 7 剂，肿消痛定。再服三妙丸 1 个月而愈，随访 2 年，病未复发。

按：生地黄大剂量 30g 以上，主要用于治疗痹证。本例为热痹兼有表证，故以麻黄、桂枝、防风解表祛风。生地黄为治疗痹证的重要药物。按《神农本草经》记载："地黄除痹。"生地黄大剂量应用，每次用 30～90g，有滋阴清热作用，同时有激素样作用，而无激素的副作用，用于热痹最为合适。针对痹证关节疼痛，常加五加皮、地骨皮、钻地风等。

参 考 文 献

[1] 国家药典委员会. 中华人民共和国药典（2020 年版　一部）[S]. 北京：中国医药科技出版社，2020.

[2] Han Y，Jung H W，Lee J Y，et al. 2, 5-Dihydroxyacetophenone isolated from Rehmanniae Radix Preparata inhibits inflammatory responses in lipopolysaccharide-stimulated RAW264. 7 macrophages [J]. J Med Food，2012，15（6）：505-510.

[3] 毕方杰，张虎，胡健. 梓醇对异丙肾上腺素诱导的大鼠心肌损伤的保护作用及机制研究[J]. 中国医科大学学报，2013，42（3）：244-247.

[4] Zhang Z，Meng Y，Guo Y，et al. Rehmannia glutinosa polysaccharide induces maturation of murine bone marrow derived Dendritic cells（BMDCs）[J]. Int J Biol Macromol，2013，54：136-143.

[5] 陈立，程瑾，杨明炜，等. 梓醇对 3T3-L1 脂肪细胞糖脂代谢的影响及其机制研究[J]. 中药新药与临床药理，2013，24（2）：111-115.

[6] 谭灵莉，崔丹丹，祝慧凤，等. 梓醇对脑缺血后神经血管单元构筑的影响[J]. 中国药理学通报，2014，30（1）：44-48.

[7] 戴克敏. 姜春华运用地黄的经验[J]. 山西中医，2001，17（6）：1-3.

[8] 李卫民，李卫红. 方剂中生地黄配伍规律的研究[J]. 中华中医药杂志，2011，26（3）：483-485.

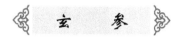

一、概述

本品为玄参科植物玄参 *Scrophularia ningpoensis* Hemsl.的干燥根。冬季茎叶枯萎时采挖，除去根茎、幼芽、须根及泥沙，晒或烘至半干，堆放 3～6 天，反复数次至干燥[1]。

【性味归经】 甘、苦、咸，微寒。归肺、胃、肾经。

【功能主治】 清热凉血，滋阴降火，解毒散结。用于热入营血，温毒发斑，热病伤阴，舌绛烦渴，津伤便秘，骨蒸劳嗽，目赤，咽痛，白喉，瘰疬，痈肿疮毒。

【药典用量】 9～15g[1]。

【药理作用】

1. 镇痛 玄参色素提取物具有镇痛作用，能提高热板致痛小鼠的痛阈值、减少冰醋酸刺激致痛小鼠的扭体次数，其中以玄参高剂量组的作用显著[2]。

2. 抗炎 玄参临床常用于咽喉炎、扁桃体炎、齿龈炎等。药理实验[3]结果表明玄参对巴豆油致炎引起的小鼠耳壳肿胀，蛋清、卡拉胶和眼镜蛇毒诱导引起的大鼠足趾肿胀，小鼠肉芽肿的形成均有明显的抑制作用。

3. 抗血小板聚集 研究发现苯丙素苷 XS-8 对血浆中的血栓烷 B_2（TXB_2）和前列腺素（6-keto-$PGF_{1\alpha}$）均有降低作用，但对 TXB_2 的降低作用更明显，导致 6-keto-$PGF_{1\alpha}$ 的值显著增大，所以前列环素（PGI_2）的含量相对于 TXA_2 显著增多从而起到抗凝血的作用[4]。

4. 抗心肌缺血 玄参醇浸膏水溶液能显著增加离体兔心冠脉血流量，抑制由垂体后叶素导致的小鼠冠脉收缩；轻度降低心率、心收缩力；增加心肌细胞对氧的摄取，明显增加小鼠心肌血流量，从而起到抗心肌缺血作用[5]。

二、玄参量效临床参考

1. 小剂量 玄参入煎剂 10～20g，长于清热养阴。壮水制火，善解热结，润肠通便，有增水行舟之效。

2. 常规剂量 玄参入煎剂 20～30g，有利咽、宣肺化痰，养血安神的功效。

3. 大剂量 玄参入煎剂 30g 以上，多用于治疗热入营血证、阴虚血热证，重用玄参既可祛外感之风，又可清内脏之热，寒而能补，有清热解毒，活血凉血之功。

三、玄参不同剂量验案选析

1. 玄参小剂量验案[6]

袁某，女，82 岁。

临床表现：平素大便较干，排便时间延长。自觉腹部胀痛、欲吐，间有矢气。形体较壮，言语清亮，脐周压痛，脉弦细。"感冒"后饮食大减，10 余日未曾大便。经灌肠、输液及服大承气汤未效。

中医诊断：便秘；证属阴津亏虚。

西医诊断：便秘。

治法：濡润肠道，攻下燥屎。

处方：大承气汤加减。

厚朴 9g　　　枳实 6g　　　大黄 10g（后下）　　　玄参 18g

1 剂，水煎服。

服药后 2 小时，矢气增加，随后便燥屎球 16 枚，诸症顿消。

按：玄参小剂量 10～20g，长于清热养阴。此因素体阴虚津少，感邪后津液更伤，致燥屎内结，干涩难下。玄参味甘咸、微苦，性寒，有清热凉血、泻火解毒、软坚散结、养阴生津作用，煎煮方便，安全性高。将其与厚朴、枳实、大黄组成方剂，功似大承气汤而疗效又胜于大承气汤。不仅能泻热通便、攻下燥屎，且软坚散结、养阴生津之力大为增加。小剂量玄参清热凉血，养阴壮水制火，善解热结，润肠通便，有增水行舟之效。既可用于阳明腑实，燥屎内结，又可用于热病津伤及老年津亏之便秘。该组合无论从其适用范围，还是安全性方面，都有一定的临床价值。

2. 玄参常规剂量验案[7]

患者，男，49 岁。

临床表现：患者有 25 年烟龄，每日吸烟 2 盒以上，半月前与同事共同戒烟后心烦不寐，服用地西泮，能睡 4 小时左右，但伴有咽干疼痛，坐卧不安，大便干结，咳嗽吐白黏痰，心烦不寐，口疮，舌红少苔，脉细数等症，采取许多戒烟方法（如戒烟茶、电子烟膏等）未效。

中医诊断：脱瘾；证属心肺阴虚、烟毒蕴结。

西医诊断：戒烟戒断综合征。

治法：滋阴清热，宣肺化痰。

处方：百合地黄汤加减。

玄参 30g　　　百合 10g　　　生地黄 10g　　　炒枣仁 15g　　　麻子仁 9g

郁李仁 9g　　　瓜蒌仁 12g　　　生大黄 6g（后下）

水煎服，日 1 剂，分 2 次温服，共 5 剂。

二诊：服上方后已能睡 6 小时左右，心烦，坐卧不安，咽干疼痛改善，大便已不干结，咳嗽吐少量白黏痰，已无口疮，舌红苔薄黄，脉细数。上方去大黄，5 剂，煎服同上。

三诊：服上方后已不咳嗽，心烦不寐，坐卧不安，咽干略痛，大便稀薄，舌红苔薄黄，脉细数。

处方：玄参 30g，百合 10g，生地黄 10g。

5 剂，日 1 剂，随访用药后痊愈。

按：玄参常规剂量 20～30g，可利咽、宣肺化痰。中医辨证论治是中医戒烟的优势，纯药物治疗和对戒断后症状的治疗调理方法值得进一步研究与推广。中医古籍无戒烟的记载，但"烟"为一种有毒物质，长期吸入导致机体一系列病理变化，阴阳失衡，升降失常和气血逆乱。患者长期吸烟，烟毒蕴结，心阴虚则心烦不寐、坐卧不安，肺阴虚则咽干疼痛，肺失宣降则咳嗽吐白黏痰，肺与大肠相表里，大肠津液不足则大便干结，循经上扰而生口疮，舌红少苔，脉细数乃心肺阴虚之象。西医诊断：戒烟戒断综合征。中医辨为心肺阴虚，烟毒蕴结。治以滋阴清热，宣肺化痰。黄宫绣："玄参，书虽载能壮水，以治浮游无根之火，攻于咽喉，谓其肾水受伤，真阴失守，孤阳无根，发为火病，得此色黑性润微寒以为节制，则阳得阴归，而咽喉不致肿痛而莫已也。然此只可暂治以息其火，若非地黄性禀纯阴，力能壮水，以制阳光，即书有言服此玄参，可以益精明目，消痰除嗽，及治一切骨蒸传尸、发斑、懊恼烦渴、瘰疬、痈疽等症，皆是从其浮游火息起见而言，病无不治，非真阴亏损，必借此以为之壮。"刘弼臣教授清利咽喉也常用玄参。重用玄参以清热降火利咽。加百合、生地黄以滋阴清热。配合炒枣仁、麻子仁、郁李仁养血安神，清热除烦，润肠通便，加瓜蒌仁以利气化痰通便。生大黄通腑泻热。二诊因大便通畅而去生大黄。三诊大便转稀薄，但心烦不寐，坐卧不安，咽干略痛，舌红苔薄黄，脉细数。百合地黄汤可治疗心肺阴虚内热而引起的欲卧不能卧、欲行不能行的精神症状，而本病心烦不寐，坐卧不安与其病机相同，故用百合、生地黄滋阴清热，玄参以清热降火利咽而收效，方中玄参用量30g，体现了常规剂量下玄参宣肺化痰，利咽、养血安神之功效。

3. 玄参大剂量验案[8]

王某，女，68岁。

临床表现：患者口干咽燥异常，夜间明显半年。每晚起床喝水四五次，入睡后感手足心发热，常将手脚伸出被子外，多梦易醒，偶有潮热，便秘，大便两三日一行。月经史正常，50岁绝经。血常规、空腹及餐后血糖、甲状腺功能、自身抗体系列等检查均正常。舌深红，苔薄少，舌底静脉紫暗，脉细数。

中医诊断：燥痹；证属阴虚津亏证。

西医诊断：干燥综合征。

治法：滋阴降火安神，养血化瘀通便。

处方：加味地黄丸。

玄参 60g	盐黄柏 10g	知母 10g	大生地 15g	粉丹皮 15g
山萸肉 30g	白芍 30g	泽泻 15g	天花粉 20g	全当归 15g
夜交藤 30g	酸枣仁 20g			

水煎服，日1剂，共3剂。

二诊：口干明显减轻，夜间起床喝水减为1~2次，潮热消失，手足心热减轻，睡眠改善，大便通畅，每日1次，续服上方7剂。

三诊：症状消失，嘱坚持服知柏地黄丸1个月巩固疗效。

按：玄参大剂量30g以上，有凉血养阴，清热解毒，活血之功。口干，是临床中很常见的就诊症状之一，夜间口干亦为患者的常见主诉，口干还可包括咽干、口唇干等。《景岳全书·卷二十六》云："口渴口干大有不同……盖渴因火燥有余，干因津液不足。火有余者当以实热论，津液不足者当以阴虚论。"玄参其禀至阴之性，专主热病，味苦则泄降下行，故能清脏腑热结。味辛而微咸，故直走血分而通瘀。亦能外行于经隧，而消散热结。且泻火解毒，滋阴，其寒而不峻，润而不腻，而较为和缓，特为君药，重剂使用，在本方中玄参用量可达60g。戴复庵在《证治要诀》中提到："药病须要适当，假使病大而汤小，则邪气少屈，而药力已乏，欲不复治，其可得乎？犹以一杯水，救一车薪，竟不得灭，是谓不及。"既是也，此辨证的持平之论，配合地黄丸滋阴补肾等而收全功。

参 考 文 献

[1] 国家药典委员会. 中华人民共和国药典（2020 年版 一部）[S]. 北京：中国医药科技出版社，2020.

[2] 王珲，陈平，张丽萍，等. 玄参总色素提取物抗炎镇痛活性拥研究[J]. 中国医院药学杂志，2008，28（17）：1456.

[3] 李医明，曾华武，贺祥，等. 玄参提取物的抗炎和抗氧活性[J]. 第二军医大学学报，1992，20（9）：614-616.

[4] 黄才国，李医明，贺祥，等. 玄参中苯丙素苷 XS-8 对兔血小板 cAMP 和兔血浆中 PGI_2/TXA_2 的影响第二军医大学学报，2004，25（8）：920.

[5] 龚维桂，钱伯初，许衡钧，等. 玄参对心血管系统药理作用的研究[J]. 浙江医学，1981，3（1）：11-13.

[6] 李子午，高建国. 大承气汤中芒硝易玄参应用一得[J]. 山西中医，2000（4）：61.

[7] 康进忠，侯土良教授运用玄参临床经验拾萃[J]. 中华中医药杂志，2012，27（9）：2352-2354.

[8] 何昌生，刘丽杰. 王明福主任医师应用玄参经验介绍[J]. 中国中医急症，2011，20（10）：1598.

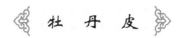
牡 丹 皮

一、概述

本品为毛茛科植物牡丹 *Paeonia suffruticosa* Andr.的干燥根皮。秋季采挖根部，除去细根和泥沙，剥取根皮，晒干；或刮去粗皮，除去木心，晒干。前者习称"连丹皮"，后者习称"刮丹皮"[1]。

【性味归经】 苦、辛，微寒。归心、肝、肾经。

【功能主治】 清热凉血，活血化瘀。用于热入营血，温毒发斑，吐血衄血，夜热早凉，无汗骨蒸，经闭痛经，跌扑伤痛，痈肿疮毒。

【药典用量】 6～12g[1]。

【药理作用】

1. 抗菌消炎 体外实验表明[2]牡丹皮煎剂对金黄色葡萄球菌、溶血性链球菌、大肠杆菌、痢疾杆菌、伤寒杆菌、副伤寒杆菌、变形杆菌、肺炎球菌、霍乱弧菌等均具有较强的抑制作用。

2. 降血糖 对丹皮多糖粗品与提纯品的降糖作用进行比较，结果表明多糖粗品不仅可使正常小鼠血糖显著降低，而且对葡萄糖诱发的小鼠高血糖也有显著的降低作用[3]。

3. 抗心律失常 唐景荣等[4-5]报道丹皮酚对乳鼠心肌细胞的 Ca^{2+} 摄取有显著抑制作用，且能明显减慢心肌细胞的搏动频率，其作用类似于慢钙通道阻断剂，因而推测丹皮酚抗心律失常作用可能与拮抗再灌注引起的细胞内钙超载有关。

4. 保肝 观察丹皮酚对抗结核药异烟肼和利福平肝毒性的保护作用，发现其可通过清除自由基及其保护线粒体膜的 Ca^{2+}-ATP 酶，以及抑制 Ca^{2+} 内流作用而改善异烟肼和利福平的肝损害[6]。

5. 对免疫系统的影响 给小鼠灌胃丹皮酚，结果显示小鼠的脾重明显增加，且可改善可的松、环磷酰胺所致胸腺重量的减轻。表明牡丹皮对体液及细胞免疫均有增强作用[7]。

二、牡丹皮量效临床参考

1. 小剂量　牡丹皮入煎剂 10～30g，功在清热，凉血。有凉血而不留瘀，活血而不妄行的特点，可配伍其他清热凉血、解毒、止血之品，如水牛角、生地黄、蒲黄、茜草根等，既可增强清泻血中邪热之力，又可避免凉血止血药寒凝留瘀之弊。犀角地黄汤合三黄汤中牡丹皮清热凉血、止血效果显著。

2. 常规剂量　牡丹皮入煎剂 30～80g，长于活血化瘀，用于臌胀腹水，癥瘕积聚及跌打损伤等多种瘀血病证，且对血瘀而有热者尤为适宜。若用治腹水，"气为血帅，气滞日久则血瘀"，配以车前子、陈皮、水蛭、醋鳖甲同用。若用治瘀血肿胀，可与其他活血行气药同用。

3. 大剂量　牡丹皮入煎剂 100g 以上，可以散瘀消痈，常用治中风火毒壅盛，血热瘀滞，脉络受阻等证。可与清热解毒，消痈散结药同用。亦可用治瘀热互结之气血不能濡养机体，气血不能灌注于脏腑的重症杂病。

三、牡丹皮不同剂量验案选析

1. 牡丹皮小剂量验案[8]

刘某，女，13 岁半。

临床表现：患者自述 3 年前即 10 岁半初潮，1 年后月经失调。月经每次提前七八天，经期十多天，月经量多，颜色鲜红，有少量血块，不痛。舌红，脉弦数。

中医诊断：血崩证；证属热伤血络。

西医诊断：双侧多囊卵巢样改变。

治法：清热凉血；止血。

处方：犀角地黄汤合三黄汤加减。

水牛角 30g	生地黄 15g	赤芍 10g	牡丹皮 10g	黄连 10g
黄芩 15g	黄柏 30g	茜草 30g	蒲黄 10g	

3 剂，每剂加山西陈醋 100mL 同煎。

二诊：服上方 3 剂，血即止住，小腹微微隐痛。舌淡红，脉弦细。用上方加减为丸：

玳瑁 50g	生地黄 90g	赤芍 30g	牡丹皮 30g	黄芩 60g
黄柏 60g	黄连 60g	茜草 90g	乌贼骨 30g	阿胶 60g
艾叶炭 30g	蒲黄炭 60g	白术 60g	乌梅 90g	

1 剂，研末，加陈醋 1 瓶为丸。每日 2 次，每次 5g。

三诊：服上方后，连续 2 个月稳定，月经按照正常时间来，量少。月底，因为参加运动，又提前来月经，仅 3 天止住。不到半个月，又来月经，今天已经两天，量不多，色鲜红，无血块，舌淡，无苔，脉弦细。用犀角地黄汤加减：

水牛角 30g	生地黄 15g	赤芍 10g	牡丹皮 10g	黄芩 15g
茜草 30g	蒲黄炭 10g	枣皮 30g		

7 剂。

四诊：月经没有完全干净，有少量咖啡色，拖拉了 2 天。用不补补之方：

熟地黄 30g　　熟地炭 30g　　续断炭 30g　　黄连 10g　　白芍 30g

枸杞子 30g

5 剂。

五诊：服上方 3 天后，血完全止住，仍然用犀角地黄汤合三黄汤加减为丸：

玳瑁 50g　　　生地黄 90g　　赤芍 30g　　　牡丹皮 30g　　黄芩 60g

黄柏 60g　　　黄连 30g　　　茜草 90g　　　乌贼骨 30g　　阿胶 60g

艾叶炭 30g　　蒲黄炭 60g　　白术 60g　　　乌梅 90g　　　山茱萸 60g

知母 30g　　　熟地黄 60g　　熟地炭 30g　　续断 30g

每日 2 次。

按：牡丹皮小剂量 10～30g，功在清热，凉血。初诊时见月经来后又来，色红、量多，不痛，血块不多，显为血热，气分亦热，用犀角地黄汤合三黄汤加茜草、蒲黄止血，很快止住。二诊为治本，采用一诊方，合《黄帝内经》"四乌贼骨一藘茹丸"（茜草，阿胶，乌贼骨），加艾叶、白术、乌梅，在清凉之中，兼以温、补、涩，为丸剂缓图，连续稳定了 2 个月。又因参加剧烈运动再次血崩，再用一诊方仍然有效，但月经后几天，血量少，如咖啡色，用"不补补之方"收尾，并将此方合到前方中，使"截流，清源，固本"三者合一，制成药丸，继续服用。方中牡丹皮的剂量由初诊 10g 到五诊 30g，逐一加量，小剂量牡丹皮在此方中发挥清热凉血、止血，活血化瘀的功效。治疗血崩证，凡是大量出血，颜色鲜红，没有血块时，常在对证药方中，加山西陈醋 100mL 同煎，有止血、散瘀作用，酸收而不留邪。有少量碎血块时，用之不妨，但血块大，腹部疼痛剧烈时，则宜慎用。古方犀角地黄汤，牡丹皮剂量须 30g，认为清热凉血的效果临床显著。

2. 牡丹皮常规剂量验案 [9]

张某，男，60 岁。

临床表现：患者上脘胀硬，腹部膨大，阴囊肿亮，阴茎内缩，稍进食则腹胀，小便频量少，舌质红暗，苔微黄腻，脉弦滑数微涩。血清总蛋白 34g/L。血清白蛋白 20.63g/L。B 超：肝大叶前后径 67mm；胆囊大小 62mm×46mm；肠腔肠曲小暗区。结论：①早期肝硬化伴腹水；②胆囊炎。患者拒住院于次日来我处诊治。查体：BP 150/90mmHg，P 80 次/分，R 18 次/分。

中医诊断：臌胀；证属湿热蕴结，兼气滞血瘀，水饮内停。

西医诊断：肝硬化腹水。

治法：清热利湿，兼理气活血化瘀，利水消肿。

处方：牡丹皮 80g　　　茯苓 200g　　　金银花 30g　　　连翘 30g　　黄连 10g

蒲公英 50g　　　白蛇草 30g　　　三七 20g（打吞）　葶苈子 30g（包煎）

车前子 30g（包煎）大腹皮 15g　　　防己 10g　　　　水蛭 20g

醋鳖甲 20g　　　白及 30g　　　　人参 50g（打吞）　白术 20g

山药 30g　　　　山楂 30g　　　　川芎 10g

3 日 1 剂，3 剂水煎服。

二诊：上脘硬稍软，腹胀消半，阴茎显露，食增。拟方：

牡丹皮 100g　　　茯苓 250g　　　金银花 30g　　　连翘 30g

黄连 10g　　　　蒲公英 50g　　　白蛇草 40g　　　三七 20g（打吞）

葶苈子 50g（包煎）	车前子 30g（包煎）	大腹皮 20g	汉防己 20g
水蛭 40g（打吞）	鳖甲 40g	白及 50g	人参 50g（打吞）
白术 20g	山药 50g	黄芪 60g	陈皮 15g
山楂 30g			

连服 7 剂。

三诊：经医院复查：各项生化指标正常。查体：唯双下肢时有抽筋，余无异常。拟用三诊原方加薏仁 30g、牛膝 30g、木瓜 15g。

3 剂研末装胶囊服，每日 3 次，每次 6～10g 以巩固。3 个月后随访，已能正常劳动。

按： 牡丹皮常规剂量 30～80g，长于活血化瘀。肝硬化腹水属于中医学的"臌胀""积聚"等范畴。病因病机，虚实夹杂，本虚标实，致肝、脾、肾功能失调，使水液停留于中而腹部胀大，气为血帅，气滞日久则血阻（瘀），气血水互结于腹中而形成本病。在长期实践中，用自拟"丹伏汤"治疗该病效佳。方中用牡丹皮 80g 和茯苓 200g 活血化瘀，用于臌胀腹水、利水消肿，直中气滞血瘀、水饮互结之病机；余药针对虚实夹杂、本虚标实复杂病因，密切配合，各司其职，使攻不伤正、补不留邪、寒不损阳、热不耗阴，肝脾肾功能恢复正常，身体得以康复。

3. 牡丹皮大剂量验案[10]

余某，男，38 岁。

临床表现：因多次头晕，呕吐，经 CT 检查，诊断为"脑梗死"。住院 3 天，症状无明显改善。转入老家某三甲医院住院 10 天，病情不减反增。经人推荐，特出院前来诊治。查体：BP 140/100mmHg，P 76 次/分，R 16 次/分。左侧头面部麻木，耳聋，右眼难睁，畏光；头卧稍舒，抬则天旋地转。口干，食可，大便 3～4 天一次，干如羊屎，舌红，苔白腻，脉沉弦数。某三甲医院诊断：①脑梗死；②肾结石；③神经性耳聋。入院时病情："头昏伴坐立不稳 8 天"。8 天前患者无明显诱因于睡眠中突发头晕，伴呕吐数次，非喷射性呕吐胃内容物，伴不能行走及坐立。头部 CT：左侧小脑半球脑梗死或肿瘤性病变。头颈部 CTA：左侧椎动脉间断性重度狭窄，双侧大脑后动脉 P_1 段狭窄，右侧大脑前动脉 A_1 段发育异常。头颅 MRI 检查：左小脑、左桥臂及右小脑多发脑梗死。治疗予以改善循环、健脑、脱水、降颅压、脑血管病二级预防及请相关科室会诊等处理。出院情况：左耳完全不能听见，视物双影，左侧面部麻木，仍不能坐立……出院诊断：①多发脑梗死；②肾结石；③神经性耳聋。据主诉、症脉、记录分析。

中医诊断：中风；证属热毒上扰，气虚血瘀，脉络受阻。

西医诊断：多发脑梗死。

治法：清热解毒，补气活血，行血通络。

处方：金银花 30g	连翘 20g	赤芍 30g	川芎 50g	当归 20g
地龙 130g	黄芪 100g	陈皮 20g	茯苓 130g	牡丹皮 130g
僵蚕 20g	全蝎 20g（打吞）	姜黄 50g	白芥子 50g	怀牛膝 50g
木瓜 30g	鸡血藤 50g	续断 50g	人参 50g（打吞）	水蛭 30g（打吞）
龟甲 30g	石菖蒲 80g	郁金 80g	远志 80g	麸炒白术 30g

2 剂，水煎服。

二诊：已能坐起，耳已能听音，眼已能视物，食可，二便正常。继一诊原方 2 剂水煎服。

三诊：已能杵竿行走 10 米许，视、听力有所恢复。仍继一诊原方 2 剂水煎服。

四诊：BP 100/80mmHg，P 80 次/分，R 20 次/分，走快时，头稍昏；舌质淡红，苔微白腻，脉沉细数。

处方：

金银花 15g	连翘 10g	赤芍 30g	川芎 50g	当归 20g
地龙 100g	黄芪 120g	陈皮 20g	茯苓 100g	牡丹皮 100g
僵蚕 20g	全蝎 20g（打吞）		姜黄 50g	白芥子 50g
怀牛膝 50g	木瓜 30g		鸡血藤 50g	续断 50g
人参 50g（打吞）	水蛭 30g（打吞）		龟甲 40g	石菖蒲 80g
郁金 80g	远志 80g		麸炒白术 30g	山萸肉 50g
怀山药 50g				

6 剂。

五诊：BP 120/80mmHg，P 72 次/分，R 20 次/分。左耳听力未全恢复，头已不昏，视力正常，大便稍溏，舌质红，苔薄白，脉沉缓。处理：继四诊原方，1 剂水煎服；另用 2 剂加人参 50g、水蛭 20g、龟甲 40g。

炕干研末，装入 1 号空心胶囊。每日 3 次，每次 8～12 粒以巩固。日渐好转。

按： 牡丹皮大剂量 100g 以上，可以散瘀消痈。该病属中医"中风"病范畴。接诊时，既有中经络四肢欠活动，又有中脏腑神昏眼难睁之症，疾病已跨越由经入脏"门槛期"。病机主要为热毒上扰，热极生风，炼液为痰；风痰互结，横窜经络，血脉瘀阻；气血不能濡养机体，则见面部和肢体麻木等经症。气血不能灌注脏腑，上养于头，便见神志恍惚，眼花难睁等脏症。治法上，对如此病重症杂患者，如用一般方药，显然难起沉疴，遂拟重剂治之，方中牡丹皮用量达 130g。如首方中用金银花、连翘清热解毒；牡丹皮、地龙、茯苓清热凉血，通络利水为君。僵蚕、全蝎、姜黄、白芥子祛风化痰走上肢；鸡血藤、续断、怀牛膝、木瓜活血通经行下肢；人参、黄芪、当归、龟甲大补气血并益肝肾；赤芍、水蛭活血化瘀；石菖蒲、郁金、远志开窍醒脑为臣；陈皮理气以防补气之品过量而壅滞；麸炒白术温胃健脾为佐防清凉之味偏重致泻下；川芎行气活血为使。首方见效后，效不更方连服 6 剂开始行走，此后稍加出入再进 6 剂而愈。为防复发，用中药制成胶囊以巩固。纵观治疗全程，其剂量是获取疗效的关键，首方用药 25 味，剂量 1360g。

参 考 文 献

[1] 国家药典委员会. 中华人民共和国药典（2020 年版　一部）[S]. 北京：中国医药科技出版社，2020.

[2] 严永清. 中药辞海（第 2 卷）[M]. 北京：中国医药科技出版社，1996：282-285.

[3] 刘超，陈光亮，赵帜平，等. 丹皮多糖对正常及高血糖小鼠的降糖作用[J]. 安徽中医学院学报，1998，17（6）：45-47.

[4] 唐景荣，石琳. 丹皮酚对体外培养乳鼠心肌细胞 45Ca 摄取的影响[J]. 中国药理学与毒理学杂志，1991，5（2）：108.

[5] 张卫国，张志善. 丹皮酚抗大鼠心肌缺血再灌注损伤与抗脂质过氧化作用[J]. 药学学报，1994，29：145.

[6] 黎明. 牡丹皮药理作用研究概况[J]. 中国中医药咨讯，2010（7）：222-223.

[7] 孙国平，沈玉先，张玲玲，等. 丹皮酚的体内外抗肿瘤作用[J]. 安徽医科大学学报，2002，37（3）：183.

[8] 彭坚. 彭坚教授妇科病验案（一）[J]. 湖南中医药大学学报，2013，33（9）：60-63.

[9] 杨仁坤. 自拟丹伏汤治疗肝硬化腹水验案 2 则[J]. 中国民族民间医药，2012，21（1）：95-96.

[10] 杨仁坤，杨德豪，卢祖平. 中药重剂治疗重症脑梗死、下肢静脉血栓验案 2 则[J]. 光明中医，2016，31（6）：865-867.

赤 芍

一、概述

本品为毛茛科植物芍药 *Paeonia lactiflora* Pall.或川赤芍 *Paeonia veitchii* Lynch 的干燥根。春、秋二季采挖，除去根茎、须根及泥沙，晒干[1]。

【性味归经】 苦，微寒。归肝经。

【功能主治】 清热凉血，散瘀止痛。用于热入营血，温毒发斑，吐血衄血，目赤肿痛，肝郁胁痛，经闭痛经，癥瘕腹痛，跌扑损伤，痈肿疮疡。

【药典用量】 6～12g[1]。

【药理作用】

1. 抗炎 芍药苷和芍药醇可改善 IgE 复合体诱导的过敏炎症反应[2]。赤芍可减少鼻黏膜成纤维细胞中 MCP-1、MCP-3 的分泌，具有抗炎的活性[3]。

2. 抗肿瘤 研究发现赤芍水提物（CSE）可诱导肝癌细胞 HepG2 的凋亡，并具有时间和剂量依赖性，主要表现在 sub-G_1 期细胞数量增多，凋亡相关基因 *Bcl-2* 的表达下调，*Bax* 和 *p53* 基因表达上调，促细胞凋亡蛋白酶 caspases-3 和 caspases-9 被激活[4]。

3. 抑制胃酸分泌 赤芍提取物五没食子酰葡萄糖（PGG）可抑制 H^+-K^+-ATP 酶，同时对 Mg^{2+}-ATP 酶、Na^+-K^+-ATP 酶有抑制作用，是一种潜在的酸分泌抑制剂[5]。

4. 对神经系统的作用 研究证实，赤芍可通过减少钠离子通道数目等作用机制，来抑制海马旁回 CA1 神经元的钠离子流，从而治疗脑缺血损伤[6]。

5. 抗氧化 赤芍具有较强的抗氧化活性，研究发现[7]，赤芍的乙醇提取物没食子酸、没食子酸甲酯可清除 DPPH 自由基，并减轻脂质过氧化反应，亦可抑制过氧化氢诱导的 NIH/3T3 成纤维细胞的 DNA 损伤，赤芍 50%乙醇提取物可抑制小鼠外周血液内由 KBrO3 诱导的微核网状细胞的形成。此外，研究发现赤芍可诱导血红素氧化酶-1 的表达，提高 SOD 的活性，抑制脂质过氧化反应，对肺脏具有保护作用[8]。

二、赤芍量效临床参考

1. 小剂量 赤芍入煎剂 6～15g，具有清热凉血，祛瘀止痛的功效。临床上以赤芍与茵陈配伍可用于急性黄疸型肝炎恢复期，对脑出血也有特殊疗效，脑出血之血是离经之血，也就是瘀血，所以适当使用活血化瘀药，才可达到"祛瘀生新"的目的，赤芍"行血，破瘀，散血块"（《滇南本草》），凉血止血有利于快速止血。同时小剂量也可用于治疗硬皮病，突出赤芍的治瘀作用。

2. 常规剂量 赤芍入煎剂 15～30g，具有解毒抗癌的作用，能促进巨噬细胞的吞噬功能，增强机体的免疫功能。临床上常规剂量赤芍可用于黄疸，"木芍药色赤，赤者主破散，主通利，专入肝家血分"（《本草经疏》）。在黄疸前期主要是赤芍配柴胡组方治之，对于黄疸期，则以茵陈、生大黄和赤芍为主组方治之。也可用于上颌窦癌、恶性骨肿瘤及乳腺增生的治疗。

3. 大剂量 赤芍入煎剂 30～60g，具有消炎的作用。吴乙清曾用大剂量赤芍治疗急性乳腺炎，用量达 60g。胆红素代谢障碍一般用 30～60g，超大剂量用到 90g 以上，可凉血活血，通腑利胆利尿，降门脉高压。

三、赤芍不同剂量验案选析

1. 赤芍小剂量验案[9]

江某，女，20 岁。

临床表现：患者 4 个月前因工作变迁，出现情绪紧张，继而导致经行衄血，平素性情急躁易怒，形寒怕冷，经期伴有乳房酸胀，少腹胀，无痛经，无明显腰痛，阴部瘙痒，小便色黄，舌质淡，舌有齿痕，苔薄白，脉沉细缓。

中医诊断：鼻衄；证属肝郁气滞。

西医诊断：鼻出血。

治法：疏肝理气，活血通经。

处方：血府逐瘀汤加味。

当归 12g	生地黄 15g	桃仁 10g	红花 10g	生甘草 6g
枳壳 10g	赤芍 15g	醋柴胡 6g	川芎 15g	桔梗 6g
川牛膝 15g	怀牛膝 15g	苍术 10g	黄柏 6g	

日 1 剂，水煎服，共 7 剂。

服药 5 剂，正值月经来潮，遂停药。此次月经来潮至干净后 1 周，未出现鼻衄症状，余症亦祛除，仅觉稍稍怕冷。随访 3 个月，未再出现类似情况，其病告愈。

按： 赤芍小剂量 6～15g，具有清热凉血，祛瘀止痛的功效。患者乃妙龄少女，工作环境变化后，突然出现经行鼻衄，且经期伴有乳房酸胀，小腹胀，此因忧思气结，抑郁恚怒，肝气上逆，迫血妄行所致。投以血府逐瘀汤，用四逆散疏肝调脾，配合桃红四物汤通利全身血脉，兼清血热；佐以桔梗开宣肺气，川牛膝引血下行；患者阴部瘙痒，小便色黄，乃是下焦湿热表现，故用苍术、黄柏取二妙丸清热燥湿之意。本方中小剂量使用赤芍 15g，取其清热凉血，祛瘀止痛的功效。诸药合用，共奏通络解郁之功，则离经之血得归常道，鼻衄自然向愈，持续 1 周后自止。

2. 赤芍常规剂量验案[10]

李某，女，30 岁。

临床表现：患者面部泛发红色丘疹，粉刺，以口周及两颊处为甚，平时饮食清淡，近半年来因工作压力加大，作息难有规律，夜卧时有惊醒，月经无异常，舌质红，苔黄稍腻，脉弦数。

中医诊断：痤疮；证属肝郁气结，兼肺经热盛。

西医诊断：痤疮。

治法：疏肝解郁兼清肺热。

处方：三皮消痤汤合丹栀逍遥散加减。

桑白皮 15g	地骨皮 15g	牡丹皮 15g	生地黄 15g	白花蛇舌草 30g
桔梗 10g	丹参 20g	炒栀子 10g	当归 10g	白芍 20g

赤芍 20g　　　柴胡 15g

日 1 剂，水煎服，共 5 剂。

二诊：服上方后，患者原发丘疹减少，大多转变为淡红至褐色色素沉着，偶见少数新发皮疹出现，舌红苔薄白，脉弦。患者肺经之热已除，遂于前方中去三皮消痤汤，加消瘰丸合四物汤：

丹参 20g　　　炒栀子 10g　　　当归 10g　　　白芍 20g　　　赤芍 20g
柴胡 15g　　　牡蛎 20g　　　玄参 20g　　　浙贝母 20g　　　川芎 10g
生地黄 15g　　　鸡血藤 20g

日 1 剂，水煎服，共 10 剂。

服药后患者无新发皮疹出现，原发皮疹消失，仅余留两颊处少数浅红色色素沉着，基本临床治愈。

按： 赤芍常规剂量 15～30g，具有活血化瘀、凉血消痈的作用。本案患者初诊属肝郁气结，兼肺经热盛证，其中针对肺经热盛选取三皮消痤汤，虽为清热剂，但选取药物并非寒凉重剂，并注重顾护阴液，其原因是青春期后痤疮，纵使肺经有热，也不似青春期痤疮一般热毒壅盛，用药不宜攻伐过重，耗损阴液。本方中运用赤芍 20g，取其清热解毒之功效，以消痤疮。二诊针对其色素沉着，在疏肝解郁基础上加用消瘰丸及丹参、川芎、鸡血藤等活血之品，则瘀斑自除。

3. 赤芍大剂量验案[11]

李某，女，21 岁。

临床表现：患者发热，头痛，体温达 38～39℃，血白细胞计数 $18×10^9/L$，曾用青霉素、链霉素治疗，并静脉滴注庆大霉素，但无效。右侧乳房明显肿胀，局部皮肤红，有 10cm×15cm 大小肿块，压痛明显，波动感不明显，乳头凹陷。

中医诊断：乳痈；证属热毒炽盛。

西医诊断：急性化脓性乳腺炎。

治法：清热解毒，化瘀排脓。

处方：赤甘汤加味。

生赤芍 60g　　　生甘草 30～60g　　　大黄 9～15g　　　金银花 30g　　　蒲公英 30g
丹参 10g　　　川芎 10g　　　黄芪 10～15g

日 1 剂，水煎服，共 5 剂。

服药 5 剂，其病告愈。

按： 赤芍大剂量 30～60g，可抑菌、消炎。外科感染痈、热期，经络阻塞，气血凝滞，久郁化热，治以活血化瘀、清热解毒为主。方中生赤芍、生甘草用量较大，生赤芍用量达 60g，是清热止痛、活血化瘀之主药，有较强的抑菌、消炎作用；生甘草清热解毒，调和药性；大黄有清热、消炎的作用；金银花和蒲公英为作用较强的广谱抗菌中药；丹参活血；川芎行气；黄芪补气托脓而出，诸药合用，共奏活血化瘀、清热解毒之功。

参 考 文 献

[1] 国家药典委员会. 中华人民共和国药典（2020 年版　一部）[S]. 北京：中国医药科技出版社，2020.

[2] Lee B，Shin Y W，Bae E A，et al. Antiallergic effect of the root of Paeonia lactiflora and its constituents paeoniflorin and paeonol[J]. Arch Pharm Res，2008，31（4）：445-450.

[3] Leem K，Kim H. Effects of Paeonia lactiflora root extracts on the secretions of monocyte chemotactic protein-1 and -3 in human nasal fibroblasts [J]. Phytother Res，2004，18：241-243.

[4] Hu S，Chen S M，Li X K，et al. Antitumor effects of Chi-Shen extract from Salvia miltiorrhiza and Paeoniae radix on human hepatocellular carcinoma cells [J]. Acta Pharmacol Sin，2007，28（8）：1215-1223.

[5] Koichi O，Tetsuya S，Yoshikuni M，et al. Pentagalloy-lglucose, an antisecretory component of 11 Paeoniae radix, inhibits gastric H^+，K^+-ATPase [J]. Clinica Chimica Acta，2000，290：159-167.

[6] Dong X P，Xu T L. Radix paeoniae rubra suppression of sodium current in acutely dissociated rat hippocampal CA1 neurons [J]. Brain Res，2002，940（1-2）：1-9.

[7] Lee S C，Kwon Y S，Son K H，et al. Antioxidative constituents from Paeonia lactiflora [J]. Arch Pharm Res，2005，28（7）：775-783.

[8] Chen C，Zhang F，Xia Z Y，et al. Protective effects of pretreatment with Radix Paeoniae Rubra on acute lung injury induced by intestinal ischemia/reperfusion in rats [J]. Chin J Traumatol，2008，11（1）：37-41.

[9] 苏克雷. 血府逐瘀汤加味治疗妇科疾病验案 2 则[J]. 江苏中医药，2013，45（12）：46-47.

[10] 李天浩，张钟，陈红领，等. 黄莺教授治疗女性青春期后痤疮经验[J]. 四川中医，2009，27（12）：5-6.

[11] 吴乙青. 赤甘汤加味治疗外科急性感染初步探讨——附 180 例[J]. 中级医刊，1990（1）：57-58.

第五节　清　虚　热　药

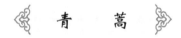

青　蒿

一、概述

本品为菊科植物黄花蒿 *Artemisia annua* L.的干燥地上部分。秋季花盛开时采割，除去老茎，阴干[1]。

【性味归经】　苦、辛，寒。归肝、胆经。

【功能主治】　清虚热，除骨蒸，解暑热，截疟，退黄。用于温邪伤阴，夜热早凉，阴虚发热，骨蒸劳热，暑邪发热，疟疾寒热，湿热黄疸。

【药典用量】　6～12g，后下[1]。

【药理作用】

1. 抑菌杀虫　相关药理实验表明[2-3]，蒿甲醚和青蒿琥酯对小鼠曼氏血吸虫具有一定的杀灭效果，且蒿甲醚疗效更好且毒性低；通过体外实验发现二氢青蒿素对甲硝唑低敏感株阴道毛滴虫抗虫效果较好，且体外有效杀虫浓度为 3.5～5.3mmol/L。

2. 抗炎及免疫调节　青蒿素可能通过调节体内 Th17/Treg 和细胞因子 IL-10、IL-17、IL-25、IL-35 浓度之间的平衡改善哮喘患者的炎症指标[4]；青蒿素可能通过抑制 NLRP3 炎性细胞的活化，减弱炎症反应和缓解炎症浸润来保护小鼠免于烧伤所造成的脓毒症[5]。此外，青蒿中有效成分二氢青蒿素[6]、青蒿琥酯[7]等也可通过部分的分子基础来发挥抗炎的作用。

3. 抗肿瘤　青蒿素及其衍生物在体外对多种肿瘤细胞有明显的选择性杀伤作用，其作用机制主要包括：促使肿瘤细胞凋亡（部分由线粒体介导）[8]；Fe^{2+}介导产生自由基，选择杀伤细胞；抗血管生成；氧化损伤反应；抑制肿瘤细胞增殖等[9-10]。

4. 抑制脂肪变性　肝脂肪变性是酒精性肝病的主要特征，体内外实验研究发现二氢青蒿素在酒精性大鼠肝脏中依赖于酒精性肝病的治疗靶点法尼型 X 受体的表达，通过降低该受体活性，从而抑制脂肪变性，显著改善酒精性肝损伤症状[11]。

二、青蒿量效临床参考

1. 小剂量　青蒿入煎剂 3～6g，功在清虚热，除骨蒸，又兼凉血。凡治疗邪伏阴伤，虚热内生，夜热早凉，多配伍鳖甲、知母、地骨皮等滋阴凉血药。

2. 常规剂量　青蒿入煎剂 6～15g，长于清透阴分伏热，治疗温热病后期，余热未清，热退无汗或低热不退等，收清热祛邪、复阴退热之效，治疗肝肾阴虚，虚火内扰所致的阴虚发热，骨蒸潮热，五心烦热，盗汗遗精等，此时青蒿滋阴降火、平肝潜阳之功效更突出。

3. 大剂量　青蒿入煎剂 30～50g，可以退热，清胆，截疟。由于本品主入肝胆，截疟之功甚强，尤可解热以缓解疟疾发作时的寒战壮热，为治疗疟疾寒热的要药，对疟疾兼有暑热或湿热者，更为适宜。单用较大量即可取效，可随证配伍黄芩、柴胡等药。

三、青蒿不同剂量验案选析

1. 青蒿小剂量验案[12]

晏某，女，6 岁。

临床表现：低热起伏，咳嗽痰黏，胸闷不适，咳引胸痛，面色㿠白，渴而少饮，汗出乏力，神疲不振，消瘦纳呆，大便不调，舌偏红少苔，脉细数无力。检查：体温 37.6℃，两肺少量啰音。胸部平片：两肺肺炎改变。

中医诊断：肺热喘嗽；证属阴虚肺热、气阴两虚证。

西医诊断：肺炎。

治法：清肺透热，养阴益气。

处方：青蒿鳖甲汤加减。

太子参 10g	金荞麦 6g	天花粉 6g	牡丹皮 6g	麦冬 6g
地骨皮 6g	制鳖甲 5g（先煎）	橘络 5g	川贝母 5g	五味子 5g
青蒿 5g	罗汉果 1 个（打碎）			

水煎服，日 1 剂，早晚温服，共 7 剂。

二诊：服药 7 剂，低热消退，偶有咳嗽咳痰，汗出减少，胃已纳谷。小儿素体清灵，既已大效，不必再予大处方治疗，遂拟方：青蒿、制鳖甲、地骨皮各 5g，枇杷叶、炙甘草各 3g。7 剂，水煎服，早晚温服，以兹调护。

按：青蒿小剂量 3～6g，功在清虚热，除骨蒸，又兼凉血之功。钱乙《小儿药证直诀·五脏所主》云："心主惊，肝主风，脾主困，肺主喘，肾主虚。"亦云："小儿素体易虚易实，易寒易热。"本案患儿主要由于感受外邪，肺卫不固，肺气失宣，气逆而上，故发为咳嗽。

久之外邪入里化热，导致阴津受损，虚火内生，灼津成痰，痰阻气道，发为肺炎喘嗽，证属阴虚肺热证。治疗当按"祛邪不伤正""养正而不碍邪"的原则，加减运用青蒿鳖甲汤。方中使用小剂量青蒿 5g 清热透络；制鳖甲咸寒滋阴退热，入络搜邪；牡丹皮清泄阴分伏火；麦冬、天花粉、五味子养阴清热；罗汉果、金荞麦清肺止咳；川贝母润肺化痰；橘络通络理气；太子参益气养阴。诸药共奏养阴清肺、化痰止咳、退热止痛之功。药中病机，获佳效也。

2. 青蒿常规剂量验案[12]

薛某，男，65 岁。

临床表现：头晕心慌，夜寐欠安，精神倦怠，颜面潮红，烦躁易怒，口干口苦，舌红少苔，脉弦细数，血压 165/110mmHg。

中医诊断：眩晕；证属阴虚火旺、肝阳虚亢。

西医诊断：高血压。

治法：滋阴降火，平肝潜阳。

处方：青蒿鳖甲汤加减。

白术 18g	青蒿 15g	制鳖甲 15g	当归 15g	知母 15g
生大黄 15g	熟大黄 15g	夜交藤 15g	合欢花 15g	地骨皮 12g
泽泻 12g	石决明 12g	代赭石 12g	茯苓 12g	乌梅 10g
柴胡 6g	牡丹皮 6g	龙胆草 4g		

水煎服，日 1 剂，早晚温服，共 7 剂。

二诊：服药 7 剂，头晕缓解，睡眠改善，口干口苦、烦躁易怒减轻，纳食增加，精神好转，舌红之色及脉弦之态较一诊略减。查血压 145/95mmHg。效不更方，守方继服 14 剂。

三诊：诸症基本缓解，睡眠安定，精神良好，体力改善，纳食馨香，舌虽红略淡，苔渐薄白，脉虽弦略缓。血压维持在（130～140）/（80～95）mmHg。效不更方，守方继服 14 剂，以求巩固。

按：青蒿常规剂量6～15g，长于清透阴分伏热。《灵枢·海论》曰："肾为先天之本，主藏精生髓，髓聚而充脑""髓海不足，则脑转耳鸣，胫酸眩冒，目无所见，懈怠安卧"。本案因过度劳累而导致高血压病进，患者年近七旬，脏腑功能衰退，肾阴亏虚，不能上荣于脑，则头晕；阴虚不能制阳，阳亢则化风生火，从而出现阴虚内热风动之证。方中青蒿为君药芳香透热，使用剂量为 15g，取其滋阴降火、平肝潜阳之力。现代药理学研究表明青蒿素可减慢心率，抑制心肌收缩，降低冠脉流量，有降血压作用；牡丹皮、知母、地骨皮清虚热；泽泻清泻肾火，制鳖甲乃血肉有情之品，补真阴，滋肾水；石决明、代赭石平肝潜阳息内风；龙胆草清肝火除烦热；茯苓、白术健脾柔肝；生、熟大黄以泻热通便；少佐柴胡升发阳气；夜交藤、合欢花助眠安神。全方有的放矢，标本兼顾，不但头晕、心悸明显好转，失眠、便秘诸症亦消，而且血压亦维持在正常范围，正如《黄帝内经》所云"治病必求于本"也。

3. 青蒿大剂量验案[13]

尚某，女，24 岁。2006 年 7 月 10 日因发热、胸闷、皮疹入院被确诊为系统性红斑狼疮，曾用环磷腺苷冲击治疗，15 天前因感冒后，出现发热，体温 39.0℃，咽痛，同时面部出现红斑，经抗感染治疗后体温正常，但出现口腔溃疡疼痛，双手及面部红斑范围扩大，色暗红，上有小水疱。在医院肾病科静滴甲基强的松龙 40mg/d 冲击治疗一段时间后，效差，于 2006 年 8 月 31 日转入中西医结合科治疗。

临床表现：咽痛难忍，口腔溃疡，张口困难，颜面及双手可见大片皮肤红斑，色暗红，上有小水疱，无发热，夜寐差，舌质红绛、苔少，脉数。

中医诊断：阴阳毒；证属热毒炽盛、气营两燔。

西医诊断：系统性红斑狼疮。

治法：清营解毒，利咽。

处方：玄参 30g　　生地黄 20g　　麦冬 10g　　天花粉 10g　　青蒿 50g
　　　桔梗 10g　　枳壳 6g　　　淡竹叶 10g

日 1 剂，水煎服，共 14 剂。

在减量激素治疗基础上，给予血必净 100mL 静脉滴注，每天 2 次，连用 14 天。

服药后，面部红斑略有消退，水疱干燥、部分结痂，咽痛消失，仍可见部分口腔溃疡，但局部皮肤已变白，无发热，口干，舌脉同前。继用血必净 100mL 静脉滴注，每天 1 次，连用 14 天，同时停用甲泼尼龙静脉滴注，改用泼尼松每天 40mg 口服。

处方：青蒿 50g　　鳖甲 10g　　地骨皮 10g　　牡丹皮 10g　　天花粉 10g
　　　知母 10g　　玄参 10g　　山药 20g　　　淡竹叶 10g　　柴胡 6g

日 1 剂，分 2 次，水冲服。

服药后面部红斑基本消退，结痂水疱基本剥脱。

按： 青蒿大剂量 30～50g，可以退热，清胆，截疟。患者此次因上呼吸道感染后出现面部红斑，表现为小疱样皮肤红斑，多处口腔溃疡，咽痛剧烈，高热，舌质红绛、苔少，脉数，为热邪深入营血。营分受热，则血液受劫，血络受伤而发为红斑；心神受扰则夜寐差；邪留肺卫，肺气失宣，故咽痛难忍。此时以清营解毒为急，玄参、生地黄清营分之热，滋阴降火；麦冬、天花粉清热养阴生津；青蒿清伏热；桔梗宣肺气；鳖甲直入阴分，育阴退热，配青蒿透邪而出；牡丹皮清血中之热，玄参、地骨皮、知母清热养阴；山药健脾利湿。方中使用大剂量青蒿 50g，取其退热作用。血必净注射液具有强效广谱拮抗内毒素作用既能降低内毒素水平，又能强效拮抗内源性炎性介质，阻断过度炎症反应，调理免疫功能、改善微循环、保护血管内皮细胞。血必净注射液因其活血化瘀的作用，能改善微循环，增加血流量，减少血小板的黏附聚集，降低急性炎症时毛细血管的通透性，减少炎症渗出，改善局部的血液循环，促进炎症的吸收，从而促进病变部位的修复和痊愈。

参 考 文 献

[1] 国家药典委员会. 中华人民共和国药典（2020 年版　一部）[S]. 北京：中国医药科技出版社，2020.

[2] TU Z W, JUERG U, JACQUES C, et al. Therapeutic effect of artemether and artesunate in mice infected with Schistosoma mansoni [J]. Chin J Schisto Control, 2005, 17（5）：362-364.

[3] YANG S G, GUO E P, WANG Y. The Effects of metronidazole and dihydroartemisinin on trichomonas vaginalis in vitro [J]. J Hubei Univ Med, 2014, 33（5）：430-432.

[4] LONG H, XU B, LUO Y, et al. Artemisinin protects mice against burn sepsis through inhibiting NLRP3 inflammasome activation[J].

Am J Emerg Med，2015，34（5）：772-777.

[5] KIM H G，YANG J H，HAN E H，et al. Inhibitory effect of dihydroartemisinin against phorbol ester-induced cyclooxygenase-2 expression in macrophages [J]. Food Chem Toxicol，2013，56（2）：93-99.

[6] VERMA S，KUMAR V L. Attenuation of gastric mucosal damage by artesunate in rat：Modulation of oxidative stress and NF-κB mediated signaling [J]. Chemico-biological Interact，2016（257）：46-53.

[7] LIU J，WU S M，et al. In vitro study in the regulation of artemisinin on bronchial asthma of peripheral blood Th17/Treg [J]. Chin J Clinicians（Electronic Edition），2014，8（12）：58-62.

[8] ALZOUBI K，CALABRÒ S，BISSINGER R，et al. Stimulation of suicidal erythrocyte death by artesunate [J]. Cell Physiol Biochem Int J Exp Cell Physiol Biochem Pharmacol，2014，34（6）：2232-2244.

[9] YANG D，DOU Y L，ZHAO N，et al. Advances in pharmacological effects of artemisinin and its derivatives [J]. J Jilin Med Coll 2014，2（35）：133-134.

[10] XIN C Y，WANG B C. Anti-tumor effect and its molecular mechanism of artemisinin and its derivatives [J]. J Int Oncol，2016，43（12）：927-929.

[11] JANG B C. Artesunate inhibits adipogeneis in 3T3-L1 preadipocytes by reducing the expression and/or phosphorylation levels of C/EBP-α，PPAR-γ，FAS，perilipin A，and STAT-3 [J]. Biochem Biophys Res Commun，2016，474（1）：220-225.

[12] 郑霞，葛新春，秦建柱. 王杰主任医师运用青蒿鳖甲汤验案举隅[J]. 新疆中医药，2016，34（6）：23-24.

[13] 赵振霞，赵振敏. 系统性红斑狼疮验案二则[J]. 吉林中医药，2010，17（2）：14-15.

第三章　泻　下　药

攻　下　药

大　黄

一、概述

本品为蓼科植物掌叶大黄 *Rheum palmatum* L.、唐古特大黄 *Rheum tanguticum* Maxim. ex Balf.或药用大黄 *Rheum officinale* Baill.的干燥根和根茎。秋末茎叶枯萎或次春发芽前采挖，除去细根，刮去外皮，切瓣或段，绳穿成串干燥或直接干燥[1]。

【性味归经】　苦，寒。归脾、胃、大肠、肝、心包经。

【功能主治】　泻下攻积，清热泻火，凉血解毒，逐瘀通经，利湿退黄。用于实热积滞便秘，血热吐衄，目赤咽肿，痈肿疔疮，肠痈腹痛，瘀血经闭，产后瘀阻，跌打损伤，湿热痢疾，黄疸尿赤，淋证，水肿；外治烧烫伤。酒大黄善清上焦血分热毒，用于目赤咽肿、齿龈肿痛。熟大黄泻下力缓、泻火解毒，用于火毒疮疡。大黄炭凉血化瘀止血，用于血热有瘀出血症。

【用法与用量】　3～15g；用于泻下不宜久煎。外用适量，研末敷于患处[1]。

【药理作用】

1. 降脂　大黄能够经由肾素-血管紧张素-醛固酮系统对血管内组织间的液体转移进程起到促进作用，从而加快血液的稀释进程，提升血容量，降低血细胞比容及血小板活性[2]。

2. 抗肿瘤　大黄可有效杀灭人表皮生长因子受体高表达的肿瘤细胞。大黄中的大黄素可明显抑制络氨酸磷的转磷酸化过程以及自身酸化过程，进而阻断 HER-2 受体-络氨酸激酶的信号传输路径[3]。

3. 抗炎、清除自由基　大黄可有效清除机体内的氧自由基。芦荟大黄素可在一定程度上抑制幽门螺杆菌芳胺乙酰转移酶的活性，从而实现灭菌的功效。此外，芦荟大黄素还可有效灭杀带状疱疹病毒、假狂犬病毒等其他类型致病菌；大黄中的蒽醌类物质能够直接杀灭柯萨奇病毒[4]。

4. 免疫调控　大黄素可在一定程度上抑制小鼠脾细胞的增殖过程，而且随着大黄素水平的不断提升，其对炎性因子的抑制作用逐渐增强[5]。

二、大黄量效临床参考

1. 小剂量　大黄入煎剂 3～6g，泻下攻积，荡涤肠胃，用于调整胃肠功能，改善体质

（习惯性便秘、高脂血症）。生大黄 1～3g 用于消化不良；大黄粉 0.3g 以下有止泻作用。其机制为大黄鞣酸的收敛作用掩盖了含量甚少的致泻成分的作用。鞣质的 D-儿茶精可抑制大肠内细菌生成酶，阻断吲哚类的产生而止泻。

2. 常规剂量 大黄入煎剂 9～30g，泻火解毒，攻积导滞，用于出血性、炎症性疾病（上消化道出血、上消化道溃疡、细菌性痢疾、慢性肝炎、胆囊炎、腮腺炎、扁桃体炎等）。9～15g 可泻下；15～30g 泻火解毒，攻积导滞，用于急危重症（急性重症胰腺炎、肠梗阻、急性重症肝炎）。《医学衷中参西录》说："是以治癫狂其脉实者，可用至二两，治疗毒之毒热甚盛者，亦可用至两许。"治疗肝炎，随用药量增加而各项指标复常时间缩短，认为 30g 可作为常规剂量。

3. 大剂量 大黄入煎剂 30～60g，可清解郁热，活血化瘀，畅通气机。治疗胆汁淤积性肝炎，黄疸时疗效显著且用药安全，急性重症胰腺炎用量可达 200g；亦可顿服用于治疗急性、重症感染。

三、不同剂量验案选析

1. 大黄小剂量验案[6]

患者，男，38 岁。

临床表现：腹胀，腹痛，进食尤甚，口干，食欲不振，眠差，小便黄，大便秘结，3 日 1 次。舌质红，苔黄腻，脉沉有力。查腹部平片提示未见明显异常。

中医诊断：痞满；证属湿热食积。

西医诊断：功能性消化不良。

治法：消积化滞，祛湿清热。

处方：枳实导滞丸加减。

炒枳实 20g	焦神曲 20g	大黄 5g（后下）	黄芩 15g	黄连 10g
生白术 20g	茯苓 20g	盐泽泻 20g	麦芽 15g	炒莱菔子 20g
石斛 20g				

7 剂，日 1 剂，并嘱患者忌食辛辣刺激的食物。

二诊：服药后患者腹胀缓解，腹痛减轻，口干，食欲可，眠可，小便正常，大便秘结减轻，每日 1 次。上方加天花粉 20g，继服 7 剂。

三诊：服药后腹胀、腹痛好转，口干减轻，食欲可，眠可，小便正常，大便成形，每日 1 次。上方大黄减至 3g，继服 5 剂，不适症状消失。嘱患者注意饮食规律，勿过饥过饱。随访半年未复发。

按： 大黄小剂量 3～6g，用于调整胃肠功能。患者因湿热食滞，内阻肠胃而导致本病。湿热积滞停于中焦，气机不畅，传导失常，故见腹胀、腹痛，热壅气阻于肠道，可见大便秘结。治宜消积化滞，祛湿清热。方中小剂量使用大黄 3～6g 泻下攻积，荡涤肠胃，佐以生白术燥湿健脾，使泻下而不伤正；黄连、黄芩清热燥湿；炒枳实破气消积导滞；茯苓、盐泽泻利水渗湿；焦神曲、麦芽、莱菔子共用以消食化滞，理气除胀；天花粉、石斛合用以养阴清热，益胃生津。诸药合用以消食积，清湿热。

2. 大黄常规剂量验案[7]

史某，男，82 岁。

临床表现：患者小便未解，尿道刺痛，少腹胀满，腰脊酸楚，舌红苔薄腻，脉滑数。

中医诊断：癃闭；证属湿阻热郁，膀胱气化失调。

西医诊断：前列腺炎。

治法：清热化湿，通利水道。

处方：八正散加减。

瞿麦 15g	萹蓄 15g	车前子 30g（包煎）	滑石 30g	鸭草 30g
生大黄 12g（后下）	生甘草 6g	全瓜蒌 30g（打）	木通 6g	

日 1 剂，水煎服，共 2 剂。

服药 1 剂后，始觉腹部疼痛，继则排出大便少许，小便亦点滴流出。2 剂服后，大便渐爽，小便亦利，神烦腹胀豁然舒畅，一日小溲数次，上方有效，仍拟原方续治，4 剂。服药后，小便爽利，尿时略有刺痛。苔薄，脉数。此乃三焦气化渐复，癃闭因之得通。为巩固疗效，将原方加减续服数剂而病愈。

按： 大黄常规剂量 9～30g，泻火解毒，攻积导滞。经曰："膀胱者，州都之官，津液藏焉，气化则能出矣。""膀胱不利为癃。"小便癃闭原因虽有多种，但主要是因膀胱气化失宣。本案是大便秘结不利，湿阻热郁，以致前列腺肿胀，气失宣展。方用八正散加减。其中大黄性能理气，清热利湿。结合现代药理研究，大黄有利尿、消炎、杀菌之效，方中用量 12g，对前列腺炎颇为适用。故奏效迅速。

3. 大黄大剂量验案[8]

李某，男，75 岁。

临床表现：患者 7 天前因食肥肉过多，随即出现纳呆，脘腹胀满，不欲食，甚而食入即吐，体温逐渐升高，嗜睡，口臭。精神萎靡，意识模糊，面赤，腹胀，叩之如鼓，体温 38.6℃。查舌质红绛，苔黄厚，脉洪数。

中医诊断：食积发热。

西医诊断：昏迷。

治法：通腑导滞消积。

处方：山楂 45g   大黄 30g（后下）。

水煎，先煮山楂 20 分钟，后下大黄，用武火煮 20 分钟即可，滤出后，药渣再次煎煮，2 次煎煮药汁混合后，不拘时少量频频服用。

次日家属诉排出干燥粪便如栗状，秽臭如败卵。神志稍清，热退，腹胀减轻。因便通而改为山楂 20g，大黄 10g。水煎，每日 1 剂。2 剂后，大便不干，神志转清，体温正常，欲食不呕，但舌苔仍厚。再减其量，山楂 12g，大黄 6g，共同煎煮，再进 1 剂，病缓。

按： 大黄大剂量 30～60g，清解郁热，畅通气机。本例患者年过古稀，脾胃虚弱，运化不及，过食肥肉厚味，积滞中焦，升降失常，腑气不通，浊气上逆，故始则纳呆不饮食，脘腹胀满，进而食入即吐，难以进食，并拒食。肉食停滞，积久腐败，郁而化热，浊热上逆，正邪交争，故发热，面赤，口臭。肠胃积热，耗伤津液，大便干燥如栗难行。胃之支脉贯络心包，胃热上蒸，内陷心包，扰动神明，故见精神萎靡，意识模糊，嗜睡，渐渐神昏。舌红绛、苔黄厚、脉洪数，为食积化热之征。患者正衰邪盛，腑气不通，病之急也，虽年高之体，也不宜扶正为急，当祛邪治标为先，应急下积滞，釜底抽薪，导热下行。故用大剂量山楂消导肉积，兼以和胃健脾，增进食欲，扶助正气，并可防大黄苦寒损伤胃气。重用大黄清解郁热，活血化瘀，畅通气机；频频服用，变大黄峻攻为缓图，顾其年高体弱，并防药入即吐。根据临床症状变化及时调整药物剂量，更改服用方法，中病即止。所用药味虽少，但因针对病机，故能获效。

参 考 文 献

[1] 国家药典委员会. 中华人民共和国药典（2020 年版 一部）[S]. 北京：中国医药科技出版社，2020.

[2] 王祚克，曾庆宁，王健. 降脂通脉汤内服联合大黄敷脐治疗冠心病伴高血脂症疗效及对血清 Hcy、IL-6、APN 和血脂指标的影响[J]. 现代中西医结合杂志，2019，28（14）：1523-1526.

[3] 张昊悦，赵蓓，章阳. 大黄素对 HCT116 结肠癌细胞凋亡作用及机制研究[J]. 南京中医药大学学报，2020，36（4）：485-488.

[4] 雷湘，陈科力，杨占秋，等. 大黄素配伍对柯萨奇病毒 B3 感染小鼠的病毒抑制作用研究[J]. 中药药理与临床，2019，35（1）：121-126.

[5] 高炳玉. 大黄牡丹汤加减联合抗生素治疗急性阑尾炎的临床观察[J]. 河北医药，2019，41（4）：588-591.

[6] 孙士晶，陈鑫，熊壮，等. 刘铁军运用"通因通用法"治疗功能性消化不良验案 2 则[J]. 中国民间疗法，2017，25（10）：14-16.

[7] 陈湘君，何红. 著名老中医张志秋应用大黄验案四则[J]. 辽宁中医杂志，1985（4）：12-14.

[8] 林少健. 皮肤病验案 4 则[J]. 新中医，2003（9）：62-63.

第四章 祛风湿药

祛风湿热药

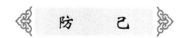

一、概述

本品为防己科植物粉防己 *Stephania tetrandra* S. Moore.的干燥根。秋季采挖，洗净，除去粗皮，晒至半干，切段，个大者再纵切，干燥[1]。

【性味归经】　苦，寒。归膀胱、肺经。

【功能主治】　祛风止痛，利水消肿。用于风湿痹痛，水肿脚气，小便不利，湿疹疮毒。

【药典用量】　5～10g[1]。

【药理作用】

1. 抗炎　研究发现粉防己碱对小鼠局部烫伤性炎症、家兔实验性葡萄膜炎和前色素膜炎、大鼠卡拉胶性胸腹膜炎、大鼠溃疡性结肠炎、大鼠原发性关节炎、大鼠类风湿性关节炎、实验性自身免疫性脑脊髓炎（EAE）等都具有明确的抗炎作用[2]。

2. 抗病原微生物　琼脂打孔法发现，粉防己碱和防己诺林碱具有较强的抗金黄色葡萄球菌、白念珠菌活性，质量浓度为 2g/L 时，抑菌圈直径为 10～22mm。但对铜绿假单胞菌、大肠杆菌等革兰氏阴性菌的抗菌活性较弱甚至没有[3]。

3. 对心血管的作用　粉防己碱 50mg/kg 可以改善主动脉缩窄诱导的心脏肥大,抑制纤维化和炎症反应，并且抑制 ROS 的产生活化，抑制 ERK 1/2 依赖的 NF-κB 活化，减轻心脏肥大和纤维化，减少心肌细胞横断面积[4]。

4. 抗肿瘤　防己中的粉防己碱对于人肝癌 7402 细胞、人乳腺癌 MCF-7 细胞、人宫颈癌 HeLa 细胞以及人胃癌 BGC-823 细胞等多种肿瘤细胞均具有明显的抑制增殖和诱导凋亡作用，且其抑制率、凋亡率与时间、浓度呈正相关[5]。

5. 抗纤维化及胶原增生　粉防己碱可以抑制人 Tenon 囊成纤维细胞的增殖和破骨细胞的分化[6]。此外，通过对瘢痕成纤维细胞的体外培养，发现粉防己碱可以抑制瘢痕成纤维细胞 DNA 和胶原的合成，此研究为以后粉防己碱临床预防和治疗瘢痕奠定了基础[7]。

二、防己量效临床参考

1. 小剂量　防己入煎剂 3～9g，滋阴凉血，祛风通络。用于风入心经，阴虚血热，病如狂状，妄行，独语不休，无寒热，脉浮；或血虚风胜，手足蠕动，舌红少苔，脉虚神倦，阴虚风湿化热，肌肤红斑疼痛，状如游火。现用于风湿性关节炎、类风湿性关节炎、癔病、癫痫等证属阴虚热伏者。

2. 常规剂量　防己入煎剂 9～15g，益气健脾、温阳，攻逐水饮。治疗皮水，四肢肿，水气在皮肤中，四肢肌肉响动；攻逐水饮，水饮停积，走于肠道，辘辘有声，腹满便秘，口舌干燥，脉沉弦。现用于肝硬化腹水、肺源性心脏病、水肿及肾炎水肿属于实证者。

3. 大剂量　防己入煎剂 30～120g，宣肺化痰、益气祛风、利水退肿。用于肺脏气壅，面目四肢浮肿，喘促咳嗽，胸膈满闷，烦热；风水或风湿，汗出恶风，身重浮肿，关节烦疼，自汗出，腰以下重，小便不利，脉浮。现用于慢性肾炎水肿、心源性水肿、营养不良性水肿、妊娠水肿、慢性风湿性关节炎等属气虚湿重者。

三、防己不同剂量验案选析

1. 防己小剂量验案[8]

殷某，男，40 岁。

临床表现：病起于多年精神抑郁，遭遇之事敢怒而不敢言。病后曾经多医治疗无效。刻下症见易怒，言语错乱，或独语，裸衣而走，不避亲疏，眼口常动，手足抽动，进食不知饥饱，口渴时饮。舌苔黄起芒刺，脉弦数而浮。

中医诊断：癫狂。

西医诊断：狂躁抑郁症。

治法：平肝解郁，健脾化痰。

处方：解郁汤加减。

生白芍 30g	当归 6g	白芥子 6g	柴胡 1.5g	竹叶 10g
党参 15g	茯苓 15g	白术 15g	炙甘草 3g	石菖蒲 3g
法半夏 4.5g	红橘 4.5g	菟丝子 4.5g	制附子 0.3g	

水煎 2 次，分 3 次强灌服，日服 2 剂。

二诊：服上方 1 剂，病情缓解，脉转缓略弦，改服解风疗癫汤（经验方）：玄参、生地黄各 30g，麦冬 60g，石菖蒲、胆南星、汉防己、防风各 3g，僵蚕、白芥子、橘红、木通、天竺黄、淡竹叶各 9g，全蝎、炙甘草各 6g，制附子 1.5g，酸枣仁（生熟各半）15g。水煎服，连进 10 剂而愈。

按：防己小剂量 3～9g，可滋阴凉血，祛风通络。肝喜条达，若气郁日久，必致横逆，犯肺则生痰，夹痰犯心，则痰蒙心窍，神乱发狂。首方重用生白芍平肝降逆；生白芍、柴胡养血疏肝；竹叶、石菖蒲清心开窍；四君健脾；二陈化痰降逆；妙在菟丝子续绝伤、调阴阳，制附子扶心脾肾阳，务求"阴平阳秘，精神乃治"。第二方玄参、麦冬、生地黄、竹叶、酸枣仁，滋阴、清心、安神；胆南星、橘红、天竺黄、白芥子、石菖蒲化痰开窍；汉防己、僵蚕，祛风平肝；木通、汉防己导热从溺出；甘草调和诸药。方中使用小剂量汉防己 3g，取其滋阴凉血通络之效。首方重在平肝降逆，以急控病势；二方旨在柔肝滋阴，以巩固疗效。

2. 防己常规剂量验案[9]

王某，女，35 岁。

临床表现：全身水肿，双下肢较重，手部肿胀，手足冰凉，怕冷腰痛，纳眠可，24 小时尿量约 1000mL，色黄，大便调，舌质淡红，苔薄白，脉沉细。查血生化：总蛋白 55.30g/L，白蛋白 27.3g/L，钙 1.96g/L，TC 9.84mmol/L，TG 2.13mmol/L。24 小时尿蛋白定量：5.814g。入院后肾穿病理诊断：肾小球微小病变。

中医诊断：水肿；证属脾肾阳虚兼水停。

西医诊断：肾病综合征。

治法：健脾温阳利水。

处方：防己黄芪汤合五苓散合真武汤加减。

生黄芪 40g	汉防己 10g	茯苓 30g	白术 15g	泽泻 15g
桂枝 10g	菟丝子 30g	巴戟天 12g	猪苓 15g	陈皮 10g
苏叶 15g	荷叶 15g	制附子 10g（先煎）	白芍 20g	生姜 20g
丹参 20g				

日 1 剂，水煎服，共 20 剂。

经上方加减治疗 1 月余，患者尿蛋白转阴，24 小时尿蛋白定量为 0.21g，浮肿消失，血浆白蛋白和血脂均恢复正常。但患者仍手冰凉，方用四逆散合补中益气汤加减善后。

按：防己常规剂量 9～15g，可益气健脾、温阳，攻逐水饮。患者为肾病综合征，病理诊断为肾小球微小病变。患者当时主要症见全身水肿，双下肢较重。防己黄芪汤（《金匮要略》）治疗水气病之风水，"风湿脉浮身重，汗出恶风者，防己黄芪汤主之"。主要抓住患者当时水肿较重，祛湿当以发汗利小便之法，患者阳气已虚，故不宜用发汗之法使水湿从皮毛而解，而予常规剂量防己 10g 以温阳，攻逐水饮，驱之肌肤，从下而解。再予生黄芪、白术健脾固表，并助防己使湿从小便而出。五苓散主要用于机体气化不利引起各种水液内停病证。患者水肿较重，故予五苓散以助水液排出。患者怕冷明显，真武汤出自《伤寒论》，主治阳虚水停，原文说："少阴病，二三日不已，至四五日，腹痛，小便不利，四肢沉重疼痛，自下利者，此为有水气，其人或咳，或小便不利。或下利，或呕者，真武汤主之。"防己黄芪汤、五苓散、真武汤均为经方，三方合用健脾温阳利水。患者主要症状为手足冰凉，怕冷，浮肿，辨证属脾肾阳虚，方用防己黄芪汤、五苓散、真武汤三方加减治疗。1 周后患者浮肿明显减退，1 个半月后尿检完全转阴。

3. 防己大剂量验案[10]

巴某，男，62 岁。

临床表现：双下肢水肿，气短，周身乏力，纳呆食少，继之腹胀，肝区隐痛，尿少短赤，自汗，小便不利。舌胖质淡红，苔薄白，脉沉滑。查血压 110/70mmHg，体重 64kg，巩膜无黄染，心肺未见异常，肝脏大，于右锁骨中线肋下缘 2cm，质稍硬，有压痛，腹围 78cm，腹水征阳性。肝功能：ALT 110U/L，AST 80U/L，总蛋白 50g/L，白蛋白 30g/L，球蛋白 38g/L。

中医诊断：臌胀；证属脾肾阳虚。

西医诊断：肝硬化腹水。

治法：健脾益肾，利水消肿。

处方：消水饮。

汉防己 60g	苍术 30g	川牛膝 30g	白术 30g	女贞子 30g
旱莲草 60g				

水煎服 300mL，分 2 次温服，日 1 剂。

服药 10 剂，患者腹胀减轻，双下肢水肿消退，体重 63kg，腹围 76cm。又服原方 20 余剂，腹胀病除，纳食增加，体重 58kg，腹围 74cm。原方去汉防己、苍术，加龟板 20g，鳖甲 20g，柴胡 15g，郁金 10g，川楝子 15g，白芍 15g，丹参 15g，五味子 6g，以养肝柔肝之法治之。共住院治疗 2 个月，病情好转出院。回家以原方加减巩固治疗。随访 1 年，病情稳定，未见复发。

按：防己大剂量 30～120g，可宣肺化痰、益气祛风、利水退肿。肝硬化腹水，中医辨证属"臌胀"中"水臌"的范畴，臌胀为临床疑难重症之一，初起多为气滞湿阻致使腹水形成，日久脾肾亦虚，肝肾阴虚，肝脾肾三脏功能失调，气滞血瘀，水饮停留于腹中，本虚而标实。治法当以健脾益肾，利水消肿。消水饮中汉防己苦寒，入膀胱、肺经，有利水消肿之功效，为君药。汉防己不仅对肝硬化腹水有很好的疗效，同时对肾性水肿、心源性水肿都有很好的消肿作用。汉防己用量宜大，至少在 30g，最大量可用至 120g，视病情而定，这样才可获奇效。苍术、白术健脾利湿，川牛膝益肾活血通络，佐女贞子、旱莲草补肾养肝，以奏阴阳共济，除湿而不伤正之效，达到消除水臌的目的。此病日久属顽疾，使用一般的剂量常难以奏效，故投以大剂量汉防己为君药，增加利水消肿之功，此乃取药之大剂治大病之寓意也。

参 考 文 献

[1] 国家药典委员会. 中华人民共和国药典（2020 年版 一部）[S]. 北京：中国医药科技出版社，2020.

[2] 蒋桔泉，曾秋棠，曹林生，等. 粉防己碱抗氯化铯诱发家兔在体心脏早期后除极化及心律失常的作用[J]. 中国药物与临床，2002（3）：163.

[3] 李杨. 异喹啉类生物碱及其衍生物体外抗菌活性研究[D]. 昆明：昆明医学院，2010.

[4] Shen D F，Tang Q Z，Yan L，et al. Tetrandrine blockscardiac hypertrophy by disrupting reactive oxygenspecies-dependent ERK1/2 signalling[J]. Br J Pharmacol，2010，159（4）：970.

[5] 裴晓华，樊英怡. 粉防己碱对人乳腺癌细胞 MCF-7 细胞株的作用[J]. 河南中医学院学报，2007（5）：12.

[6] Takahashi T，Tonami Y，Tachibana M，et al. Tetrandrine pre-vents bone loss in sciatic-neurectomized mice and inhibits receptor activator of nuclear factor κB ligand-induced osteoclast differentia-tion[J]. Biol Pharm Bull，2012，35：1765.

[7] 刘德伍，李国辉，刘德明，等. 粉防己碱对瘢痕成纤维细胞 DNA 和胶原合成的影响[J]. 中华烧伤杂志，2001，17（4）：222.

[8] 蒋玮，蒋琰，蒋天佑. 王本立治疗心肾病临床验案[J]. 中医药研究，2001（4）：35.

[9] 熊曼琪. 防己黄芪汤验案两则. 伤寒学[M]. 北京：中国中医药出版社，2010：21.

[10] 仝小林. 重剂起沉疴[M]. 北京：人民卫生出版社，2010：442-443.

第五章 化 湿 药

❀ 广 藿 香 ❀

一、概述

本品为唇形科植物广藿香 *Pogostemon cablin*（Blanco）Benth.的干燥地上部分。枝叶茂盛时采割，日晒夜闷，反复至干[1]。

【性味归经】 辛，微温。归脾、胃、肺经。

【功能主治】 芳香化浊，和中止呕，发表解暑。用于湿浊中阻，脘痞呕吐，暑湿表证，湿温初起，发热倦怠，胸闷不舒，寒湿闭暑，腹痛吐泻，鼻渊头痛。

【药典用量】 3～10g[1]。

【药理作用】

1. 保护胃肠道 研究发现，广藿香挥发油可通过上调感染后肠易激综合征（PI-IBS）模型大鼠结肠黏膜上皮细胞 ZO-1、Occludin 蛋白的表达，修复肠黏膜紧密连接结构，从而保护肠黏膜机械屏障[2]。

2. 抗病原微生物 广藿香二氧化碳超临界提取部位在小鼠体内有抗流感病毒 FM1 的作用。发现广藿香油和广藿香醇对柯萨奇病毒、腺病毒、甲型流感病毒均有抑杀作用，但不具有抗单纯疱疹病毒的作用[3-4]。

3. 抗炎、镇痛 通过小鼠乙酸扭体反应和甲醛诱导的舔爪行为两种镇痛实验、λ 型卡拉胶诱导的小鼠足跖肿胀的抗炎实验证明，广藿香甲醇提取物可通过增加抗氧化酶的活性、降低 MDA 的含量以及调节环氧化酶-2（COX-2）和 TNF-α 等炎症介质而发挥抗炎镇痛作用[5]。

4. 止咳、化痰 分别采用小鼠氨水引咳法、小鼠酚红排泌法观察广藿香挥发油的止咳、化痰作用，发现广藿香挥发油能明显延长氨水喷雾引咳时间，促进小鼠气管酚红的排泌[6]。

二、广藿香量效临床参考

1. 小剂量 广藿香入煎剂 3～10g，善于止呕，为治疗呕吐之常用药。凡呕吐之证，无论寒热虚实皆可应用，尤善于治疗湿浊中阻所致之呕吐。偏于湿热者，宜与清胃止呕药同用，如黄连、竹茹等；妊娠呕吐属气滞湿阻者，宜配行气安胎药，如砂仁、苏梗等；湿阻气滞兼脾胃虚弱者，当配健脾胃之品，如党参、白术等；寒湿困脾，胃失和降之呕吐，常与温胃止呕药配伍。

2. 常规剂量 广藿香入煎剂 10～15g，功在化湿，为芳香化湿要药。其气味芳香，性微温，故多用于寒湿困脾所致的脘腹痞闷，少食作呕，神疲体倦等症，常与燥湿、行气药配伍，如《太平惠民和剂局方》不换金正气散，与苍术、厚朴、陈皮等同用，其中藿香用到 10g。《太平惠民和剂局方》卷二记载藿香正气散可治"遍身浮肿"。

3. 大剂量 广藿香入煎剂 20～90g 以上，发表化湿之效显著，本品外能散表寒，内能化湿浊，且辛散而不峻烈，微温而不燥热，为治暑月外感风寒之要药，多与化湿、解表药配伍，如《太平惠民和剂局方》藿香正气散，可与紫苏、厚朴、半夏等同用，其中藿香可用到 90g。

三、广藿香不同剂量验案选析

1. 广藿香小剂量验案[7]

侯某，女，30 岁。

临床表现：患者常于晨起后出现恶心欲呕，呕吐清水痰涎，不喜饮水，时有胃脘部不适，脘痞满闷，偶有嗳气，纳寐可，二便调。舌质淡红，苔薄白而腻，脉沉细。

中医诊断：呕吐；证属痰饮内阻。

西医诊断：呕吐。

治法：温化痰饮，和胃降逆。

处方：苓桂术甘汤合小半夏汤加减。

茯苓 15g	肉桂 10g	白术 15g	炙甘草 10g	姜半夏 10g	生姜 10g
藿香 10g	陈皮 10g	苏梗 10g	香附 10g	砂仁 6g	赭石 15g

水煎服，日 1 剂，共 7 剂。

二诊：上症均减轻，舌淡红，苔薄白腻，脉弦细。

按：广藿香小剂量 3～10g，善于止呕。《医学刍言》言："阳盛阴虚则水气凝而为痰，阴盛阳虚则水气溢而为饮。"此患者初诊时恶心欲呕，呕吐涎沫，乃素体中阳不足，阴盛阳虚，无力运化水饮，水饮停于胃脘，向上逆冲；不喜饮水，乃水饮停于中焦，津不上承；胃脘不适，嗳气，乃中阳不足，纳运失健，胃失和降，胃气上逆。该患者究其根本，当属外饮，故用苓桂术甘汤通阳化饮，补土制水，合小半夏汤降逆涤饮止呕。

2. 广藿香常规剂量验案[8]

贡某，女，74 岁。

临床表现：双下肢轻度水肿，按之凹陷，伴下肢沉重，微畏寒，纳不佳，食后胃脘堵闷，口干不欲饮，大便不畅，舌淡苔白腻，边有齿痕，脉滑。肾功能、双下肢静脉 B 超未见异常，诊断为特发性水肿。外院治疗多采用葶苈子散、五皮饮方，症状缓解不明显。

中医诊断：水肿；证属湿浊下注，脾失健运。

西医诊断：特发性水肿。

治法：化湿消肿，健脾利水。

处方：藿香正气散合五苓散加减。

藿香 15g	陈皮 12g	法半夏 12g	茯苓皮 30g	炒白术 10g
厚朴 10g	大腹皮 15g	桂枝 6g	泽泻 10g	冬瓜皮 30g
独活 12g				

水煎取，日 1 剂，共 10 剂。

10 剂后下肢沉重感消失，水肿减轻。于上方加党参 20g，继服 15 剂，水肿症状消失。

按：广藿香常规剂量 10～15g，功在化湿。本案患者外院治疗效果不佳，是因治疗上只侧重利水消肿，治标不治本。四诊合参，患者证属湿浊内蕴，三焦水道不畅。因湿邪重浊、黏滞的特性，该患者表现为下肢浮肿、沉重，病情迁延不愈；湿邪困脾，脾失运化，故见消化吸收不利。治疗上应标本同治，予藿香正气散化湿以利水，配五苓散增强健脾消肿之功。方中使用常规剂量藿香 15g，主要取其化湿之效。湿为阴邪，且患者有下肢畏寒症状，故予桂枝温阳散寒，通络消肿；病位在下，予独活引药下行，直达病所，且独活功效亦可祛湿。因脾主运化水湿，脾强则湿去，故后期加党参补益脾气。

3. 广藿香大剂量验案[8]

朱某，男，67 岁。

临床表现：口腔溃疡伴口黏口苦，乏力，大便黏滞，舌红，苔白厚腻，脉滑数。

中医诊断：口疮；证属湿热上蒸，蚀肉生疮。

西医诊断：口腔溃疡。

治法：祛湿清热，凉血止痛。

处方：藿香正气散合清胃散加减。

藿香 20g	陈皮 12g	姜半夏 6g	厚朴 10g	升麻 5g
黄连 6g	牡丹皮 10g	金银花 12g	炒白术 6g	苍术 15g
茯苓 10g	炙甘草 6g			

水煎服，日 1 剂，共 10 剂。

7 剂后口腔内无新发溃疡。上方改金银花为知母 10g，加生黄芪 20g，继服 14 剂。随访 3 个月，口腔溃疡未再复发。

按：广藿香大剂量 20～90g，发表化湿之效显著。口腔溃疡常用疗法为清热解毒，复发型多为湿热交杂。湿为阴邪，其性黏滞，热为阳邪，阴阳交错，故病情反复难愈。《删补名医方论》云："藿香之芬，和胃悦脾，名曰正气，谓正不正之气也。"故选用藿香正气散化湿醒脾，标本同治，以祛缠绵之湿邪。又因"湿性重浊"，故需重用藿香以化散湿邪，配清胃散以清热凉血。然祛湿药性温燥，久用易伤阴，故后期改用知母滋阴清热；溃疡久不愈合，乃正气不足，无法托疮生肌，故加生黄芪补益正气，促进疮面愈合。

参 考 文 献

[1] 国家药典委员会. 中华人民共和国药典（2020 年版　一部）[S]. 北京：中国医药科技出版社，2020.

[2] 刘瑶，邓文辉，刘伟. 广藿香挥发油对感染后肠易激综合征模型大鼠结肠黏膜上皮细胞紧密连接蛋白 ZO-1、Occludin 表达的影响[J]. 中国药房，2016，27（16）：2190-2193.

[3] 魏晓露，彭成，万峰. 广藿香油体外抗呼吸道病毒效果研究[J]. 中药药理与临床，2012，28（6）：65-68.

[4] 魏晓露，彭成，万峰. 广藿香醇体外抗呼吸道病毒作用研究[J]. 中药药理与临床，2013，29（1）：26-29.

[5] Lu T C，Liao J C，Huang T H，et al. Analgesic and anti-inflammatory activities of the methanol extract from pogostemon cablin[J]. Evid base Compl Alternative Med，2009，2011（9）：1-9.

[6] 刘尧，毛羽. 广藿香挥发油止咳化痰药理实验的研究[J]. 时珍国医国药，2007，18（8）：1920-1921.

[7] 曹晨，吕冠华. 吕冠华运用仲景经方治疗呕吐验案 6 则[J]. 中医药临床杂志，2019，31（8）：1461-1463.

[8] 钟学文，廖奕歆. 藿香正气散加减治疗杂病验案 4 则[J]. 江苏中医药，2016，48（12）：52-53.

第六章　利水渗湿药

第一节　利水消肿药

茯　苓

一、概述

本品为多孔菌科真菌茯苓 *Poria cocos*（Schw.）Wolf 的干燥菌核。多于 7～9 月采挖，挖出后除去泥沙，堆置"发汗"后，摊开晾至表面干燥，再"发汗"，反复数次至现皱纹、内部水分大部散失后，阴干，称为"茯苓个"；或将鲜茯苓按不同部位切制，阴干，分别称为"茯苓块"和"茯苓片"[1]。

【性味归经】　甘、淡，平。归心、肺、脾、肾经。

【功能主治】　利水渗湿，健脾，宁心。用于水肿尿少，痰饮眩悸，脾虚食少，便溏泄泻，心神不安，惊悸失眠。

【药典用量】　10～15g[1]。

【药理作用】

1. 保肝　羟甲基茯苓多糖（CMP）能减轻 CCl_4 对鼠肝脏的损伤，使肝组织病理损伤减轻，血清 ALT 活性下降，还能使肝脏部分切除大鼠的肝再生能力提高，再生肝重和体重之比增加[2]。

2. 抗癌　体内研究 CMP 对 P388 小鼠白血病的抗癌效果，结果表明 CMP 可下调 Bcl-2 mRNA 和 Bcl-2 蛋白的表达来诱导癌细胞的凋亡，但凋亡作用比化疗药物环磷酰胺（CTX）作用弱，且 CMP 与 CTX 联合应用后可加强下调 *Bcl-2* 基因，从而诱导癌细胞的凋亡，延长荷瘤小鼠的生存时间[3]。

3. 抗炎、抗病毒　茯苓总三萜灌胃给药对二甲苯诱导的小鼠耳廓肿胀、冰醋酸所致小鼠腹腔毛细血管渗出等急性炎症有明显的抑制作用，对卡拉胶诱导的大鼠足爪肿胀以及棉球所引起的大鼠肉芽肿亚急性炎症也有较强的抑制作用[4]。CMP 可抑制 HIV-1ⅢB 诱导感染 C8166 细胞培养上清 HIV-1 的 P24 抗原分泌，对体外 HIV 病毒致感染 MT4 细胞死亡有显著的保护作用[5]。

4. 利尿　研究表明，茯苓水煎剂 0.5～1g/mL 灌胃对于盐水负荷大鼠、小鼠模型均有较显著的利尿作用，且不受体内酸碱平衡变化的影响。茯苓水煎剂组的 K^+ 排出量较对照组显著升高，Na^+/K^+ 较对照组降低，可能机制为茯苓促进 Na^+ 排泄与其中含 Na^+ 量无关（因其 Na^+ 含量极低），而增加 K^+ 排泄与其所含大量 K^+ 有关。与袢利尿药呋塞米相比，茯苓的利尿作用较持久，由电解质紊乱所引起的乏力、心律失常、肠蠕动紊乱、倦怠、嗜睡、烦躁甚至昏迷等不良反应较少[6]。

二、茯苓量效临床参考

1. 小剂量 茯苓入煎剂 6～10g，健脾渗湿，化痰止泻。常与白术、党参相伍，健脾渗湿而止泻。麻黄升麻汤主治脾虚寒盛，清阳下陷所致泄泻，茯苓、白术、干姜、甘草相配，温阳祛寒，健脾止泻。猪苓汤证也有下利表现，其泄泻为少阴阴虚有热，水气停聚，偏渗大肠，用茯苓、猪苓、泽泻相配，清热、健脾、渗湿，使脾运而湿得化，水道通调而止泻。故用小剂量茯苓健脾渗湿化痰。

2. 常规剂量 茯苓入煎剂 10～25g，利尿理气，宁心定悸。小青龙汤主治外感风寒，寒饮内停所致喘咳，若小便不利、少腹满，加茯苓以通利小便、调理气机。现代研究表明[7]，茯苓主要化学成分茯苓素能竞争结合醛固酮受体，有利于尿液的排出。茯苓甘草汤主治心胃阳虚，水气冲逆所致心下悸，茯苓、生姜相配，温胃化饮，淡渗利水。

3. 大剂量 茯苓入煎剂 30～120g，利水消肿，平胃止呕，主治寒热虚实各种水肿、胃反呕吐等症。茯苓用量为 100g 时利尿作用最强。防己茯苓汤主治"四肢肿，水气在皮肤中，四肢聂聂动"。本方重用茯苓为君，利水消肿，防己"利大小便，通腠理"，通达表里以助茯苓驱水。茯苓泽泻汤主胃反，呕吐，其主要病机为胃中停饮，气机失和，上逆而吐，故用茯苓合泽泻利水，配生姜温胃散水，使邪饮去而呕吐自止。

三、茯苓不同剂量验案选析

1. 茯苓小剂量验案[8]

石某，男，43 岁。

临床表现：咽痛 3 个月，时轻时重，或觉干燥，但不思饮。或感有痰附着于喉壁间，却难咯出。饮食如故，大便微溏。检查：咽后壁淋巴滤泡增生，间隙间黏膜变性肥厚，轻度弥漫性充血。

中医诊断：咽痛；证属湿郁化热。

西医诊断：慢性咽炎。

治法：健脾渗湿。

处方：参苓白术散加减。

太子参 10g	茯苓 10g	白术 6g	白扁豆 10g	山药 10g
桔梗 6g	马勃 3g	玄参 10g	金银花 10g	甘草 3g

日 1 剂，水煎分 3 次服，共 5 剂。

上方连进 14 剂，顿觉症减。以后以此方为基础，约治 2 个月而痊愈。

按：茯苓小剂量 6～10g 时，具有健脾渗湿、化痰止泻的功效。慢性咽炎的典型症状有咽喉干涩、疼痛、灼热、干燥、异物感、吞咽不适等。本案患者咽燥难当，常规多认为津液不能濡润之故，而投以养阴之剂。干祖望教授持补脾观念认为，口虽渴但不思饮，痰难咯而便微溏，又兼舌胖嫩且苔厚腻，可知咽干原非火燥，实因湿邪停留中焦，阻滞津液不能上承。脾主运化，若能使脾气健旺，传输精微之职正常，和调五脏，洒陈六腑，上济咽喉，则干燥自除。故取健脾渗湿之参苓白术散为基本方化裁。方中太子参、白术、山药补气健脾，小剂量茯苓、白扁豆渗湿健脾，桔梗宣发肺气而通利水道，并载诸药上行，金银花、玄参、马勃清热凉血以利咽，甘草调和诸药。本案中，干祖望教授紧抓辨证论治，能透过现象辨出疾病本质，从而使疾病痊愈。

2. 茯苓常规剂量验案[9]

患者，女，41岁。

临床表现：大便次数增多，每日6～7次，便溏，不伴脓血、黏液，腹痛即泻，泻后痛止，肠鸣音亢进，腹胀不适，四肢不温，畏寒怕冷，纳差，夜眠一般，小便清长，平素喜热饮。舌质淡，舌体胖大，边有齿痕，苔水滑，脉细滑。查血常规、便常规、甲状腺功能及电子肠镜均未见明显异常。

中医诊断：泄泻；证属寒饮内停，脾阳亏虚。

西医诊断：肠易激综合征（腹泻型）。

治法：温化寒饮，补益脾阳。

处方：小青龙汤加减。

麻黄20g	桂枝20g	姜半夏12g	细辛10g	醋五味子9g
干姜20g	白芍9g	茯苓20g	泽泻20g	车前子15g
淡附片6g	炙甘草9g			

日1剂，早晚分服，共7剂，嘱其忌食生冷。

二诊：大便次数明显减少，每日1～3次，质松软，偶感腹痛，腹胀，乏力，纳食增加，上方去麻黄、车前子、泽泻，加生姜5片，党参15g。10剂，用法同前。

三诊：腹胀好转，但进食后加重，畏寒怕冷及四肢不温症状较前缓解，守上方，加厚朴、枳实各10g，再服10剂，诸症缓解。

按： 茯苓常规剂量10～25g，具有利尿理气、宁心定悸之功。患者中年女性，泄泻、腹痛三载，寒饮内伏已久，每食生冷，则引动内饮，寒饮下滞肠间，肠道失其传导，则便溏、大便次数增多；寒饮阻滞气机升降，则腹痛肠鸣；寒饮为阴邪，耗损阳气，故畏寒怕冷、四肢不温；寒饮得温则化，故喜热饮；阳虚蒸腾气化水液失司，故小便清长。舌淡，舌体胖大、边有齿痕、苔水滑，脉细滑均为寒饮内停之象，故用小青龙汤温化寒饮。然水饮困脾日久，耗伤脾阳，治当兼顾脾阳，加淡附片补火助阳，兼逐风寒湿邪。"泄泻不利小便，非其治也"，加用泽泻、车前子、茯苓使水饮之邪从小便利，并解水湿困脾之忧。常规剂量下茯苓可利尿理气，诸药配伍，共奏温阳化饮，补益脾阳之效。

3. 茯苓大剂量验案[10]

高某，女，49岁。

临床表现：双下肢水肿，按之凹陷不起，头晕，头痛，耳鸣，右胁下疼痛、麻木，易疲乏，夜尿次数2～3次，大便正常，舌暗，苔厚，舌底瘀，脉弦细数。患者12年前因视物模糊查眼底出血，血糖升高，FBG 13.3mmol/L。现用诺和灵30R早20U，晚20U，血糖控制一般。血压控制差，一般（160～200）/（110～120）mmHg。

中医诊断：眩晕，水肿，消渴；证属肝阳上亢，血瘀水停。

西医诊断：高血压，糖尿病。

治法：平肝息风，活血利水。

处方：茯苓合天麻钩藤饮加减。

茯苓 120g	天麻 15g	钩藤 30g（后下）	怀牛膝 30g	地龙 30g
茺蔚子 30g	泽兰 30g	泽泻 30g	生黄芪 30g	生大黄 3g
三七 9g	黄芩 30g	水蛭粉 9g（分冲）		

日 1 剂，水煎分 3 次服。

二诊：服上方 50 剂，水肿减轻 70%，耳鸣减轻，乏力甚，二便调，饮食正常，舌暗，苔白，舌底瘀滞，脉弦硬细数虚。当日血压 150/90mmHg。

按： 茯苓大剂量 30～120g 以上，功在利水消肿、平胃止呕，主治寒热虚实各种水肿、胃反呕吐等症。仝小林教授根据态靶因果理论指导治疗：患者血压过高，其因为肾性水肿，故选用大黄、泽泻、生黄芪。大黄在此为肾脏引经药，取其通肾络、泻肾浊之效，大黄用量应控制在使患者大便次数不多于每日 2 次；对于高度水肿的患者，泽泻与茯苓可同用，其中茯苓可根据水肿程度用 30～120g，此患重剂方能起效，故茯苓用 120g，患者水肿消，血压方可降。另患者有头晕、头痛、耳鸣之症，故平肝息风为其治法，以天麻、钩藤清肝疏风；黄芩清泻肝火配以地龙清热利尿；怀牛膝补肝益肾。全方共奏清肝泻火、利水消肿之效。水饮内停，则血行不利，脉络瘀阻不畅，可引起血压升高，此也符合现代医学关于水钠潴留、细胞外液容量增加、排钠障碍是高血压的重要发病机制这一学术观点。此案血压偏高，并有明显水肿，病情较重，急需利水降压，故重用茯苓为君，利水消肿，随水饮消退，血压亦有所下降。

参 考 文 献

[1] 国家药典委员会. 中华人民共和国药典（2020 年版　一部）[S]. 北京：中国医药科技出版社，2020.

[2] 陈春霞. 羟甲基茯苓多糖的保肝和催眠作用[J]. 食用菌，2003（增刊）：46-47.

[3] 杨勇，杨宏新，闫晓红. 茯苓多糖抗小鼠白血病凋亡药理学研究[J]. 肿瘤研究与临床，2005，17（2）：83-84.

[4] 汪电雷，陈卫东，徐先祥. 茯苓总三萜的抗炎作用研究[J]. 安徽医药，2009，13（9）：1021-1022.

[5] 强华贵，杨占秋. 羟甲基茯苓多糖体外抗艾滋病毒作用研究[J]. 医学导报，2008，10（27）：1156-1158.

[6] 李森，谢人明，孙文基. 茯苓、猪苓、黄芪利尿作用的比较[J]. 中药材，2010，33（2）：264-267.

[7] 郭金昊. 苓桂术甘汤治疗阳虚水停型心悸探[J]. 河南中医，2014，34（4）：597-598.

[8] 熊霖，付雨，雷剑波，等. 熊大经治疗慢性咽炎经验[J]. 中医杂志，2006（11）：823-824.

[9] 赵弥彰，刘光伟. 小青龙汤治疗寒饮内停型肠易激综合征医案 2 则[J]. 中国中医药现代远程教育，2018，16（5）：86-87，105.

[10] 仝小林. 重剂起沉疴[M]. 北京：人民卫生出版社，2010：98-99.

薏 苡 仁

一、概述

本品为禾本科植物薏米 *Coix lacryma-jobi L.var. ma-yuen*（Roman.）Stapf 的干燥成熟种仁。秋季果实成熟时采割植株，晒干，打下果实，再晒干，除去外壳、黄褐色种皮和杂质，收集种仁[1]。

【性味归经】 甘、淡，凉。归脾、胃、肺经。

【功能主治】　利水渗湿，健脾止泻，除痹，排脓，解毒散结。用于水肿，脚气，小便不利，脾虚泄泻，湿痹拘挛，肺痈，肠痈，赘疣，癌肿。

【药典用量】　9~30g[1]。

【药理作用】

1. 抗肿瘤　薏苡仁丙酮提取物对腹水型肝癌（HCA）实体瘤有明显抑制作用。在晚期肝癌患者行肝动脉化疗栓塞术中发现，薏苡仁与化疗药物的疗效近似，但毒副反应轻，且能增加化疗药物的抗癌作用，可见肿瘤明显缩小。此项研究还表明，在临床症状及生活质量的改善方面，薏苡仁丙醇提取物不仅能明显减轻患者肝区疼痛症状，而且还能减轻抗肿瘤药物对机体一般状况的损害[2]。

2. 提高机体免疫力　大、小剂量薏苡仁多糖水溶液灌服免疫低下小鼠模型，每天给药1次，连服7天，结果发现，薏苡仁多糖可显著提高免疫低下小鼠腹腔巨噬细胞的吞噬百分率和吞噬指数；促进溶血素及溶血空斑形成，促进淋巴细胞转化[3]。

3. 降血糖　薏苡仁多糖能抑制肝糖原分解和肌糖原酵解，并抑制糖异生，从而达到降低血糖的目的[4]。一项纳入45例糖尿病患者的临床试验发现，薏苡仁醇提物的疗效优于对照组降糖消渴胶囊[5]。

4. 抗炎镇痛　通过对多种实验性急、慢性动物炎症模型进行研究发现，薏苡仁的有效成分为薏苡素，具有温和的镇痛抗炎作用，对癌性疼痛及炎症反应有一定的缓解作用[6]。

二、薏苡仁量效临床参考

1. 小剂量　薏苡仁入煎剂9~30g，清肺肠之热，排脓消痈。薏苡仁上清肺金之热，下利肠胃之湿，且能排脓消痈，常与排脓活血之品同用以治肺痈、肠痈。如治肺痈胸痛，咳吐脓痰腥臭者，《千金方》中苇茎汤以之与苇茎、冬瓜仁、桃仁同用；若治肠痈已成脓者，《金匮要略》中薏苡附子败酱散则与附子、败酱草配伍。

2. 常规剂量　薏苡仁入煎剂30~60g，可渗湿除痹，能舒筋脉，缓和拘挛。因薏苡仁利水消肿，消热除痹，又可顾护中焦、健脾运湿，使湿热之邪得以化散，故可以运用薏苡仁来治疗痹证。若用治湿痹而筋脉挛急疼痛者，可与独活、防风、苍术等同用；若用治湿热痿证，两足麻木，痿软肿痛者，常与黄柏、苍术、牛膝同用，如四妙丸（《成方便读》）。本品药性偏凉，能清热而利湿，用治湿温初起或暑湿邪在气分，头痛恶寒，胸闷身重者，常配伍苦杏仁、白蔻仁、滑石等药，如三仁汤（《温病条辨》）。

3. 大剂量　薏苡仁入煎剂60g以上，健脾利湿，可用于赘疣，癌肿。现代研究表明薏苡仁煎剂、醇及丙醇提取物对癌细胞有明显抑制作用。

三、薏苡仁不同剂量验案选析

1. 薏苡仁小剂量验案[7]

李某，男，55岁。

临床表现：患者咳嗽，痰黄黏难咯，无鼻塞流涕，无头晕头痛，无自汗盗汗，无胸闷心慌，食纳可，夜寐安，二便正常。舌质暗红，苔黄腻，脉滑。查血常规示：白细胞计数7.01×10^9/L，中性粒细胞百分比53%，淋巴细胞百分比39.1%。全胸片：右上肺感染。

中医诊断：肺热病；证属痰热夹瘀，肺失清肃。

西医诊断：肺炎。

治法：清肺化痰，活血化瘀。

处方：苇茎汤加减。

芦根 20g	冬瓜子 30g	薏苡仁 20g	桃仁 10g	杏仁 10g
桑白皮 15g	白毛夏枯草 30g	野荞麦根 20g	平地木 10g	僵蚕 10g
桔梗 5g	生甘草 5g	丹参 20g	陈皮 6g	橘皮 6g

4 剂后患者咳嗽减轻，痰白黏难咯，舌质暗红，苔黄腻，右手脉细小滑，辨证属湿热夹瘀，肺失清肃，治以清肺热化痰湿，佐以活血化瘀，守上方调整为加藿香 10g、佩兰 10g、砂仁 3g（后下）、车前草 10g，7 剂后患者咳嗽、咳痰消失，复查血常规正常，胸片示炎症已吸收。

按：薏苡仁小剂量 9～30g，清肺肠之热，排脓消痈。肺炎属中医学"风温""咳嗽""肺热病"病证范畴，上述患者受凉后，寒从热化，蕴结于肺，肺热郁蒸，热邪灼津成痰，形成痰热阻肺，痰阻气机，影响血行，又因痰致瘀，形成痰热瘀阻之证。芦根为芦苇的根茎，两者出自同一植物，功效相近，现多用芦根。冬瓜子功效清肺化痰，利湿排脓，应用于肺热咳嗽、肺痈等。方中重用芦根为君药，与冬瓜子相配伍，则清肺涤痰排脓之力显著。桃仁功善活血祛瘀、润肠通便、止咳平喘。薏苡仁具有上清肺热而排脓，下利水湿而祛邪之效，使湿热去则不生痰，有治病求本之意，与桃仁同为佐药。四药共奏清热化痰，逐瘀排脓之效。方中使用小剂量薏苡仁，取其清肺金之热，消痈排脓之效。故此方虽看似平淡，只要辨证得当，用之确有疗效，且其在下热散结通瘀的同时又"重不伤峻，缓不伤懈"，稍加配伍即疗效显著。

2. 薏苡仁常规剂量验案[8]

李某，女，63 岁。

临床表现：双膝关节肿痛加重明显，右膝关节周围皮肤温度升高，局部有肿块，行动不便。双手部分近端指间关节肿痛，双肩关节痛，每日晨僵 1 小时左右，无明显关节畸形。平素怕冷，乏力。口干，食纳可，眠可，二便调。舌淡红，苔黄腻，脉滑。

中医诊断：痹证；证属湿热痹阻。

西医诊断：类风湿性关节炎。

治法：清热利湿，祛风活血。

处方：薏苡仁 30g	羌活 10g	秦艽 15g	防风 10g	当归 15g
赤芍 30g	川芎 15g	苦参 15g	茵陈 15g	土茯苓 30g
山慈菇 15g	莪术 15g	金银花 30g	连翘 15g	黄柏 15g
全蝎 5g	乌梢蛇 15g	生甘草 10g		

二诊：患者双手近端指间关节肿胀已完全消失，双膝关节肿，有压痛，浮髌试验阳性，舌淡红，苔白厚，脉滑。

方用四妙丸加减，药用：

薏苡仁 30g	苍术 15g	黄柏 15g	牛膝 15g	金银花 30g
连翘 15g	蒲公英 30g	夏枯草 15g	苦参 15g	炒栀子 10g

泽泻 30g	牡丹皮 10g	莪术 12g	当归 15g	赤芍 15g
全蝎 5g	蜈蚣 2 条			

三诊：患者双膝关节肿痛减轻，服药后胃部不适。

处方：
薏苡仁 30g	苍术 15g	黄柏 15g	泽泻 30g	莪术 15g
三棱 10g	夏枯草 15g	金银花 30g	连翘 15g	土茯苓 30g
白术 10g	砂仁 6g	枳壳 10g	陈皮 10g	苦参 10g
丹参 30g	全蝎 5g	乌梢蛇 15g		

四诊：患者膝关节肿痛减轻，自觉关节怕凉怕风。舌红苔白，脉弦细。

处方：前方加生黄芪 60g，防风 12g。

五诊：患者左膝关节肿痛，右腕关节肿，活动轻度受限。舌淡红苔白，脉沉细。实验室检查：类风湿因子 115IU/mL，血沉 36mm/h。

处方：
生黄芪 60g	牛膝 15g	苍术 15g	薏苡仁 30g	萆薢 15g
金银花 30g	连翘 15g	蒲公英 15g	莪术 15g	苦参 15g
当归 15g	赤芍 15g	土茯苓 30g	蜂房 5g	穿山龙 30g
生甘草 10g				

六诊：患者左膝关节肿痛减轻，右腕关节肿减轻，活动仍受限，药后胃脘痞满。舌淡红，苔黄厚，脉滑小数。方用：

生黄芪 60g	牛膝 30g	石斛 30g	远志 15g	金银花 30g
连翘 15g	山慈菇 15g	土茯苓 30g	当归 15g	赤芍 15g
莪术 15g	白术 10g	砂仁 10g	枳壳 10g	薏苡仁 30g
苍术 10g	生甘草 10g			

按：薏苡仁常规剂量 30～60g，可渗湿除痹，能舒筋脉，缓和拘挛。该例类风湿性关节炎患者，初诊时双手、双膝关节肿痛，局部皮肤温度增高，实验室检查各项炎症指标均升高，一派湿热之象。羌活、秦艽、防风等风药，取风能胜湿之意；当归、赤芍、川芎、莪术等"治风先治血，血行风自灭"，补血活血以祛风；土茯苓、山慈菇、蒲公英、金银花、连翘清热解毒；黄柏、苦参清热燥湿；重用薏苡仁利水渗湿，祛湿除痹。重视患者关节肿痛一症，认为其必然与湿热邪气相关，所以在治疗中，重在清热祛湿，然而不论邪气多重，必定选用薏苡仁健脾利湿扶正。二诊时患者双手关节肿痛消失而双膝关节仍然肿痛，伤于湿者下先受之，在首方之中删去羌活、秦艽等疏风之药，选用四妙丸加减化裁，以清热利湿为大法，佐以活血止痛。三诊患者服药后出现胃部不适，依然重用薏苡仁，以薏苡仁性偏寒而久服益气，利水渗湿而不伤正气。不仅清利湿热，祛湿除痹，又可以顾护脾胃，扶助正气，扶正祛邪。

3. 薏苡仁大剂量验案[9]

程某，男，45 岁。

临床表现：双眼睑四周及口唇四周皮肤大面积多发增生样黄斑状改变，高于正常皮肤，形状不规则，表面光滑，伴皮肤瘙痒，黄斑按之发硬，视力模糊，双脚底麻木发凉，口干口苦，纳食正常，夜寐多梦，二便自调，舌质红暗，苔薄白，舌下静脉增粗，脉沉细数。身高 174cm，体重 79kg，BMI 26kg/m^2。双下肢动脉彩超提示：双下肢动脉硬化。血脂未见异常。3 年来，皮肤病变范围在颜面不断扩散增大，同时伴血糖升高，FBG 6.7～7.7mmol/L，2hPG 8～9mmol/L。

中医诊断：痰核，消渴；证属痰热郁结，脾湿不运。

西医诊断：黄色瘤，糖尿病。

治法：化痰消瘀，健脾清胃。

处方：四君子汤加减。

生薏米 60g	莪术 20g	茯苓 120g	党参 30g	黄芪 20g
黄芩 30g	黄连 30g	干姜 15g	苦参 15g	苦丁茶 9g
生大黄 3g				

二诊：服药 24 剂。诸症改善不明显。

处方：上方中黄芪增至 45g，生薏米增至 120g，莪术增至 30g，去党参，加全虫 9g、僵蚕 9g。

三诊：服药 28 剂。面部黄色瘤皮损减轻约 50%，皮肤由粗硬逐渐变平变软，瘙痒症状消失，皮损颜色由黄色变为浅黄，血糖较前下降，FBG 6.2～7.3mmol/L，2hPG 7.5～8.5mmol/L。疗效显著。续前方加减，以收全功。

处方：

生薏米 120g	莪术 30g	生黄芪 30g	党参 30g	骨碎补 30g
肉苁蓉 30g	鸡血藤 30g	首乌藤 30g	谷精草 30g	潼白蒺藜各 20g
密蒙花 15g	蝉衣 6g	僵蚕 6g	川桂枝 30g	川乌草乌各 15g（先煎）

患者服上方 60 余剂，黄色瘤皮损减轻约 90%，皮损颜色进一步变浅，若不细察，与正常几无差异，血糖控制较好，FBG 5.6～6.3mmol/L，2hPG 6.9～7.7mmol/L，1 周前 HbA1c 6.3%。

按：薏苡仁大剂量 60g 以上，健脾利湿，可用于赘疣、癌肿。痰、湿、瘀、热凝结，阻于面部经络，聚而成核，故见颜面部黄色瘤。此案获效的关键转机在于二诊时对部分药物及剂量的调整。生薏米健脾利湿，尤善消除因痰湿结聚所致疣状物。莪术破血消积，合生薏米为治瘤、疣之经验药对。全蝎、僵蚕活血祛瘀，走窜通络，长于疏通经络之死血、顽痰。黄芪、茯苓益气健脾，利水渗湿，黄芩、黄连、苦参、苦丁茶、生大黄苦寒清热燥湿。故服药 60 余剂，几获全效。

参 考 文 献

[1] 国家药典委员会. 中华人民共和国药典（2020 年版 一部）[S]. 北京：中国医药科技出版社，2020.

[2] 史周印，李天晓，王秋萍，等. 薏苡仁注射液在中晚期肝癌化疗栓塞中的应用研究[J]. 肿瘤，2001，21（3）：233-234.

[3] 苗明三. 薏苡仁多糖对环磷酰胺致免疫抑制小鼠免疫功能的影响[J]. 中医药学报，2002，30（5）：49-51.

[4] 徐梓辉，周世文，黄林清. 薏苡仁多糖的分离提取及其降血糖作用的研究[J]. 第三军医大学学报，2000，22（6）：578-580.

[5] 张云霞，张丽微，孙晶波. 薏苡仁醇提物的降糖作用研究[J]. 中国中医药杂志，2007，5（8）：65-66.

[6] 张明发，沈雅琴，朱自平，等. 薏苡仁镇痛抗炎抗血栓形成作用的研究[J]. 第三军医大学学报，2000，22（6）：578-582.

[7] 王聪，史锁芳. 史锁芳教授运用苇茎汤治疗肺系疾病的经验[J]. 中医药学报，2011，39（1）：29-30.

[8] 陈仲汉. 冯兴华教授临床应用薏苡仁治疗风湿病经验研究[D]. 北京：北京中医药大学，2016.

[9] 仝小林. 重剂起沉疴[M]. 北京：人民卫生出版社，2010：111-113.

泽　泻

一、概述

本品为泽泻科植物东方泽泻 *Alisma orientate*（Sam.）Juzep.的干燥块茎。冬季茎叶开始枯萎时采挖，洗净，干燥，除去须根和粗皮[1]。

【性味归经】　甘、淡、寒。归肾、膀胱经。

【功能主治】　利水渗湿，泄热，化浊降脂。用于小便不利，水肿胀满，泄泻尿少，痰饮眩晕，热淋涩痛，高脂血症。

【药典用量】　6～10g[1]。

【药理作用】

1. 利尿　研究发现，能产生利尿作用的提取物包括泽泻的醇提物、水提物和 Alisol A 24-acetate。Alisol A 24-acetate 为泽泻的最重要的利尿活性物质，可作为泽泻的药材质量评价成分应用于药物生产和检验当中[2]。

2. 降血脂　研究发现，泽泻对健康受试者的血脂产生了较为显著的影响。泽泻中的 Alisol A 24-acetate 等泽泻醇乙酸酯类化合物能够有效降低健康人血液中总胆固醇、载脂蛋白 B、低密度脂蛋白等物质的含量。研究者发现，Alisol A 24-acetate 等相关有效成分可能通过抑制三酰甘油的吸收或者是促进其消除来发挥降血脂的药理作用[3]。

3. 降血糖　对泽泻药物的水提物和醇提物的降糖作用进行对比后发现，使用两种提取物的 STZ 糖尿病小鼠模型其血糖含量均明显下降，说明两种提取物均可降低糖尿病小鼠的血糖水平[4]。

4. 降血压　泽泻药物产生抗实验性高血压的药理作用的活性成分为萜类化合物。该类化合物除了可以抑制交感神经释放去甲肾上腺素，更为重要的是，泽泻中的萜类化合物还可以产生 Ca^{2+} 阻滞作用，从而发挥其降血压的药理作用[5]。

5. 抗脂肪肝　利用甲醇等有机化学试剂提取的泽泻组分用于对不同原因所导致的动物脂肪肝的治疗，取得了较好的疗效，其对乙基硫酸和低蛋白质饮食等所致的脂肪肝也具有不同程度的治疗效果[6]。

二、泽泻量效临床参考

1. 小剂量　泽泻入煎剂 6～10g，功在利水渗湿、泻浊阴。凡肾精不足，以致便秘、头晕头痛、耳鸣耳聋、盗汗遗精、虚火牙痛等，于温肾益精药配以少量泽泻，以泻其邪水（未运化之精），往往能提高疗效。如六味地黄丸、济川煎中的泽泻用量均小于 10g，少泻利，有助于下焦气化及真阴的恢复。

2. 常规剂量　泽泻入煎剂 10～20g，长于泻热，利湿，可治疗乳汁不通、急慢性湿疹。泽泻能清膀胱之热，又能泻肾经之火，用治湿热蕴结之热淋涩痛；肾阴不足，相火偏旺之遗精、潮热。此剂量以龙胆泻肝汤为代表方。龙胆泻肝汤既能清肝胆实火，又能泻下焦湿热。肝居于下，肝肾属下焦，肝的热更应该从下而出，所以加泽泻来加强泻湿热的作用。

此外，常规剂量的泽泻可以泄湿浊从而起到化浊降脂的作用。

3. 大剂量 泽泻入煎剂 30g 以上，即体现行痰饮、导浊阴下行之效。泽泻甘淡而寒，善于淡渗利湿祛下焦湿热之邪。若要治疗饮停心下，头目眩晕，理应利水除饮，健脾制水，取大剂量加以应用。代表方泽泻汤直入脾肾二经，降浊中寓升清，标本兼治，白术健脾燥湿利水，以绝生痰之源，泽泻淡渗利湿，行痰饮，导浊阴下行。两药相须为用，重在利水，兼健脾以制水，为治脾虚水饮内停之良方。

三、泽泻不同剂量验案选析

1. 泽泻小剂量验案[7]

王某，女，58 岁。

临床表现：耳鸣时轻时重，兼见眩晕，腰膝酸软，大便秘结，3～5 天 1 次，小便清长，手足怕冷，舌淡，脉沉细。

中医诊断：耳鸣；证属肾精亏虚，腑气不通。

西医诊断：耳鸣。

治法：温肾益精，润肠通便。

处方：济川煎加减。

当归 15g	肉苁蓉 15g	熟地黄 15g	山药 15g	怀牛膝 9g
泽泻 9g	山茱萸 9g	杜仲 6g	升麻 6g	

3 剂，日 1 剂，水煎分 2 次服。

二诊：药后大便通畅，眩晕、腰膝酸软较前好转，唯耳鸣不减。守方续服 6 剂。

三诊：耳鸣渐少，大便趋于正常，1～2 天 1 次。药已对证，守方连服 2 个月，诸症消失而愈。随访 1 年未复发。

按：泽泻小剂量 6～10g，功在利水渗湿，泻浊阴。济川煎乃张景岳创制之润下剂，主治老年肾虚，症见大便秘结，小便清长，头晕目眩，腰膝酸软。方中肉苁蓉温肾益精润肠为君药；当归养血和血，润肠通便，怀牛膝补肾壮腰，性善下行，合为臣药；枳壳下气宽胸助通便，小剂量泽泻主要起到渗利小便而泻浊阴之功效，与枳壳共为佐药；升麻升清阳降浊阴，配合诸药加强通便之效为使药。患者耳鸣因肾精亏虚，3～5 天大便 1 次，故加山药、山茱萸、杜仲温肾益精，润肠通便。

2. 泽泻常规剂量验案[8]

患者，女，64 岁。

临床表现：汗出沾衣色黄，潮热已有 7 年，午后为甚，潮热时伴有黄汗出、心烦不宁，平时心情抑郁；舌左侧溃疡 1 个，直径 2～3mm，时常疼痛；另有大便前脐周疼痛，大便每日 1～2 次、不成形，便后腹痛止，舌质红，苔黄腻，脉细弦数。

中医诊断：黄汗；证属肝胆湿热、肝火上炎，肝木乘脾。

西医诊断：自主神经紊乱。

治法：清利肝胆湿热，养心安神敛汗。

处方：龙胆泻肝汤合丹栀逍遥散加减。

龙胆草 12g	山栀 12g	黄芩 12g	柴胡 12g	生地黄 12g

当归 12g	车前子 15g	泽泻 12g	通草 6g	牡丹皮 12g
白芍 12g	白术 12g	茯苓 15g	薄荷 5g	浮小麦 24g
大枣 10 枚	甘草 10g	煅龙骨 30g	煅牡蛎 30g	地骨皮 12g

7 剂，日 1 剂，水煎分 2 次服。

二诊：服药后黄汗减少，脐周痛减，舌上溃疡消失，大便基本成形，苔黄腻化薄。上方去牡丹皮、白芍、薄荷、浮小麦、煅龙骨、煅牡蛎、地骨皮，泽泻增加至 15g，白术和茯苓增加至 30g，以图进一步健脾疏肝，再予 7 剂。

三诊：黄汗止，大便正常，但潮热改善尚不明显。

按：泽泻常规剂量 10～20g，长于泄热，利湿。本案黄汗伴口疮、潮热、抑郁、心烦、苔黄腻，一方面提示湿热内蕴，另一方面肝郁日久化火。肝失条达，横逆侮脾则腹痛欲解便。龙胆泻肝汤既能清肝胆湿热，又能泻肝胆实火，再以丹栀逍遥散疏肝解郁清火，甘麦大枣汤安神养心，煅龙牡敛汗，服药 1 周黄汗减少、2 周黄汗止。黄汗可以同时存在两种病机：即"基本病机"和"关键病机"。黄汗多作为汗证中的自汗，营卫不和或卫表不固、表阳虚衰是其"基本病机"。此外，黄汗还有其特有的"关键病机"，即是张仲景早已指出的湿热交蒸。如无湿热交蒸之类"关键病机"同时存在，即便能造成自汗证也不能造成黄汗证。黄汗可以不存在营卫不和的"基本病机"（即汗出并不多），但定会存在湿热交蒸类"关键病机"。所以用龙胆泻肝汤方既能清肝胆实火，又能泻下焦湿热。

3. 泽泻大剂量验案[9]

杨某，女，42 岁。

临床表现：自诉眩晕反复发作 3 年，头脑昏沉，动则加剧，脘腹胀满，神疲乏力，胸闷纳呆，偶有便溏，舌质淡边有齿痕，苔白腻，脉细弱。

中医诊断：眩晕；证属气血亏虚，清阳不升，风痰上扰。

西医诊断：脑动脉硬化症。

治法：益气养血，息风化痰。

处方：眩得康加六君子汤。

泽泻 40g	半夏 15g	白术 20g	天麻 15g	茯苓 25g
炙甘草 15g	陈皮 15g	黄芪 30g	党参 20g	葛根 15g
木香 15g	砂仁 15g			

7 剂，日 1 剂，水煎分 2 次服。

二诊：患者药后头晕明显好转，脘腹胀满减轻，疲乏无力减轻，未便溏，偶有胸闷，舌质淡边有齿痕，苔白腻，脉细弱，此为脾气恢复健运之征象，继服上方。14 剂，每日 1 剂，水煎服。

三诊：患者药后头晕基本消失，饮食二便均正常，无胸闷，无脘腹胀满，偶有疲乏，舌质淡边有齿痕，苔白，脉细，为巩固疗效，继服上方 14 剂。随诊 1 个月，病情未复发。

按：泽泻大剂量 30g 以上，即体现行痰饮，导浊阴下行之效。眩晕一证，临床颇为多见。古人对眩晕的认识有"诸风掉眩，皆属于肝""上气不足""髓海不足"之论，朱丹溪明确提出"无痰不作眩"，张景岳强调"无虚不作眩"。主要病机是风气作祟，脾虚生痰湿，肝风夹痰上扰，治疗当息风化痰止眩，健脾利湿。方用泽泻汤和半夏白术天麻汤加减而成，有息风化痰止眩的功效。张仲景提出："心下有支饮，其人苦冒眩，泽泻汤主之。"泽泻汤有泽泻、白术二味药，重用泽泻至 40g，功专淡渗利湿，行痰饮，导浊阴下行；白术健脾燥湿利水，以绝生痰之源。泽泻汤直入脾肾二经，降浊中寓升清，标本兼治，是古人用治痰浊上犯所致眩晕的效方。有二陈汤，此方是燥湿化痰的基础方。张景岳云："五脏之病，虽聚能生痰，然无不由乎脾肾。"古语又云："善治者，不治痰以治气，气顺则一身津液亦随之顺矣。"所以用二陈汤健脾燥湿，行气化痰。方中半夏燥湿化痰，和胃降逆；陈皮健脾理气，燥湿化痰。二者合用，气顺则痰降，气化则痰化，起到相辅相成的作用。茯苓健脾利水渗湿，与泽泻相配加强利水渗湿之功；与白术相伍，加强脾运化水湿功能，使脾健运则湿痰去，湿痰去则眩晕可除。天麻入肝经，善于平肝息风，平肝阳而止眩，与半夏、白术配伍，为半夏白术天麻汤的基础。患者气血亏虚，清阳不升，则加党参、黄芪益气养血，升提清阳。葛根载药上行，木香、砂仁行气以治胸闷胀满。诸药合用，共奏息风调气，健脾利湿化痰之功。

参 考 文 献

[1] 国家药典委员会. 中华人民共和国药典（2020 年版 一部）[S]. 北京：中国医药科技出版社，2020.

[2] 王立新，吴启南，张桥，等. 泽泻中利尿活性物质的研究[J]. 华西药学杂志，2008，23（6）：672-674.

[3] 何雄伟. 泽泻对健康受试者血脂影响的临床对照研究[J]. 重庆医科大学学报，2009，34（3）：376-378.

[4] 杨新波，黄正明，曹文斌，等. 泽泻水醇提取物对链脲佐菌素诱发小鼠糖尿病的保护作用[J]. 北京军医学院学报，2000，9（2）：36-37.

[5] 周桂娟. 更年安治疗高血压病阴虚阳亢型疗效观察[J]. 河北中医，2000，22（2）：134-135.

[6] 王新华. 泽泻研究进展[J]. 中草药，1999，30（7）：557.

[7] 廖韩鹏. 济川煎新用[J]. 新中医，2002（10）：67.

[8] 杨晓帆，崔晨，耿琦，等. 以龙胆泻肝汤为主治疗黄汗经验[J]. 辽宁中医杂志，2015，42（10）：1857-1860.

[9] 王玲，马智. 马智治疗眩晕临床经验[J]. 辽宁中医杂志，2015，42（7）：1210-1211.

第二节 利尿通淋药

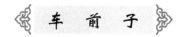

一、概述

本品为车前科植物车前 *Plantago asiatica* L.或平车前 *Plantago depressa* Willd.的干燥成熟种子。夏、秋二季种子成熟时采收果穗，晒干，搓出种子，除去杂质[1]。

【性味归经】 甘、寒。归肝、肾、肺、小肠经。

【功能主治】 清热利尿通淋，渗湿止泻，明目，祛痰。用于热淋涩痛，水肿胀满，暑湿泄泻，目赤肿痛，痰热咳嗽。

【药典用量】 9～15g，包煎[1]。

【药理作用】

1. 利尿 车前子提取物能显著下调 AQP2 的 mRNA 表达，对 AQP1 的 mRNA 表达也有一定的下调作用，但对 AQP3 的 mRNA 表达调节作用并不明显，表明车前子有明显的利尿作用，其利尿活性与降低肾髓质水通道蛋白 AQP2 和 AQP1 表达有关[2]。

2. 调血脂 通过研究车前子对高脂血症大鼠脂质过氧化的影响，发现车前子能显著提高高脂血症大鼠血清和心肌组织 SOD 活性，降低 MDA 含量，提高血清和肝脏的过氧化氢酶（CAT）、谷胱甘肽过氧化物酶（GSH-Px）活性[3]。

3. 抗炎 车前子提取液能降低大鼠皮肤及腹腔毛细血管的通透性及红细胞膜的通透性，表明车前子具有抗炎活性[4]。

4. 免疫调节 通过研究车前子黏多糖 A 对 ICR 小鼠免疫应答的影响，发现车前子黏多糖 A 可以增强小鼠绵羊红细胞（SRBC）致敏的体液免疫和过敏反应[5]。

5. 降血糖 车前子的主要黏多糖 plantage-mucilage-A 具有一定的降糖作用。栗艳彬研究发现，车前子较高剂量组能显著拮抗肾上腺素的升血糖作用，可能与促进糖原合成、促进糖利用、抑制糖异生作用有关[6]。

二、车前子量效临床参考

1. 小剂量 车前子入煎剂 10～15g，具有明目，止泻，祛痰的作用。用于水湿凝滞，目失其养而导致的视力模糊，可与夜明砂同用。还可利水湿，分清浊而止泻，即"利小便以实大便"，尤宜于湿盛之大便水泻，小便不利者。可单用本品研末，米饮送服。若脾虚湿盛之泄泻，与白术、薏苡仁同用。还可清肺化痰止咳，主治肺热痰多咳嗽，多与瓜蒌、枇杷叶同用。

2. 常规剂量 车前子入煎剂 15～20g，长于清热，利湿止带。车前子利湿泄浊，可治疗湿热瘀结下焦之带下证。

3. 大剂量 车前子入煎剂 25～70g 以上，具有通便的作用，用于治疗慢性功能性便秘。车前子口服 50～70g 功于缓泻，通便作用明显。对大便具有双向调节作用，临床上对便秘和特异性腹泻具有特异性调节作用。随着大便的排泄，还可改善痔疮的症状。

三、车前子不同剂量验案选析

1. 车前子小剂量验案[7]

张某，男，65 岁。

临床表现：双眼视物模糊、干涩，眼分泌物多，身困重，大便不爽，舌淡苔厚腻，脉弦滑。眼底检查提示右侧糖尿病视网膜病变增殖期Ⅰ期，左侧糖尿病视网膜病变非增殖期Ⅲ期，糖尿病 11 年。

中医诊断：消渴；证属湿瘀互结。

西医诊断：2 型糖尿病，右侧糖尿病视网膜病变增殖期Ⅰ期，左侧糖尿病视网膜病变非增殖期Ⅲ期。

治法：除湿行瘀。

处方：自拟消渴健脾方。

| 苍术 10g | 车前子 10g | 茵陈 10g | 夜明砂 10g | 花蕊石 10g |
| 密蒙花 10g | 土茯苓 15g | 厚朴 9g | 栀子 9g | 丹参 12g |

大黄 6g   龙胆草 6g   生薏米 30g

日 1 剂，水煎分 3 次服。

上方服用 13 剂后视物模糊逐渐改善。继服 20 余剂后左眼恢复视力，右眼视力得到提高。

按：车前子小剂量 10~15g，具有明目，止泻，祛痰的作用。患者平素嗜食肥甘厚腻之品，正如《素问·奇病论》言："此人必数食甘美而多肥也，肥者令人内热，甘者令人中满，故其气上溢，转为消渴。"久食肥甘，损伤脾胃，久则脾失健运，不能运化水湿，湿邪阻碍中焦，津液失布则口干欲饮。湿为阴邪，其性重浊，为其所伤则水谷精微不能滋养周身而倦怠乏力、肢体困重。湿凝血瘀，目络阻滞，目失其养，故视物模糊。方中苍术、土茯苓、厚朴、生薏米健脾除湿；夜明砂、花蕊石、密蒙花明目退翳；丹参、花蕊石化瘀通络；配合小剂量的车前子主要起到明目的功效，又可以健脾祛痰。诸药共奏健脾化湿、活血通络而收功。

2. 车前子常规剂量验案[8]

患者，女，23 岁。

临床表现：小腹坠胀隐痛，痛引腰骶，带下量多、色黄，质黏稠有异味。末次月经 10 月 13 日，提前 6 天，量可、色鲜红，夹少许血块，经前常乳房、小腹胀痛不舒。发病以来心烦、抑郁，口干不欲饮，大便偏干，小便黄，舌红苔黄腻，脉弦滑。

中医诊断：妇人腹痛；证属湿热瘀结下焦，兼肝郁气滞。

西医诊断：慢性盆腔炎。

治法：清热利湿祛瘀，兼以疏肝行气。

处方：四妙红酱清利汤加入疏肝理气之品。

制苍术 15g	盐黄柏 8g	薏苡仁 20g	川牛膝 12g	红藤 20g
败酱草 20g	赤芍 15g	车前子 30g	土茯苓 30g	生地黄 12g
生甘草 6g	醋柴胡 9g	醋香附 10g		

日 1 剂，水煎服，共 6 剂。

嘱饮食清淡易消化，心情舒畅。

二诊：诉服药后腹痛、腹坠、腰痛、带下量多色黄等症明显减轻，唯小便量多。药证合拍，原方稍事损益，车前子、土茯苓各减量至 15g，继服，6 剂。

三诊：诉现小腹、腰骶已不甚疼痛，带下量色质已趋正常，舌淡红，苔略黄，脉弦细略数。月事将至，当予调经，故于二诊方中暂去生地黄、车前子、土茯苓等清热利湿太过之品，加炒白芍 15g、枳壳 12g、延胡索 10g、当归 12g，3 剂，服至经至。服药后月事于 12 日下午潮，16 日净，经前腹痛、乳胀等症较上次月经明显减轻，现小腹、腰骶已很少疼痛，故未继续用药。

四诊：诉未服药期间病情平稳，二便调，舌淡红苔略黄，脉细略数。前期大剂清热利湿祛瘀之品，久用伤正，"急则治其标，缓则治其本"，现大势已去，当标本兼治，攻补兼施，故佐入健脾升清之品，药用：

炒白术 15g	盐黄柏 8g	薏苡仁 20g	川牛膝 12g	红藤 15g
败酱草 15g	赤芍 15g	生地黄 12g	茯苓 15g	炒山药 20g
升麻 3g	生甘草 6g			

6 剂，每剂服 2 天。

经药物治疗后，电话告知，现小腹、腰骶已不疼痛，带下已基本正常。嘱再服上方6剂，每剂服2天，以资巩固。

按：车前子常规剂量15~20g，长于清热，利湿止带。患者小腹、腰骶疼痛，带下量多、色黄质黏稠，月经提前，经前乳房小腹胀痛，平素心烦抑郁。此乃湿热瘀结下焦，损伤冲带，肝郁气滞，壅阻经脉之证。自拟四妙红酱清利汤系以四妙丸加味而成，方中制苍术、薏苡仁健脾除湿不伤正；盐黄柏苦燥长于清下焦湿热；土茯苓、车前子剂量均较大，主要起到淡渗利湿、清热的作用；合生地黄既可以清热凉血，又能养阴生津，以制约清利太过伤阴；川牛膝、赤芍活血化瘀导热下行，兼能引药下达病所；红藤、败酱草善清热解毒排脓，为治妇科炎症良药；甘草调和诸药，缓和药性。全方有攻有补，清热利湿祛瘀以治其标，健脾养阴扶正以固其本，标本兼治，用治本病证属湿热瘀结下焦者，药证相符。程钟龄《医学心悟·妇人门·带下》云："大抵此症不外脾虚有湿，脾气壮旺，则饮食之精华生气血而不生带，脾气虚弱，则五味之实秀，生带而不生气血。"故在清热利湿祛瘀的同时，当健脾升清以扶正，乃于二诊方中去柴胡、香附，加炒山药、升麻，易苍术为炒白术，易土茯苓为云茯苓，诸药意在清热利湿祛瘀，健脾益气升清，清阳得升，浊阴自降，疾病向愈。

3. 车前子大剂量验案[9]

患者，女，3岁。

临床表现：其母亲口述：患儿半年前中秋节过食月饼、桔子等后，夜间腹胀腹痛，次日出现水样便7次。形体虚弱，面色淡白，口唇、舌质红，苔黄厚干燥，口渴喜饮温水，烦躁不安，腹软无包块，脉数无力，指纹稍红。便常规检查：黄色稀便，有黏液。

中医诊断：腹泻；证属湿热。

西医诊断：急性胃肠炎。

治法：清利湿热，健脾消食，分清泌浊。

处方：自拟车前子方。

车前子25g（包煨）	神曲15g	连翘10g	薏苡仁10g	煅牡蛎10g
葛根6g	藿香6g	苍术6g	苏梗6g	白术6g
茯苓6g	桂枝6g	石菖蒲6g	公丁香5g	

水煎温服，日3次，2天煎服1剂。

暂禁吃酸冷，煎服2剂后，患儿腹痛消失，水泻停止，饮食睡眠良好而痊愈。

6个月后随访未见复发。

按：车前子大剂量25~70g，具有通便的作用。湿热腹泻多因饮食内伤，积滞化热所致。饮食积滞，湿热郁内，脾失健运是湿热腹泻的主要原因。儿童脏腑娇嫩，脾胃功能欠佳，暴饮暴食后，食积肠内，得不到及时运化吸收，湿热郁积而易患本病。《素问·痹论》："饮食自倍，肠胃乃伤。"《幼科全书》认为："凡泄泻皆属于湿。"说明湿热腹泻与饮食内郁、清浊不分有密切关系。本方重用车前子在于清利湿热，健脾化浊，分别清浊而止泻。车前子味甘，性微寒，归肺、膀胱、小肠、肾、肝经，是利水通淋的主药，且不伤脾胃，对于脾胃不和而湿盛泄泻，小便不利患者，疗效卓著。配以茯苓、薏苡仁、白术、桂枝在于助车前子分别清浊，健脾利水止泻以治其本。佐以藿香、苍术、苏梗芳香化湿，醒脾健胃，透表和里，振奋脾阳，实则标本兼治。连翘清热除湿，神曲为消食化积良药，煅牡蛎涩肠止泻较好。本方对于湿热腹泻有良效。

参 考 文 献

[1] 国家药典委员会. 中华人民共和国药典（2020 年版　一部）[S]. 北京：中国医药科技出版社，2020.

[2] 颜升，曾金祥，毕莹，等. 车前子提取物对正常大鼠利尿活性及肾脏水通道蛋白与离子通道的作用[J]. 中国医院药学杂志，2014，34（12）：968-971.

[3] 王素敏，张杰，李兴琴，等. 车前子对高脂血症大鼠机体自由基防御机能的影响[J]. 中国老年学杂志，2003，23（8）：529-530.

[4] 张振秋，李锋，孙兆姝，等. 车前子的药效学研究[J]. 中药材，1996，19（2）：87-89.

[5] Kim J H, Kang T W, Ahn Y K. The effects of plantagomucilage A from the seeds of Plantago asiatica, on the immune responses in ICR mice [J]. Arch Pharm Res，1996，19（2）：137-142.

[6] 友田正司，陆光伟. 生药中的生物活性多糖（3）[J]. 国际中医中药杂志，1990（5）：20-23.

[7] 邓德强，许公平老中医治疗糖尿病周围神经病变、视网膜病变临床经验浅析验案[J]. 新疆中医药，2016，34（1）：35-37.

[8] 蒋俊涛，廖贵阳. 从湿热瘀论治慢性盆腔炎举隅验案[J]. 山东中医杂志，2011，30（1）：59-60.

[9] 胡文科，车前子方治疗湿热腹泻 245 例[J]. 四川中医，2000，18（1）：34.

滑　石

一、概述

本品为硅酸盐类矿物滑石族滑石，主含含水硅酸镁[$Mg_3(Si_4O_{10})\cdot(OH)_2$]，采挖后，除去泥沙和杂石[1]。

【性味归经】　甘、淡、寒。归膀胱、肺、胃经。

【功能主治】　利尿通淋，清热解暑；外用祛湿敛疮。用于热淋，石淋，尿热涩痛，暑湿烦渴，湿热水泻；外治湿疹，湿疮，痱子。

【药典用量】　10～20g，先煎。外用适量[1]。

【药理作用】

1. 利尿　实验表明六一散对小鼠有明显的利尿作用。按 2g/kg 灌胃给药，观察其 6 小时内排尿情况，结果服药后 3 小时内尿量明显增加，3 小时后恢复正常。拆方研究证实，滑石具有一定的利尿作用，但作用时间较短[2]。

2. 镇痛　静脉注射石膏注射液（2～4mL/kg）后 60min 内，76.47%的 C 类纤维传入引起的体感皮层诱发电位峰值明显衰减甚至消失，表明石膏注射液对 C 类纤维传入引起的体感皮层诱发电位有选择性抑制作用，有较明显的镇痛作用[3]。

3. 退热　研究得出在小鼠和大鼠离体肠管中，石膏上清液所含钙的透过率比硫酸钙、氯化钙、葡糖糖酸钙及辛酸钙均大[4]。但根据溶解度原理石膏上清液钙溶存量极少，这似乎提示我们石膏除钙以外所含成分在石膏退热作用中的作用是不可忽视的。

二、滑石量效临床参考

1. 小剂量　滑石入煎剂 8～12g，可通淋，清热。滑石性滑利窍，寒则清热，能清膀胱湿热而通利水道。若湿热下注之热淋及尿闭，常与木通、车前子、瞿麦同用，如八正散清热泻火，利水通淋；若治石淋，可与海金沙、金钱草、木通配伍，如三金排石汤可排石通淋，清热利湿。

2. 常规剂量　滑石入煎剂 12～20g，长于利水渗湿，消肿。治疗小便不利，身热口渴，肢体浮肿等病症，如滑石 15g 配伍于猪苓汤中来清热利湿，佐以阿胶滋阴润燥，共成利水清热养阴之方。

3. 大剂量　滑石入煎剂 20～30g，具有通经活血的作用，可通调月经，治疗经闭。还可收湿敛疮，治疗湿疮，湿疹，可单用，撒布患处；治痱子，则可与薄荷、甘草配合外用。

三、滑石不同剂量验案选析

1. 滑石小剂量验案[5]

患者，男，28岁。

临床表现：腰部疼痛，可牵扯至少腹，伴见肉眼血尿、尿频、尿痛及尿意不尽，无明显发热，饮食睡眠一般，大便正常。查体：左肾区压痛、叩击痛。舌质淡，苔黄腻，脉弦滑。急诊尿常规示：红细胞（＋＋＋），白细胞 6～8 个/HP，尿蛋白（＋）。B 型超声显示：左肾内位于上盏可见一大小约 5 mm×3 mm 强光影，输尿管、膀胱未见异常。急诊予以左氧氟沙星抗感染，消旋山莨菪碱解痉止痛及相关支持治疗。

中医诊断：石淋；证属湿热瘀结。

西医诊断：肾结石。

治法：清热利湿，活血祛瘀，通淋排石。

处方：三金排石汤加减。

杜仲 20g	续断 15g	桑寄生 20g	牛膝 10g	赤芍 10g
黄芪 20g	茯苓 15g	薏苡仁 15g	滑石 10g（包煎）	穿山甲 5g
甘草 5g	大黄 6g			

7 剂，水煎服，早晚分服。

同时嘱患者可将中药煎第 3 次，煎汤代茶饮用，多饮水，多跳动，合理安排膳食，适当憋尿以助结石排出。

复诊，患者诉服药后第 5 天排出一绿豆大小形状不规则结石，现有轻度腰痛，余无其他不适，舌淡红，苔薄黄，脉弦。

患者排石后，舌苔仍有热象，方予知柏地黄汤加减：

知母 10g	黄柏 10g	熟地黄 15g	山萸肉 10g	山药 20g
茯苓 10g	泽泻 10g	牡丹皮 10g	杜仲 20g	寄生 15g
菟丝子 15g	金银花 15g	甘草 5g		

10 剂，水煎服，早晚分服。

半个月后随访，患者无明显不适。

按：滑石小剂量 8～12g，可通淋，清热。肾结石属于中医"石淋"的范畴。本病的发生正如《诸病源候论·淋病诸候》所述："石淋者，淋而出石也，肾主水，水结则化为石，故肾客沙石，肾虚为热所乘，热则成淋。"运用清热利湿之法，促使结石的排出，予三金排石汤加减治疗。方中小剂量滑石利水通淋，通利水道；大黄泻下；甘草缓急；牛膝引药入经。诸药合用，增加排尿量，加快输尿管的蠕动频率，使结石排出。

2. 滑石常规剂量验案[6]

陈某，女，45 岁。

临床表现：患者眼睑及肢体水肿，腰酸腰痛，尿频尿痛，舌淡，苔白腻，脉沉细。尿检查：白细胞（+），上皮细胞（+），尿培养大肠杆菌（+）。

中医诊断：水肿；证属湿热蕴结下焦。

西医诊断：慢性肾盂肾炎。

治法：利湿清浊。

处方：猪苓汤加味。

茯苓 12g	猪苓 12g	白术 12g	泽泻 6g	滑石 15g
栀子 10g	阿胶 10g			

日 1 剂，水煎服。

坚持服药 20 余剂，诸症消失。

按：滑石常规剂量 12～20g，长于利水渗湿，消肿。《金匮要略》描述："淋之为病，小便如粟状，小腹弦急，痛引脐中。"淋证主要病因是湿热蕴结下焦。慢性肾盂肾炎在中医学中属于"劳淋""血淋"和"膏淋"的范畴。治疗原则以利湿清浊为主，常用猪苓汤加味治疗。方中滑石甘淡而寒，用量为 15g，不但清热利湿而不伤阴，又可消肢体水肿；猪苓、茯苓甘淡，渗脾肾之湿；泽泻咸寒，泄肾与膀胱之湿；阿胶滋阴润燥。全方疏泄湿浊之气而不留瘀滞，亦能滋润真阴而不虑枯燥。

3. 滑石大剂量验案[7]

患者，女，31 岁。

临床表现：月经周期 1～3 个月，量少，色红。末次月经来潮，乳房胀痛明显，纳少，乏力腰痛，白带多，大便正常。舌淡红，苔薄白，脉濡。B 超检查子宫内膜厚度 7mm。生育史：0-0-1-0。妇科检查：外阴无殊，阴道通畅，宫颈中度炎症，宫体后位，正常大小，活动、质中、压痛，两侧附件压痛。舌淡红，苔薄白，脉濡。

中医诊断：闭经，带下病；证属湿滞。

西医诊断：闭经。

治法：渗利湿浊，活血通经。

处方：车萹通瞿汤（自创方）。

车前子 20g	萹蓄 20g	木通 10g	瞿麦 12g	白茅根 20g
滑石 30g	琥珀 5g	赤芍 20g	牡丹皮 12g	川牛膝 30g

日 1 剂，水煎服，共 7 剂。

按：滑石大剂量 20～30g，具有通经活血的作用。方中使用的方剂系马大正教授的自创方车萹通瞿汤。方中滑石性通利下窍，有利于通调月经，《本草再新》称滑石"通经活血"，《汤液本草》又说滑石主"女子乳难"。作为通经药物，滑石、车前子、萹蓄和白茅根加大剂量使用，一般用至 20～30g 方取效。在此渗利湿浊的方剂中再助以赤芍、牡丹皮、川牛膝活血通经，湿去络畅，经隧畅通，月水自行。

参 考 文 献

[1] 国家药典委员会. 中华人民共和国药典（2020 年版 一部）[S]. 北京：中国医药科技出版社，2020.
[2] 徐富一，郑国永. 滑石对关节炎效能的研究[J]. 河南中医学院学报，2003，18（3）：21.
[3] 刘甘泉，姚愈忠，张金梅. 石膏注射液中枢镇痛作用的实验研究[J]. 中药药理与临床，1995，11（5）：5.
[4] 马英平，薛长松. 石膏退热的进展[J]. 黑龙江中医药，1995（3）：54-55.
[5] 王孙亚，何清湖，谭新华，等. 谭新华教授自拟三金排石汤治疗肾结石验案[J]. 时珍国医医药，2018，29（3）：705-706.
[6] 毛兵生. 岳美中祛湿法临床运用经验验案[J]. 湖南中医杂志，1994，10（5）：34-36.
[7] 胡慧娟，马大正. 马大正教授治疗闭经新法探析验案[J]. 浙江中医药大学学报，2016，40（5）：376-379.

第三节　利湿退黄药

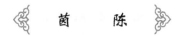

茵　　陈

一、概述

本品为菊科植物滨蒿 *Artemisia scoparia* Waldst. et Kit. 或茵陈蒿 *Artemisia capillaris* Thunb.的干燥地上部分。春季幼苗高 6～10cm 时采收或秋季花蕾长成至花初开时采割，除去杂质和老茎，晒干。春季采收的习称"绵茵陈"，秋季采割的称"花茵陈"[1]。

【性味归经】　苦、辛，微寒。归脾、胃、肝、胆经。

【功能主治】　清利湿热，利胆退黄。用于黄疸尿少，湿温暑湿，湿疮瘙痒。

【药典用量】　6～15g。外用适量，煎汤熏洗[1]。

【药理作用】

1. 利胆　现代药理研究表明，茵陈有松弛胆管括约肌、促进胆汁分泌、增加胆酸和胆红素排泄等功效[2-3]。茵陈色原酮利胆作用最强，能通过抑制 β-葡萄糖醛酸苷酶（β-BD）的活性降低葡萄糖醛酸分解，从而加强肝脏解毒作用[4]。

2. 保肝　茵陈及其方剂在临床上常被应用于治疗脂肪肝、酒精肝、病毒性肝炎等肝疾病。研究表明，茵陈具有保护肝细胞膜完整性及通透性、防止肝细胞坏死、促进肝细胞再生及改善肝脏微循环、抑制葡萄糖醛酸酶活性、增强肝脏解毒等功能[5]。

3. 免疫调节　茵陈中的咖啡酸等能增加白细胞数目，其中的植物蛋白具有诱生干扰素的作用[6]。茵陈的水提物在临床上还被用作器官移植后的免疫抑制剂，Wai-Pui Tsea 等通过体外实验研究发现，茵陈水提物能通过作用于 HaCaT 细胞抑制 Hs68 细胞的增殖，从而起到免疫抑制作用[7]。

4. 解热镇痛　茵陈中的主要成分 6,7-二甲氧基香豆素对正常小鼠有明显降温作用，对鲜啤酒酵母 2,4-二硝基苯酚致热大鼠也有明显退热作用[8]，并具有明显镇痛作用[9]。

二、茵陈量效临床参考

1. 小剂量　茵陈入煎剂 3～9g，功在利湿退黄，祛风止痒。治疗病人身如金色，不多

语言，四肢无力，好眠卧，口吐黏液：茵陈蒿、白鲜皮各一两。上二味粗捣筛。每服三钱
匕，水一盏，煎至六分，去滓，食前温服，日三（《圣济总录》茵陈汤）。治疗风瘙瘾疹，
皮肤肿痒：茵陈蒿一两，荷叶半两。上二味捣罗为散。每服一钱匕，冷蜜水调下，食后服
（《圣济总录》茵陈蒿散）。

2. 常规剂量 茵陈入煎剂 10～20g，更擅清利湿热。可治疗带状疱疹、黄褐斑、酒渣
样皮炎及颜面部痤疮。

3. 大剂量 茵陈入煎剂 30g 以上，可明显加强清热利湿退黄之效，用来治疗急性传染
性黄疸型肝炎、肝硬化腹水、胆道蛔虫病等。

三、茵陈不同剂量验案选析

1. 茵陈小剂量验案[10]

苏某，男，9岁。

临床表现：全身皮肤、眼白发黄，厌食欲呕，舌赤，脉数。最近发现面黄、尿黄，门
诊检查，肝肋下 1cm，收入住院，肝功能检查：凡登白试验直接、间接均阳性，胆红素
1.5mg/dL，黄疸指数 15μmol/L，麝浊 5μmol/L，脑絮（+++），谷丙转氨酶 192μmol/L，诊
断为急性黄疸型肝炎。

中医诊断：黄疸；证属肝经湿热。

西医诊断：黄疸。

治法：清热利湿退黄。

方药：茵陈蒿汤加减。

茵陈 9g	牡丹皮 6g	栀子 9g	法半夏 9g	虎杖 15g
车前子 9g	连翘 9g	龙胆草 6g		

二诊：黄疸退，症状缓解，改方如下：

苍术 15g	厚朴 6g	陈皮 3g	神曲 6g	山楂 9g
谷芽 9g	茵陈 15g	车前子 9g	木通 9g	

此后一直服此方，至 5月 13日复查肝功能，谷丙转氨酶再下降到 23U/L，其他肝功能
指标亦恢复正常，患儿精神、食欲正常。

按： 茵陈小剂量 3～9g，功在利湿退黄，祛风止痒。此证乃由于饮食不节，肝失条达，
脾失健运，毒邪乘机侵入肝脏，以致胆汁外溢，郁积于血，形成黄疸，治宜清热、利湿、
退黄，初用茵陈蒿汤加味，利湿退黄，清利湿热。方中茵陈量小，主要起利胆退黄，清利
湿热之功。到 27日复诊，见黄疸退缓，病儿食欲未恢复，乃湿困脾胃，影响胆汁排泄，
改用平胃散加减，燥湿运脾，燥湿与行气并用，而以燥湿为主。燥湿以健脾，行气以祛湿，
使湿去脾健，气机调畅，脾胃自和。服后症状逐渐消失，痊愈出院。

2. 茵陈常规剂量验案[11]

刘某，女，18岁，2003年 3月 7日初诊。

临床表现：患者每次月经来 1周左右，颜面部始生痤疮，多为圆形红色丘疹，挤压可
有乳白色脂栓，偶见脓疮。月经一过，症状日减，俟下次经来症状复作，深以为苦。平素
性情急躁、口苦咽干、两乳胀痛、大便干结。舌质暗红，苔中黄腻，脉弦数。

中医诊断：疗疮；证属肝经郁热，湿毒蕴结。

西医诊断：痤疮。

治法：清肝理气，化湿解毒。

处方：茵陈蒿汤加味。

茵陈 15g	栀子 10g	大黄 10g	薏苡仁 30g	牡丹皮 10g
赤芍 10g	郁金 10g	地肤子 30g	柴胡 10g	升麻 3g
甘草 5g				

水煎，每于经来前 10 天服用，5 剂。

经治疗 2 个月经周期，症状未发。后嘱患者服用逍遥丸 4 月余。随访 1 年，病情稳定。

按： 茵陈常规剂量 10～20g，功擅清利湿热。该病是青春期一种毛囊与皮脂腺的慢性炎症，多为肝火亢盛、湿热内蕴所致，每因情志暴躁、过食辛辣膏粱厚味而发。本案除以上诸因外，更加之经血下行，肝阳失约，与湿热相结，"郁乃痤"发为本病。选药茵陈、薏苡仁、栀子清热利湿，其中茵陈剂量为 15g，属常规剂量，其清热利湿作用显著，柴胡、郁金调达肝木，大黄、牡丹皮、赤芍凉血散结。虽选治黄之茵陈蒿汤，但药证相合，其病乃愈。

3. 茵陈大剂量验案[12]

肖某，女，34 岁。

临床表现：突然右上腹钻顶样阵发性绞痛。疼痛剧烈时痛引右肩胛及背部，伴剧烈呕吐，在家曾呕出黄色苦水及蛔虫 2 条。望其形态，身体蜷缩一团，苦不堪言。舌质红，苔黄腻，脉弦。体检：体温 37.5℃，血压 120/75mmHg，墨菲征（+），血白细胞计数 9.8×10^9/L，中性粒细胞百分比 75%，淋巴细胞百分比 25%。

中医诊断：腹痛；证属肝胆湿热。

西医诊断：胆道蛔虫病。

治法：利胆驱蛔。

方药：茵陈 60g

上药煎 2 次共取 300mL，频频温服。

约 35 分钟，剧痛渐止，仅右上腹隐痛。3 小时后再煎服以上方药 1 剂，蛔下痛止，之后使用驱虫剂而痊愈。

按： 茵陈大剂量 30g 以上，可明显加强清热利湿退黄之功。"蛔得酸则静，得辛则伏，得苦则下。" 茵陈苦寒，具有利胆清热苦下之功。据药理研究发现，茵陈有利胆汁排泄、舒张胆管括约肌、麻痹蛔虫，使蛔虫排出的作用。临床运用时，注意重剂量，茵陈需用 60g 以上，并应煎水频服，方能奏效。

参 考 文 献

[1] 国家药典委员会. 中华人民共和国药典（2020 年版　一部）[S]. 北京：中国医药科技出版社，2020.

[2] 张萍青. 加味茵陈蒿汤治疗新生儿母婴血型不合溶血病 56 例疗效观察[J]. 齐齐哈尔医学院学报，2002，23（1）：41-42.

[3] YOON M KIM M Y. Theanti-angiogenic herbal com-position Ob-X from Morus alba, Melissa officinalis, and Artemisia capillaris regulates obesity in genetically obese ob/obmice[J]. Pham Biol，2011，49（6）：614-619.

[4] 王宏霞. 综合治疗新生儿母乳性黄疸[J]. 实用儿科临床杂志，2003，18（9）：745-747.

[5] 唐凯. 经方合用治慢性乙型肝炎高胆红素血症 40 例[J]. 国医论坛，2002，17（1）：6-8.

[6] LEE H I，SEO K O，YUN K W，et al. Comparative study of thehepatoprotective efficacy of Artemisia scoparia and Artemisia capillaris onethanol-adminis-tered mice[J]. J Food Sci，2011，76（9）：209-211.

[7] TSEA W P，CHEA C T，LIU Ken，et al. Evaluation of the anti-proliferative properties of selected psoriasis-treating Chinese medicines on cultured HaCaT cells[J]. Journal of Ethnopharmacology，2006，108：133-141.

[8] 谢田，牛笑壳，刘占滨，等. 茵陈的药理作用及临床应用进展[J]. 黑龙江中医药，2004（4）：50-52.

[9] HABIB M，WAHEED I. Evaluation of anti-nocicep-tive，anti-inflammatory andantipyretic activities of Ar-temisia scoparia hydromethanolicextrac[J]. Journal of Ethnopharmacology，2013，145：18-24.

[10] 邱畲泽. 黄伟林医案[M]. 梧州市人民医院，1978：38-39.

[11] 郑芳忠. 茵陈蒿汤治疗皮肤病验案举隅[J]. 四川中医，2006（7）：95.

[12] 徐子华. 重剂一味茵陈煎治疗胆道蛔虫症[J]. 中国中医急症，1998（5）：223.

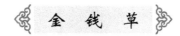

金 钱 草

一、概述

本品为报春花科植物过路黄 *Lysimachia christinae* Hance 的干燥全草。夏、秋二季采收，除去杂质，晒干[1]。

【性味归经】 甘、咸，微寒。归肝、胆、肾、膀胱经。

【功能主治】 利湿退黄，利尿通淋，解毒消肿。用于湿热黄疸，胆胀胁痛，石淋，热淋，小便涩痛，痈肿疔疮，蛇虫咬伤。

【药典用量】 15～60g[1]。

【药理作用】

1. 利尿排石 金钱草有利尿通淋的功效，其利尿排石的药理作用已有相关文献报道[2-3]。单海涛等[4]将芍药、甘草和金钱草配伍，其水煎液可提高输尿管平滑肌的张力，且随着金钱草用量的增加而增加，可见金钱草利尿排石的显著效果。

2. 利胆 研究发现[5]，经由十二指肠给予大鼠金钱草水、醇提取物，能够显著提高正常大鼠的胆汁分泌量；且金钱草醇提物组的大鼠胆汁分泌量明显高于金钱草水提物组，说明醇提物的利胆作用明显优于水提物。

3. 抑制结石形成 有研究发现[6]，金钱草不仅能减少动物草酸钙结石的形成，对处理过的正常人尿液中生成的一水合草酸钙和二水合草酸钙晶体也有很好的抑制作用，证明了金钱草在泌尿系结石疾病上的治疗作用。

4. 抗感染 金钱草对组胺引起的小鼠血管通透性增加、巴豆油所致小鼠耳肿胀及大鼠棉球肉芽肿具有显著的抑制作用，同时证明金钱草抗感染的有效成分为总黄酮和酚酸物[7]。

二、金钱草量效临床参考

1. 小剂量 金钱草入煎剂 10～30g，清热化湿，疏肝利胆，消炎。凡七情怫逆，饮食不节致肝胆疏泄失调，胆腑通降不利，气机不畅，日久气滞又生瘀血，或横逆中焦，痰、火、湿、食互阻，脾胃运化失度，肝气久郁化火，湿热蕴积而导致的肝胆炎症等，都可予清热解毒药中加入小剂量金钱草，起到清热解毒，疏肝利胆抗炎之效。

2. 常规剂量 金钱草入煎剂 30～100g，利水通淋，退黄。中医学认为黄疸多责于肝胆脾胃湿热，以湿热互结为其基本病机，而退黄以清热、祛湿为主，并且湿热要有泄利途径，其中从大、小便分消为其主道，故应重利大、小便。金钱草50～60g在肝炎退黄治疗中疗效显著，值得临床推广。

3. 大剂量　金钱草入煎剂100～300g，清利湿热，通淋排石，力专而势雄，为治疗结石之要药，可以多靶点治疗泌尿系结石。著名医家岳美中治疗泌尿系结石，金钱草常常用到120～210g，收效显著。凡临床以小便频数、短涩、淋漓刺痛，小腹拘急隐痛，腰痛，尿出砂石为特征的泌尿系结石，予清热利湿药配以大剂量金钱草，以达溶石、排石之效。

三、金钱草不同剂量验案选析

1. 金钱草小剂量验案[8]

王某，女，42岁。

临床表现：上腹绞痛，恶心、呕吐、精神差，脉数，舌苔白腻。腹部超声显示：空腹胆囊液平4.0cm，液平内发现小波反射。脂餐试验：胆囊收缩功能差。

中医诊断：腹痛；证属脾失健运，胆汁郁而不畅。

西医诊断：急性胆囊炎。

治法：清肝利胆，健脾和胃。

处方：柴胡9g　　　紫花地丁30g　　蒲公英30g　　金钱草10g　　半边莲30g
　　　炒灵脂10g　　炒蒲黄10g　　延胡索9g　　乌药10g　　广木香10g
　　　香附10g　　　郁金10g　　　白芍15g　　吴茱萸6g　　佛手9g

　　　　　　　　　　　　　　　　　　日1剂，水煎分2次服，共3剂。

二诊：服上药后，疼痛减轻，恶心、呕吐好转，舌苔仍腻。

处方：按上方加建曲12g、谷芽10g、麦芽10g、枳壳10g、白扁豆10g。

上方5剂药服后，诸症痊愈而出院。

随诊情况：2个月后患者来院反映自出院后病情未再复发。

按：金钱草小剂量10～30g，清热化湿，疏肝利胆，消炎。急性胆囊炎是临床常见病症，由于患者饮食不慎，复感风寒，情感所伤而引起右上腹部绞痛。"六腑以通为用，通则不痛"，治疗急性胆囊炎应疏肝利胆，健脾和胃。方中柴胡疏肝利胆，和解表里；金钱草10g，量小，足以起到利湿清热，利胆的作用，能促进肝细胞分泌胆汁；紫花地丁、蒲公英、半边莲清热解毒；广木香、香附、郁金等疏肝理气；延胡索、乌药、白芍、吴茱萸等调气温胃止痛。全方合用，起到疏肝利胆、行气止痛之功。

2. 金钱草常规剂量验案[9]

邓某，男，28岁。

临床表现：恶心、呕吐明显，呕吐物为胃内容物及痰涎，纳差，口涌清涎，口淡不苦，胃脘隐痛不适；身、目、尿俱黄，大便干结；舌淡红，苔白，脉弦滑。肝功能：总胆红素（TBIL）186.9μmol/L，ALT 510U/L。乙肝五项：HbsAg（＋），HbsAb（－），HbeAg（＋），HbeAb（－），HbcAb（＋）。腹部B超：肝切面内形态大致正常，肝内光点分布不均，光点增粗，回声增强，血管网走向尚清晰，门脉内径1.6cm，肝剑突下6.3cm，右肋下未见，胆囊切面内径7.9cm×3.6cm，囊内未见异常回声，脾厚5.1cm；提示肝硬化、脾大。

中医诊断：黄疸；证属湿重于热。

西医诊断：慢性乙型病毒性肝炎（黄疸性），肝炎后肝硬化。

治法：清热利湿，化痰和胃，运脾退黄。

处方：甘露消毒丹加减。

茵陈蒿 30g	金钱草 100g	虎杖 10g	石菖蒲 10g	广陈皮 10g
生白术 10g	藿香 10g	白蔻仁 10g	泽泻 15g	猪苓 15g
黄芩 10g	黄柏 5g			

日1剂，水煎分2次服，共4剂。

同时予甘草酸二铵注射液 30mL、茵栀黄注射液 60mL 静脉滴注，每日1次。

二诊：精神、食欲明显好转，无明显胃脘疼痛，口淡、口涌清涎已明显减轻，身、目、尿黄减，无恶心、呕吐；大便每日1次，颜色及形态尚可。肝功能 TBIL 84.4μmol/L，ALT 430U/L。原方加板蓝根 10g，甘草酸二铵注射液及茵栀黄注射液继用。

三诊：精神、食欲好转，口涌清涎已明显减少，身黄不明显，仍目黄、小便黄；大便每日1次，颜色及形态尚可。肝功能 TBIL 57.0μmol/L，ALT 175U/L。患者黄染明显减轻，前方去黄柏，以免苦寒伤及脾肾，茵栀黄注射液同理而停用；因转氨酶仍高，故甘草酸二铵注射液继用。

四诊：仍感口中少量涌涎，目黄已不甚明显，仍小便黄，余无明显症状；舌暗淡，苔薄白，脉弦滑。肝功能 TBIL 38.76μmol/L，ALT 48U/L。湿热渐退，正虚邪浅，治宜理气扶正，化湿解毒。

处方：柴胡 10g	黄芩 10g	茵陈蒿 30g	虎杖 10g	法半夏 10g
陈皮 10g	白术 12g	太子参 10g	泽泻 15g	猪苓 15g
茯苓 10g				

转氨酶已接近正常，故停用甘草酸二铵注射液。

五诊：无明显口中涌涎，身、目无黄染，仍小便黄，余无明显症状；舌暗淡，苔薄白，脉弦滑。继用前方。

六诊：小便略黄，余无明显症状；舌暗淡，苔薄白，脉弦滑。肝功能 TBIL 22.8μmol/L，ALT 正常。湿热余邪未清，瘀血阻滞，在前方基础上加用活血通脉、化痰软坚之品以善其后。

处方：柴胡 10g	黄芩 10g	茵陈蒿 30g	虎杖 10g	法半夏 10g
陈皮 10g	白术 12g	太子参 10g	泽泻 15g	猪苓 15g
茯苓 10g	地龙 10g	土鳖虫 5g	生牡蛎 10g	

日1剂，水煎分2次服，共3剂。

按： 金钱草常规剂量30～100g，利水通淋，退黄。该患者虽辨证为湿重于热，但既有化热入腑、大便干结之象，又有脾虚不能化湿之虑，所以用药组合上颇费思量，既要化湿不伤阴、解毒不伤脾，又要醒脾运脾不化燥、助热。因此，化湿运用茵陈蒿、金钱草、泽泻、猪苓组合，金钱草 100g 有退黄作用，上四味虽大剂量用之，但均属清淡之品，不易助热伤阴，亦不虑伤及脾胃；再以广陈皮、生白术、藿香、白蔻仁芳香化湿、助脾运化；虎杖、黄芩、黄柏清三焦热，兼以通腑泻热，防止湿浊化热入腑；石菖蒲一味，兼有化痰和胃、开窍醒神之功效，既能化痰止呕、和降胃气以助食欲，又可以开窍醒神，防止湿热化痰上蒙清窍而昏迷。

3. 金钱草大剂量验案[10]

王某，男，54岁。

临床表现：初诊腰痛、尿频、乏力2年余，舌红苔白，脉细弦。B超检查：左肾内可见数个互通的暗区，最大约5.4×2.9cm，并有一直径1.9cm大小强光团反射，左侧输尿管上段扩张。查尿WBC 2～3个/HP。以补肾益气利尿论治，用济生肾气汤合二至丸加黄芪、当归、防风、金钱草，水煎服4剂。药后效果不著。

中医诊断：石淋；证属湿热下注。

西医诊断：肾结石。

治法：清热利湿，通淋排石。

处方：金钱草210g（先煎）　　　代水海金沙30g　　　滑石12g（包）　　　甘草3g
　　　怀牛膝10g　　　　　　　　石韦60g　　　　　　车前子15g（包）　　茯苓20g
　　　泽泻12g　　　　　　　　　鸡内金12g　　　　　肉桂3g

　　　　　　　　　　　　　　　　　　　　　　　　　　　　　日1剂，水煎分2次服，共3剂。

二诊：服药后自觉症状减轻，继续用上方15剂。

三诊：服药后症状消失。复查B超：左肾囊肿、积水消失，结石由1.9cm变为1.1cm大小。

按：金钱草大剂量100～300g，清利湿热，通淋排石。结石的治疗不外排石和溶石，直径大于0.8cm则难以排出，需用中药溶解，使结石表面变光滑、变小才利于排出。该方利尿通窍，突出特点是金钱草用量达210g之多，金钱草煎剂能使尿液变酸性，促使结石溶解。经动物实验证实，金钱草大剂量使用有显著利尿作用且毒性很低，并且金钱草常与鸡内金、海金沙相配伍，专病专药而用，使结石的棱角化圆，由锐变钝，由大化小，化石、溶石之效倍增。怀牛膝引导结石下移，滑石、甘草、车前子、茯苓、泽泻清热利尿，诸药合用可迅速加大尿量，石韦可扩张输尿管和尿道，有利于结石在狭窄处排出。

参 考 文 献

[1] 国家药典委员会. 中华人民共和国药典（2020年版　一部）[S]. 北京：中国医药科技出版社，2020.

[2] 吴德康. 金钱草的考证[J]. 南京中医学院学报，1989（2）：48-49.

[3] 周凌波. 金钱草挥发性化学成分分析[J]. 广西科学院学报，2010，26（3）：221-222.

[4] 单海涛，徐乐，李俊葵，等. 芍药甘草加金钱草汤对新西兰兔离体输尿管平滑肌张力的影响[J]. 中医药临床杂志，2015，27（2）：238-241.

[5] 赵世萍. 大金钱草化学成分的研究[J]. 中草药，1988，19（6）：5.

[6] 王萍，沈玉华，谢安建，等. 金钱草提取液对尿液中草酸钙晶体生长的影响[J]. 安徽大学学报（自然科学版），2006，30（1）：80-84.

[7] 顾丽贞，张百舜，南继红，等. 四川大金钱草与广金钱草抗炎作用的研究[J]. 中药通报，1988，13（7）：40-42，63.

[8] 杨彩霞，薛秀英. 急性胆囊炎治验3则[J]. 河南中医，2004（4）：75.

[9] 顾恪波. 甘露消毒丹治疗黄疸经验琐谈[J]. 上海中医药杂志，2010，44（9）：45-47.

[10] 严俊章. 岳美中溶解肾石方效验举隅[J]. 北京中医，1998（2）：5.

第七章 温 里 药

干 姜

一、概述

本品为姜科植物姜 *Zingiber officinale* Rose.的干燥根茎。冬季采挖，除去须根和泥沙，晒干或低温干燥。趁鲜切片晒干或低温干燥者称为"干姜片"[1]。

【性味归经】 辛，热。归脾、胃、肾、心、肺经。

【功能主治】 温中散寒，回阳通脉，温肺化饮。用于脘腹冷痛，呕吐泄泻，肢冷脉微，寒饮喘咳。

【药典用量】 3～10g[1]。

【药理作用】

1. 对心血管系统的作用 采用气管夹闭窒息法制作大鼠心搏骤停–心肺复苏后造成心衰模型，考察干姜水煎液对该模型大鼠血管紧张素Ⅱ（AngⅡ）、TNF-α、MDA 及 NO 的影响，得出干姜水煎液对急性心肌缺血大鼠 AngⅡ、TNF-α、MDA、NO 均有一定调控作用。表示干姜可以改善心肌功能，缓解急性心肌缺血缺氧状态[2]。

2. 保护胃黏膜 研究显示，干姜醇提物对水浸束缚应激致胃溃疡模型、无水乙醇致胃损伤模型和幽门结扎致胃溃疡模型的胃黏膜损伤均有良好保护作用，可使实验动物溃疡指数显著降低。但对幽门结扎型大鼠胃液量、胃酸浓度、胃蛋白酶活性无抑制作用，提示其机制可能与增强胃黏膜防御能力有关[3]。

3. 抗炎 实验发现干姜乙醇提取物能抑制二甲苯引起的小鼠耳壳肿胀，说明干姜醇提物有一定的抗炎作用[4]。

4. 抑制血小板聚集 研究显示，姜酚对腺苷二磷酸（ADP）、花生四烯酸（AA）、肾上腺素、胶原引起的血小板聚集有良好的抑制作用，明显抑制血小板 cox 活性和血栓素合成。姜酚抑制 AA 诱导的血小板聚集效果与阿司匹林类似[5]。

二、干姜量效临床参考

1. 小剂量 干姜入煎剂 3～10g，功在温中散寒，用于脾胃寒证，症见脘腹冷痛，呕吐泄泻等。本品辛热燥烈，主入脾胃而长于温中散寒，健运脾阳，凡脾胃寒证，无论外寒内侵之实证，或阳气不足之虚证均适用。若胃寒呕吐，脘腹冷痛，每配高良姜用，如二姜丸。若脾胃虚寒，脘腹冷痛，呕吐泄泻，多与党参、白术等配伍，如理中丸。

2. 常规剂量 干姜入煎剂 10～30g，长于温肺化饮，用于痰饮咳嗽，类似于生姜，但较生姜作用强。干姜、生姜均可温中，但干姜强于生姜；生姜长于止呕，干姜止呕作用弱于生姜，温肺化饮干姜强于生姜；生姜能发散风寒，用于风寒表证，而干姜能回阳通脉，用于亡阳证。干姜温肺化饮可用于寒饮伏肺，见咳嗽气喘，形寒背冷，痰多清稀，常与麻黄、细辛、五味子等同用，如小青龙汤。

3. 大剂量 干姜入煎剂 30g 以上，可以回阳通脉，用于亡阳证。干姜主要归心，能振奋心阳，挽救脉息欲绝之证，故谓之回阳通脉可治心肾阳虚，阴寒内盛所致的亡阳厥逆，脉微欲绝者，每与附子相须为用，如四逆汤。

三、干姜不同剂量验案选析

1. 干姜小剂量验案[6]

林某，男，62 岁。

临床表现：胃脘疼痛无休止，天寒加剧，泛吐清水，痰涎尤甚，素嗜热饮，大便溏薄，舌胖苔滑，脉沉弦。

中医诊断：胃痛；证属中土虚寒，气机不利。

西医诊断：胃脘痛。

治法：温中散寒，理气止痛。

处方：川椒 6g　　　川朴花 6g　　　良姜 6g　　　吴茱萸 6g　　　干姜 4g
　　　甘草 4g　　　白芍 10g　　　肉豆蔻 10g　　　茯苓 10g

日 1 剂，水煎分 3 次服，共 6 剂。

按：干姜小剂量 3～10g，功在温中散寒。脾阳不足，不能温煦脘腹四肢，则畏寒肢冷，脘腹疼痛，寒得热散，故疼痛得温则减，且喜热饮。脾阳不足，运化水谷精微及水湿作用减弱，水湿不化，清浊不分，故大便清稀，或浮肿，带下增多。脾阳不足，胃阳亦虚，故纳食减少，泛吐清涎。气与阳同类，阳气不足，则倦怠神疲。治宜温补脾胃，暖中焦，方中使用大量温中散寒之品：吴茱萸、干姜、川椒、良姜温中散寒，暖胃理气，以小剂量干姜，主要起到散脾胃之寒，助运化脾阳之功效，川朴花不仅能温中除满，且其性轻灵，调气之力尤佳。

2. 干姜常规剂量验案[7]

患者，男，45 岁。

临床表现：咳嗽伴气喘胸闷，痰白多泡沫，无汗恶寒，口干不欲饮，舌苔白腻，脉弦紧。

中医诊断：咳嗽；证属风寒袭肺。

西医诊断：急性支气管炎。

治法：温肺散寒，行气化痰。

处方：小青龙汤。

麻黄 9g　　　苦杏仁 12g　　　桂枝 6g　　　五味子 9g　　　半夏 12g
细辛 3g　　　干姜 12g　　　枳壳 9g　　　桔梗 6g　　　当归 9g
鱼腥草 25g　　　甘草 3g

日 1 剂，水煎分 3 次服，共 3 剂。

按：干姜常规剂量 10～30g，长于温肺化饮。伤寒表不解，心下有水气，水气射肺，咳嗽痰多，胸闷气喘，用麻黄、桂枝辛温泄卫，发散之主；常规剂量应用干姜辛味太热，培土利金，配半夏、细辛之辛滑降痰行水，五味子之酸敛逆气，则津液通畅，咳逆喘满诸症殆尽。

3. 干姜大剂量验案[8]

刘某，女，65 岁。

临床表现：胃脘冷痛，腹胀纳差，肠鸣不止，口渴不喜饮，大便稀溏，舌质淡胖大、苔白滑，脉虚细弱。

中医诊断：胃痛；证属脾胃虚寒，运化失常。

西医诊断：慢性浅表性胃炎。

治法：健脾温肾，理气和中。

处方：黑附片 35g（先煎）　　干姜 40g　　　炙甘草 5g　　党参 30g　　　炒白术 20g

合欢皮 12g　　　　　香橼 15g　　　三七 15g　　枇杷叶 10g　　橘红 12g

制半夏 13g　　　　　炒麦芽 16g　　鸡内金 20g　引生姜一两（切）

5 剂，水煎，2 日 1 剂。

服用后诸症大为好转，继用上 10 剂，胃脘冷痛、肠鸣消失，腹胀减轻，食欲好转，大便成形，后改配蜜丸，巩固疗效。

按：干姜大剂量 30g 以上，可以回阳通脉。患者病程较久，结合脉症，属脾肾虚寒，运化失常。阳气亏虚无以所化，致胃脘冷痛加重，腹胀纳差、肠鸣不止诸症频发，此非一般温阳药益气药所及，方中用四逆汤、四君子汤、二陈汤、小半夏汤合方化裁加减，重用干姜 40g，与附子相配取其回阳通脉之意从而扶助阳气，驱除阴寒。党参、炒白术益气并辅以理气药，制半夏突破了常规十八反用药禁忌，燥湿降逆和胃，屡用屡效。

参 考 文 献

[1] 国家药典委员会. 中华人民共和国药典（2020 年版　一部）[S]. 北京：中国医药科技出版社，2020.

[2] 周静，杨卫平，李应龙，等. 干姜水煎液对急性心肌缺血大鼠血浆血管紧张素Ⅱ、血清肿瘤坏死因子 α、丙二醛、一氧化氮的影响[J]. 时珍国医国药，2014，25（2）：288-290.

[3] 蒋苏贞，廖康. 干姜醇提取物对实验性胃溃疡的影响[J]. 中国民族民间医药，2010，19（8）：79-80.

[4] 王梦，钱红美，苏简单. 干姜乙醇提取物解热镇痛及体外抑菌作用研究[J]. 中药新药与临床药理，2003，14（5）：299-301.

[5] Koo K L，Ammit A J，Iran V H，et al. Gingerols and related analogues inhibit arachidonic acid-induced human platelet serotonin release and aggregation[J]. Thromb Res，2001，103（5）：387-397.

[6] 柯联才，盛云鹤. 盛国荣教授治疗胃脘痛的经验[J]. 安徽中医学院学报，1984（4）：12，28-30.

[7] 班健. 干姜临床运用辨析[J]. 现代中西医结合杂志，2006，15（4）：499-500.

[8] 张永刚. 四逆汤治疗胃炎体会[J]. 江西中医药，2008，39（7）：46.

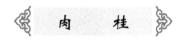

肉　桂

一、概述

本品为樟科植物肉桂 *Cinnamomum cassia* Presl 的干燥树皮。多于秋季剥取，阴干[1]。

【性味归经】　辛、甘，大热。归肾、脾、心、肝经。

【功能主治】　补火助阳，引火归原，散寒止痛，温通经脉。用于阳痿宫冷，腰膝冷痛，肾虚作喘，虚阳上浮，眩晕目赤，心腹冷痛，虚寒吐泻，寒疝腹痛，痛经经闭。

【药典用量】 1～5g[1]。

【药理作用】

1. 对消化系统的影响 肉桂对多种溃疡模型有效，并可缓解由药物导致的小鼠腹泻。肉桂的主要成分肉桂醛，还可调节肠道上皮细胞中紧密连接蛋白和氨基酸转运蛋白的表达[2]，改善肠黏膜屏障功能，促进营养物质的吸收。

2. 对心血管系统的影响 药理研究表明，桂皮醛能够扩张外周血管、改善血管末梢血液循环，同时能改善心肌供血，有一定的抗休克作用[3]。另有研究显示，肉桂酸预处理后能够减少大鼠的心肌缺血再灌注损伤，起到保护心肌功能的作用[4]；单体香豆素也可预防静脉或动脉血栓形成，提高离体心脏的冠脉血流量[5]。

3. 抗菌 肉桂的抗菌作用在国内外均有广泛的研究。肉桂对临床菌株如耐甲氧西林金黄色葡萄球菌（MRSA）、大肠杆菌、肺炎克雷伯菌、铜绿假单胞菌等具有抗炎活性，并发现其可制作成对抗上述耐药菌株的微生物制剂[6]。

4. 对炎症的影响 肉桂醛通过抑制幽门螺杆菌诱导的 NF-κB 通路起到抗炎作用，可以通过体内和临床研究用于幽门螺杆菌所致的相关胃疾病[7]。

二、肉桂量效临床参考

1. 小剂量 肉桂入煎剂 1～5g，功在引火归原、化气生津。肉桂大热归肝肾，性主下行，能使因下元虚衰所致上浮之虚阳回归故里，以治疗虚阳上浮之虚喘、汗出、心悸、失眠、脉微弱者，取小剂量加以应用。如交泰丸（《韩氏医通》）功用交通心肾，清火安神。治疗心火偏亢、心肾不交、怔忡、失眠、口舌生疮。

2. 常规剂量 肉桂入煎剂 6～15g，长于补火、助阳。肉桂辛甘大热，辛温散寒以通滞能散、甘热助阳以补虚，善走脏腑而能温里祛寒，治疗肾阳不足，命门火衰之阳痿宫冷，腰膝冷痛。若要治疗冲任虚寒，寒凝血滞之闭经、痛经，取常规剂量加以应用。如右归饮（《景岳全书》）中肉桂用量 1～2 钱（约 3～6g）用于治疗禀赋不足，胞脉失养之痛经。凡出现腰腹酸软，经行冷痛，小腹空坠疼痛的症状，多为不荣则痛，气血运行无力所致，于温补肾阳，填精补血药中配伍中剂量肉桂，补肾中元阳，温里祛寒。

3. 大剂量 肉桂入煎剂 30～60g，即体现出温阳散寒。肉桂辛而大热，辛散温通，能破阴和阳，可行气血，运经脉，善于治疗寒邪内侵，寒凝血滞。若要治疗阳虚寒凝、血滞痰阻的阴疽、流注，取大剂量加以应用。如阳和汤（《外科证治全集》）中温阳补血、散寒通滞时肉桂用 3g；若要治疗阳虚血弱，寒痰凝滞，痹阻于筋骨、肌肉、血脉、关节、肌表导致的阴疽，可用至 60g 以温阳扶正。《本草纲目》言其："内托痈疽痘疮，能引血化汗化脓。"

三、肉桂不同剂量验案选析

1. 肉桂小剂量验案[8]

刘某，女，56 岁。

临床表现：烦躁易怒，心神不宁，健忘失眠，多疑多虑，头晕，心慌，汗出，口渴，腰膝酸软，舌体胖，苔白，脉细数。

中医诊断：不寐；证属心火偏亢，心肾不交。

西医诊断：更年期综合征。

治法：交通心肾，泻火安神。

处方：交泰丸加减。

黄连 15g	肉桂心 3g	酸枣仁 25g	远志 10g	生地黄 10g
炒百合 15g	麦冬 15g	浮小麦 30g	茯神 15g	炙甘草 10g

水煎分 2 次温服，日 1 剂，共 7 剂。

二诊：渐能入睡，但易惊醒，烦躁易怒已能控制，精神不宁，多疑多虑则同前。原方加黄芩 12g、白芍 15g、阿胶 10g（烊化）、鸡子黄 2 枚。

三诊：服药 3 剂后，诸症均有所减轻，已能睡 5 小时。但因工作及生活琐事，恼怒伤身，心神失常，病情再度加重，头晕，心烦，乏力，睡眠不实，自觉手足心热，烘热汗出，舌红，少苔，脉细数。上方去鸡子黄，加知母 10g、川芎 12g、五味子 10g、柏子仁 30g。

四诊：病情再次好转，精神已较安定，烦躁减少，每日可睡 4～5 小时，唯醒后不能再睡。效不更方，上方继续服用。7 剂。

五诊：病情稳定，考虑药物需长期服用，故予原方（交泰丸）原剂量打散剂，以胶囊装之，每日 3 次，每次 6～8 粒，口服。

按：肉桂小剂量 1～5g，功在引火归原，化气生津。失眠多由肾阴不足，不能上济于心，心火独旺，治疗失眠单用泻火之品，恐不能引火下潜，使其归宅。予以交泰丸加减，方中加小剂量肉桂，取其温通下行之性，引归浮越之相火，使心火下降肾水，水火既济而阴阳交泰。现代药理学研究表明，交泰丸以原方比例可以协同增强戊巴比妥钠的中枢神经抑制作用，能抑制大脑皮质兴奋性，增加脑内 5-HT 含量，促进睡眠。顽固性失眠，往往久病多虚，方中酸枣仁、远志、生地黄使肉桂补肾阳而不伤阴，茯神、麦冬、浮小麦以宁心安神，健脾补中，以达到其交通心肾，泻火安神的目的。

2. 肉桂常规剂量验案[9]

王某，女，20 岁。

临床表现：经行小腹冷痛，甚则四肢厥冷，喜暖喜按，腰膝酸痛，面色㿠白，月经常 35～50 天一行，量少色淡质稀，或有血块，舌淡润，脉沉涩。

中医诊断：痛经；证属肾气不足，胞脉失于温润濡养。

西医诊断：原发性痛经。

治法：温肾养血，和血止痛。

处方：右归饮加减。

肉桂 10g	党参 12g	巴戟天 12g	补骨脂 12g	菟丝子 12g
熟地黄 12g	山药 12g	山萸肉 10g	当归 12g	红花 9g
延胡索 12g	甘草 5g			

服 3 剂后，疼痛明显减轻，经净后上方去红花、元胡，加淫羊藿 10g、枸杞子 12g，连服 5 剂。

复诊：第 2 个月月经按期而至，腰腹微痛。又服原方 3 剂，疼痛消失。尔后仿右归饮配制丸药连服 2 个月。

半年后随访，患者月经周期正常，痛经未再复发。

按：肉桂常规剂量6～15g，长于补火、助阳。痛经多实证，而虚证多见于肾阳不足，气血不能濡养胞宫，不荣则痛。治以温肾养血止痛，方中肉桂用至10g以加大补肾中元阳、温里祛寒之力，从而从根源上缓解痛经，解除病痛。现代研究表明，右归饮灌胃氢化可的松所致肾阳虚大鼠，取其下丘脑进行扫描电镜观察，发现右归饮能够逆转肾阳虚所致下丘脑正中隆起室管膜细胞超微结构的改变。本研究结果表明，肾阳虚证与下丘脑正中隆起室管膜细胞形态和结构的改变有关，补肾中药右归饮能够直接作用于肾阳虚大鼠室管膜细胞，通过神经内分泌网络改善肾阳虚症状。方中以补肾药为主治疗肾阳虚的病根，加之部分行气药、补血药以养血止痛。以达治愈之功。

3. 肉桂大剂量验案[10]

郭某，男，73岁。2008年9月3日初诊。

临床表现：双下肢及双手浮肿已2个月，按之凹陷难起。手足麻木，小便时有泡沫，夜尿4次，手掌红热，舌暗红，苔薄白，舌底瘀闭，出现小血管瘤，脉沉弦硬略数。患者17年前偶因尿试纸发现尿糖（+++），然一直未予治疗，亦未监测血糖仅监测尿糖，一般（++）～（++++），2000年开始服用二甲双胍0.25～0.5g每日3次，尿糖控制不佳。2006年开始使用胰岛素诺和灵30R早20U，晚18U。同时服阿卡波糖50mg，每日2次，血糖控制一般。

中医诊断：水肿，糖尿病络病，尿浊；证属肾气虚损，血瘀水停。

西医诊断：糖尿病，高血压。

治法：温补肾气，活血利水。

处方：金匮肾气丸合抵当汤加减。

肉桂30g	山萸肉30g	熟地黄15g	酒军3g	水蛭粉3g（分冲）
金樱子30g	泽兰30g	泽泻30g	茺蔚子30g	天麻15g
怀牛膝30g	黄连30g	知母30g		

患者服药14剂，双下肢浮肿减轻约50%，双手肿胀减轻60%，手麻减轻40%，夜尿减至1次。近期FBG 7mmol/L，2hPG 9～10mmol/L。

按：肉桂大剂量30～60g，辛而大热，辛散温通，能破阴和阳，可行气血，运经脉。患者年高病久，肾脏损伤，络脉瘀损，肾阳虚不能温化水湿，水湿泛溢，则下肢及双手浮肿；开阖失司则夜尿多，精微漏泄则小便有泡沫；血瘀水停，脉道不利则血压偏高；肾阴亏虚，肝失涵养，肝火偏旺，则手掌红热。本案重用肉桂温阳以补命门之火，重用山萸肉滋补肝肾之阴，二者一补肾阳、一补肾阴，均能兼顾降糖，常用于糖尿病后期阴阳两虚证。

参 考 文 献

[1] 国家药典委员会. 中华人民共和国药典（2020年版 一部）[S]. 北京：中国医药科技出版社，2020.

[2] Sun K，Lei Y，Wang R，et al. Cinnamicaldehyde regulates the expression of tight junction proteins and amino acid transporters in intestinal porcine epithelial cells[J]. Journal of Animal Science& Biotechnology，2017，8（1）：66.

[3] Chen F C，Peng C F，Tsai I L，et al. Antitubercular constituents from the stem wood of Cinnamomum kotoense[J]. J Nat Prod，2005，68（9）：1318-1323.

[4] 郝雯萍、高宇勤、贺少辉，等. 肉桂酸预处理对大鼠心肌缺血再灌注损伤的影响及机制[J]. 中国循证心血管医学杂志，2016，

8（7）：800-803.

[5] 刘亚静，张仲. 中药肉桂的药理作用研究进展[J]. 现代中西医结合杂志，2011，20（23）：2989-2990.

[6] Naveed R，Hussain I，Tawab A，et al. Antimicrobial activity of the bioactive components of essential oils from Pakistani spices against Salmonella and other multi-drug resistant bacteria[J]. BMC Complement Altern Med，2013，13（14）：265.

[7] Muhammad J S，Zaidi S F，Shaharyar S，et al. Anti-inflammatory effect of cinnamaldehyde in Helicobacter pylori induced gastric inflammation[J]. Biol Pharm Bull，2015，38（1）：109-115.

[8] 吉俊嵘. 宋一亭应用交泰丸临证医案录[J]. 内蒙古中医药，2015，34（10）：37-38.

[9] 刘慧华. 补肾法治痛经[J]. 上海中医药杂志，1984（11）：25.

[10] 仝小林. 重剂起沉疴[M]. 北京：人民卫生出版社，2010.

第八章 理 气 药

枳 实

一、概述

本品为芸香科植物酸橙 *Citrus aurantium* L.及其栽培变种或甜橙 *Citrus sinensis* Osbeck 的干燥幼果。5～6 月收集自落的果实，除去杂质，自中部横切为两半，晒干或低温干燥，较小者直接晒干或低温干燥[1]。

【性味归经】 苦、辛、酸，微寒。归脾、胃经。

【功能主治】 破气消积，化痰散痞。用于积滞内停，痞满胀痛，泻痢后重，大便不通，痰滞气阻，胸痹，结胸，脏器下垂。

【药典用量】 3～10g[1]。

【药理作用】

1. 调节胃肠动力 研究表明，枳实能促进脾虚模型大鼠的胃肠运动，可能与促进大鼠胃泌素（GAS）、血浆乙酰胆碱（ACh）、胃动素（MTL）的分泌和抑制血管活性肠肽（VIP）的分泌相关[2]。枳实可调节脑梗死急性期胃酸分泌，增强胃肠动力[3]。

2. 抗肿瘤 研究表明，枳实中黄酮类化合物可诱导细胞凋亡，进而发挥抑制肿瘤细胞增殖的作用[4]。另有研究表明，枳实黄酮类化合物也可抑制癌细胞在肺中的增殖和转移等，如抑制非小细胞肺癌的增殖[5]。

3. 抗氧化 枳实黄酮类化合物具有较好的抗氧化活性，其主要活性基团为黄酮 A 环中 5, 7-二羟基结构[6]，此黄酮能够缓解氧化应激导致的肺部功能障碍，改善肺部组织的病理学状况[7]。

4. 抗菌 研究表明，枳实挥发油中含丰富的单萜类化合物，如 α-松油醇、芳樟醇、柠檬烯等[8]，对枯草芽孢杆菌、肺炎克雷伯菌、鼠伤寒沙门菌、铜绿假单胞菌、荧光假单胞菌、金黄色葡萄球菌和大肠杆菌等均具有很好的抑制作用，其中对革兰氏阳性菌活性的抑制作用较革兰氏阴性菌强[9]。

5. 抗炎 研究表明，枳实总黄酮提取物可通过抑制 COX-2、iNOS 及促炎细胞因子（如 TNF-α 和 IL-6）的表达阻断脂多糖诱导小鼠巨噬细胞 RAW264.7 中的 NF-κB 和丝裂原活化蛋白激酶（MAPK）信号通路，最终发挥抗炎作用[10-11]。

6. 降血糖 枳实的环己烷部位可通过调节电压门控钾离子通道，驱使膜去极化，影响钙离子电流，刺激 NCIH716 细胞产生胰高血糖素样肽-1（GLP-1），从而发挥降血糖作用[12]。

二、枳实量效临床参考

1. 小剂量 枳实入煎剂 3～9g，功在行气散结，逐饮消痞。枳实辛行苦泄，行气化痰以消痞，破气除满而止痛，用于胸阳不振、痰阻结胸的胸痹，痰滞脘痞。《金匮要略·胸痹心痛短气病》："胸痹心中痞，留气结在胸，胸满，胁下逆抢心，枳实薤白桂枝汤主之。"

2. 常规剂量 枳实入煎剂 10～20g，可行气导滞，通下热结。枳实苦降，入大肠经，有消积导滞之功。可广泛运用治疗多种疾病导致的脘腹胀满疼痛、实热积滞、宿食、热结便秘证，常与大黄、厚朴、芒硝等同用，行气导滞通腑，如大承气汤、小承气汤。

3. 大剂量 枳实入煎剂 40～100g，主治脏器下垂，用于胃扩张，胃下垂，子宫脱垂，脱肛等。临床研究发现[13]，枳术丸合补中益气汤联合伊托必利片组（每日 1 剂，连续 28 天）显效率、有效率明显高于对照组单用伊托必利片组（每日 3 次，每次 50mg，连续 28 天），说明枳术丸合补中益气汤平衡升降，是治疗胃下垂有效的方法。

三、枳实不同剂量验案选析

1. 枳实小剂量验案[14]

患者，女，55 岁。

临床表现：哮喘，胸中、喉中痰鸣，胸胁胀闷，心中痞塞，动则气喘，手足不温，舌质淡红，苔薄白，脉沉弱。有多年支气管哮喘病史。

中医诊断：哮喘；证属气郁痰阻伤气。

西医诊断：支气管哮喘。

治法：通阳行气，宽胸化痰，兼以益气。

处方：枳实薤白桂枝汤、苓甘五味姜辛汤与四君子汤合方。

枳实 5g	厚朴 12g	薤白 24g	桂枝 10g	瓜蒌 15g
茯苓 12g	细辛 10g	干姜 10g	五味子 12g	姜半夏 12g
红参 12g	白术 12g	炙甘草 12g		

6 剂，水煎服，每日分 3 次服。

二诊：哮喘减轻，以前方 6 剂。

三诊：胸中痰鸣好转，以前方 6 剂。

四诊：哮喘好转明显，喉中痰鸣减轻，以前方 6 剂。

五诊：心中痞塞解除，以前方 6 剂。

六诊：哮喘止，痰鸣基本解除，以前方 6 剂。

七诊：诸症基本解除，以前方 6 剂。之后，为了巩固疗效，以前方 60 余剂，诸症悉除。随访 1 年，一切尚好。

按： 枳实小剂量 3～9g，功在行气散结，逐饮消痞。由手足不温辨为寒，再根据胸胁胀闷、心中痞塞辨为气滞，因动则气喘、脉沉弱辨为气虚，因胸中、喉中痰鸣辨为痰阻，以此辨为气郁痰阻伤气证。方以苓甘五味姜辛汤温肺化饮；以四君子汤健脾益气，化生气血；以枳实薤白桂枝汤通阳宽胸，行气化痰。方中的枳实、厚朴开痞散结，下气除满；桂枝上以宣通心胸之阳，下以温化中下二焦之阴气，既通阳又降逆。降逆则阴寒之气不致上逆，通阳则阴寒之气不致内结；瓜蒌苦寒润滑，开胸涤痰；薤白辛温通阳散结。五药合用既宣上焦之阳，又导中焦之滞，且能化下焦之阴，使三焦之气通畅。

2. 枳实常规剂量验案[15]

患者，女，46岁。

临床表现：腹痛，腹胀，恶心呕吐，呕吐物为胃内容物及黄绿苦水，且不排气排便。体温37℃，脉搏86次/分，呼吸20次/分，血压110/70mmHg，痛苦病容，扶入病房，腹软，上腹部叩诊呈鼓音，下腹部叩诊呈浊音，肠鸣音亢进。

中医诊断：腹痛；证属燥热内结，腑气不通。

西医诊断：肠梗阻。

治法：除补液维持水电解质平衡、禁食、胃肠减压外，拟大承气汤通腑泄热，攻下内结。

处方：大承气汤。

大黄10g	芒硝15g	枳实10g	厚朴10g

日1剂，先煎枳实、厚朴，后下大黄。

外用：留取150mL药液冲化芒硝，从直肠点滴，1日1次。

复诊：1剂药后仍不排便排气，但恶心欲吐之症减轻，再进1剂，从胃管中注入，约4～5小时后排气，排便5～6次，腹痛，腹胀减轻，观察2日，从口中进食，胃吐、腹痛、腹胀消失，病愈。

按： 枳实常规剂量10～20g，可行气导滞，通下热结。中医认为，"六腑以通为用""不通则痛"。观此症为宿食积结胃肠，郁而化热，使其通降失常，而见腹痛腹胀、恶心呕吐、便闭。应用大承气汤以通腑泄热，攻下燥结。现代药理研究证明，大承气汤具有刺激兴奋胃肠、增加肠管蠕动的作用。方中枳实苦降，入大肠经，消积导滞，下气开痞散结，助厚朴行气而除痞满，与大黄、芒硝相伍，泻热破气，推荡积滞，以成速泻热结之功。

3. 枳实大剂量验案[16]

患者，女，20岁。

临床表现：食后即吐，呕吐物为食物，两胁胀满疼痛，饭后加重，平卧减轻，大便干结，闭经。神疲乏力，面色白，舌暗胖大，苔薄黄，脉沉细弱。

中医诊断：胃缓；证属气虚下陷，脾胃虚弱。

西医诊断：胃下垂。

治法：升降并调，健补脾胃，理气消胀。

处方：
枳实40g	生白术30g	柴胡10g	升麻6g	党参10g
茯苓10g	陈皮10g	当归10g	干姜2g	石菖蒲10g
炙甘草6g				

水煎服，日1剂。

复诊：上方连服7剂后，呕吐症状明显改善，两胁胀满疼痛减轻，大便正常，舌暗，苔薄白，脉沉细。上方减茯苓、陈皮，加木香、厚朴以加强行气消胀。病久及肾引起闭经，加紫河车、枸杞子补肾调经。原方加减，继服3个月，诸症消失，复查上消化道钡餐正常，体重增加4kg。

按： 枳实大剂量40～100g，主治脏器下垂，用于胃扩张、胃下垂、子宫脱垂、脱肛等。

本案若一味升提则壅滞，而仅用疏理，则胃气会更加虚陷，故应脾胃同治，升降并调。方中大剂量枳实苦辛降泄，破气化滞、消痞除满、逐痰散结，以泻为主；白术苦甘升补，健脾益胃、燥湿和中，以补为要。二药伍用，补泻兼施，行气而不伤正，补正而不壅滞，共奏行气消积除痞、健脾益胃和中之功效，使气机调畅、升降有序。升麻、柴胡升举下陷清阳，升提下陷阳气，以求浊降清升，于是脾胃和调，水谷精气生化有源，脾胃气虚诸证可以自愈；中气不虚则升举有力，凡下脱、下垂诸证可以自复其位。

参 考 文 献

[1] 国家药典委员会. 中华人民共和国药典（2020 年版 一部）[S]. 北京：中国医药科技出版社，2020.

[2] 胡源祥，陈海芳，宋玉鹏，等. 枳实及其主要活性成分促进脾虚模型大鼠胃肠运动的机制研究[J]. 中国药房，2017，28（13）：1747-1750.

[3] 唐明，杨秀丽，安朋朋，等. 枳实对脑梗塞急性期大鼠胃动素、胃泌素的调节作用[J]. 中国中医药科技，2015，22（1）：39-40.

[4] Park K I，Park H S，Nagappan A，et al. Induction of the cell cycle arrest and apoptosis by flavonoids isolated from Korean Citrus aurantium L. in non-small-cell lung cancer cells[J]. Food Chem，2012，135（4）：2728-2735.

[5] Park K I，Park H S，Kim M K，et al. Flavonoids identified from Korean Citrus aurantium L. inhibit Non-Small Cell Lung Cancer growth in vivo，and in vitro[J]. J Funct Foods，2014，7（1）：287-297.

[6] Barreca D，Bellocco E，Caristi C，et al. Distribution of C-and O-glycosyl flavonoids，（3-hydroxy-3-methylglutaryl）glycosyl flavanones and furocoumarins in Citrus aurantium L. juice[J]. Food Chem，2011，124（2）：576-582.

[7] Soudani N，Rafrafi M，Amara I B，et al. Oxidative stressrelated lung dysfunction by chromium（VI）：alleviation by Citrus aurantium L. [J]. J Physiol Biochem，2013，69（2）：239-253.

[8] Metoui N，Gargouri S，Amri I，et al. Activity antifungal of the essential oils；aqueous and ethanol extracts from Citrus aurantium L. [J]. Nat Prod Res，2015，29（23）：2238-2241.

[9] Siddique S，Shafique M，Parveen Z，et al. Volatile components，antioxidant and antimicrobial acivity of Citrus aurantium var. bitter orange peel oil[J]. Pharmacologyonline，2011，（2）：499-507.

[10] Kim J A，Park H S，Kang S R，et al. Suppressive effect of Flavonoids from Korean Citrus aurantium L. on the expression of inflammatory mediators in L6 skeletal muscle cells[J]. Phytother Res，2012，26（12）：1904-1912.

[11] Kim J A，Park H S，Park K I，et al. Proteome analysis of the antiinflammatory response of flavonoids isolated from Korean Citrus aurantium L. in lipopolysaccharide-induced L6 rat skeletal muscle cells[J]. Am J Chin Med，2013，41（4）：901-912.

[12] Choi E K，Kim K S，Yang H J，et al. Hexane fraction of Citrus aurantium L. stimulates glucagon-like peptide-1（GLP-1）secretion via membrane depolarization in NCI-H716 cells[J]. Bio Chip J，2012，6（1）：41-47.

[13] 吴东昆，郭娟. 枳术丸合补中益气汤平衡升降治疗胃下垂 31 例[J]. 中医药临床杂志，2012，24（7）：641-642.

[14] 王付. 枳实薤白桂枝汤方证探索与实践[J]. 中医杂志，2013，54（13）：1160-1162.

[15] 刘赴蒲. 大承气汤临床应用举隅[J]. 中国民间疗法，2010，18（9）：40-41.

[16] 刘敏，丁雷，丁霞. 重用枳实白术治疗胃下垂[J]. 中国中医药信息杂志，2007（5）：81.

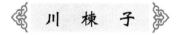

川 楝 子

一、概述

本品为楝科植物川楝 *Melia toosendan* Sieb. et Zucc.的干燥成熟果实。冬季果实成熟时采收，除去杂质，干燥[1]。

【性味归经】 苦，寒；有小毒。归肝、小肠、膀胱经。

【功能主治】 疏肝泄热，行气止痛，杀虫。用于肝郁化火，胸胁、脘腹胀痛，疝气疼痛，虫积腹痛。

【药典用量】 5～10g。外用适量，研末调涂[1]。

【药理作用】

1. 杀虫 川楝素可抑制青菜虫肠中多功能氧化酶（MFO）及脂酶的总活性[2]，也可以抑制家蝇幼虫的生长发育及活动性，使其个体变小，延迟化蛹，甚至阻止其化蛹，从而降低种群的增长率[3]。

2. 镇痛 川楝子的不同炮制品均有镇痛作用[4]。川楝子醇提物有显著镇痛作用[5]。

3. 抗肉毒素 川楝素对肉毒素中毒（肉毒素是一种作用于胆碱能运动神经末梢的阻滞剂，阻断神经肌肉接头的信号传递，使肌肉麻痹，严重时可致死，具有很强的神经毒性）的动物有一定的疗效，川楝素也是迄今为止发现的唯一抗肉毒素的天然化合物[6-8]。

4. 抗肿瘤 通过体外实验研究发现，川楝素能抑制前列腺癌细胞、人肝癌细胞、人胶质瘤细胞株、人神经母细胞瘤等肿瘤细胞的增殖，促进其凋亡[9]。

5. 抗病毒 川楝子乙醇提取物能够抑制甲型流感病毒的侵入，在病毒吸附或感染之前起作用，川楝子作用于甲型流感病毒 RNA 聚合酶复合物的 PA 蛋白，抑制其复制；还可上调 Mx1 蛋白，Mx1 蛋白通过破坏 PB2-NP 蛋白的相互作用，干扰与核糖核蛋白复合物组装，并抑制病毒聚合酶的活性[10]。

二、川楝子量效临床参考

1. 小剂量 川楝子入煎剂 3～9g，功在疗疝止痛。可治疝，去瘤冷，如导气汤，川楝子 9g，配伍小茴香、木香及淡吴茱萸，治寒疝、偏坠、小肠疝痛；又治脐下冷撮痛、阴内大寒，如玄胡苦楝汤，配伍炮附子、肉桂等；抑制幽门螺杆菌，治疗慢性胃炎，如金四藤汤，配伍芍药、枳实、木香等；消炎利胆，治胆囊炎（妊娠期），胸胁作痛，时作时止，身有寒热，配伍小茴香、艾叶等；退黄，用于急性黄疸性肝炎，配伍鸡内金、麦芽等。

2. 常规剂量 川楝子入煎剂 10～20g，可驱虫化瘀，尤对绦虫作用显著，配伍使君子、槟榔、乌梅等；消炎化瘀，行气止痛，用于急性阑尾炎瘀滞期（型）或腹膜炎，阑尾脓肿炎症消散后期，热象不显著，而见脘腹胀闷、嗳气、纳呆、恶心、腹痛、大便秘结者，配伍延胡索、桃仁、红花等；治带状疱疹，配伍柴胡、牡丹皮、黄芩等。

3. 大剂量 川楝子入煎剂 20～30g，活血行气、疏肝泄热，治热厥心痛，时发时止，久不愈者，配伍延胡索等；治小肠气，下元闭塞不通，及内外臁疮，配伍巴豆等；消炎驱虫，治胆系感染，胆道蛔虫，配伍青木香、金钱草、乌梅、龙胆等；治冻疮，大剂量川楝子水煎后，乘热熏患处，再将药水泡洗外用。

三、川楝子不同剂量验案选析

1. 川楝子小剂量验案[11]

王某，女，39 岁。

临床表现：患者 2015 年 11 月 16 日剖宫产 1 女婴，过程顺，术后无明显诱因下出现两侧少腹抽痛，伴腰骶、双侧大腿酸麻至膝，产后 30 天内每天大汗淋漓，恶露 25～30 天净，未哺乳。现有轻微鼻塞症状，纳可，便软，尚成形，1 日 1 解，小便正常，寐中易醒难睡，口苦。个人史：1-0-0-1，剖宫产 1 次，现工具避孕。舌稍红，苔浊腻，脉濡。

中医诊断：产后腹痛，证属湿热壅滞。

西医诊断：产后痛。

治法：祛湿化浊，舒筋止痛。

处方：
炒白芍 50g	炙甘草 9g	薏仁米 30g	通草 5g	丝瓜络 10g
桑寄生 15g	川楝子 9g	豨莶草 10g	苍术 10g	佩兰 6g
滑石 10g	竹茹 10g			

7 剂，水煎服。

二诊：2016 年 1 月 6 日。药后腹痛、腿麻消失，今仅有轻微不适。麻浅，下肢僵冷，腰背酸痛。舌淡红，苔薄腻，脉细。中药守上方去通草、滑石、竹茹，加夜交藤 15g、杜仲 10g、络石藤 15g，7 剂而愈。

按：川楝子小剂量 3～9g，功在行气止痛。患者剖宫产后 44 天，元气大伤，双侧少腹抽痛、腰骶、大腿酸麻，均为筋脉所布；产后大汗淋漓，津液受损，阴血不足，筋脉失于濡养，故挛急作痛。其正不胜邪，卫表不固，故见鼻塞表证；脾虚肝旺，阴虚阳亢，故而失眠口苦。风寒湿邪若侵筋着骨，其痛愈甚，而病势缠绵。既是血虚津亏，就当健脾养血；即是不通则痛，就当逐邪通络。本案中小剂量川楝子既可疏肝止痛，又能泻肝火，以防肝木乘脾土。

2. 川楝子常规剂量验案[12]

刘某，男，70 岁。

临床表现：小腹胀满不适，腰膝酸软，尿频尿急，排尿无力，点滴不尽，舌淡红而暗，苔白，脉沉细涩。直肠指诊：前列腺增大，质地较硬，表面光滑，中央沟消失。B 超：前列腺增生。尿常规：白细胞（+++），红细胞（++）

中医诊断：精癃；证属肝肾亏虚，瘀血阻滞。

西医诊断：前列腺增生。

治法：滋补肝肾，活血通络。

处方：八味饮加减。

熟地黄 15g	山萸肉 15g	怀山药 15g	茯苓 15g	牡丹皮 10g
泽泻 10g	女贞子 15g	旱莲草 15g	丹参 15g	虎杖 15g
香附 10g	川楝子 10g	桑寄生 30g	杜仲 10g	怀牛膝 15g
夏枯草 30g	王不留行 10g	石韦 30g		

日 1 剂，水煎服，分 2 次温服，14 剂。

二诊：药后小腹胀满、腰膝酸软、小便频急递减，仍觉小便不畅，余沥不尽。原方加通草 10g，路路通 10g。继服 14 剂。

三诊：患者腰膝酸软无力，小腹胀满消失，尿频尿急、排尿无力明显减轻，舌淡红，苔白，脉略细。复查尿常规：白细胞、红细胞均为阴性。继服前列康胶囊善后。

按：川楝子常规剂量 10～20g，可化瘀驱虫。本例患者"精癃"的形成因肝肾亏虚，瘀血阻滞，膀胱气化不利所致。腰为肾之府，肾主骨，肝主筋，肝肾亏虚，故见腰膝酸软无力；肾司二便，肾气亏虚，膀胱气化不利，故而尿频尿急，排尿无力，点滴不尽；下焦气机郁滞，故小腹胀满不适；舌淡红而暗，脉沉细涩，为瘀血阻滞之征象。"精癃"有形可征，其增生的前列腺腺体变大、隆起、质地较正常为硬，符合中医"癥积"的特点。但究其形成，肝肾亏虚为本，瘀血阻络为标。故治疗当以补益肝肾治其本，活血化瘀治其标。但癥积已成，单纯活血化瘀往往药力不济，尚需配伍行气通络，解郁散结等功效的药物，方能取效。故方中以八味饮滋补肝肾，培元固本；酌加桑寄生、杜仲、怀牛膝，以增强补益肝肾，强健筋骨之力，此为治本；另加川楝子、丹参、虎杖、香附行气活血通络，小腹胀满则除；夏枯草解郁散结，使前列腺增生递消；王不留行、石韦利尿通淋，尿频尿急之症则减。此方中剂量川楝子既可化瘀，又能行气，诸药配伍，标本兼顾，而获良效。

3. 川楝子大剂量验案[13]

张某，女，28岁。

临床表现：患者乳腺增生发于产后，哺乳中因与家人争吵，泌乳骤减，遂停哺乳。此后双乳屡胀痛不适，触之有结节，胸闷，脘腹胀满，舌质淡红，苔薄白，脉弦。B超示双侧乳腺导管纤维增生。

中医诊断：乳癖病；证属肝气郁滞。

西医诊断：乳腺增生。

治法：疏肝理气，化痰散结。

处方：柴胡疏肝散加味。

柴胡 6g	赤芍 15g	枳壳 15g	川芎 12g	香附 15g	海藻 15g
昆布 15g	三棱 15g	莪术 15g	川楝子 30g	玄胡 10g	山慈菇 15g

5剂，水煎服，日1次。

二诊：患者双侧乳房疼痛已除，肿块仍有。原方加玄参30g、牡蛎30g、大贝母6g，继服10剂而愈。

按： 川楝子大剂量20～30g，疏肝泄热，活血行气。柴胡疏肝散为理气剂，具有疏肝理气，活血止痛之功效。主治肝气郁滞证，肝主疏泄，性喜条达，其经脉布胁肋循少腹。若情志不遂，木失条达，则致肝气郁结，经气不利，故见胁肋疼痛，胸闷，脘腹胀满；肝失疏泄，则情志抑郁易怒，善太息；脉弦为肝郁不舒之征。遵《黄帝内经》"木郁达之"之旨，治宜疏肝理气之法。方中以柴胡功善疏肝解郁，用以为君。香附理气疏肝而止痛，川芎活血行气以止痛，二药相合，助柴胡以解肝经之郁滞，并增行气活血止痛之效。枳壳理气行滞，赤芍养血柔肝，缓急止痛。肝郁化火者，加大剂量川楝子增强疏肝泄热之效。

参 考 文 献

[1] 国家药典委员会. 中华人民共和国药典（2020年版 一部）[S]. 北京：中国医药科技出版社，2020.

[2] 张兴，赵善欢. 川楝素对菜青虫体内几种酶系活性的影响[J]. 昆虫学报，1992，35（2）：171-177.

[3] 杨东升，张金桐，王宁，等. 川楝素和印楝素对家蝇生长发育及繁殖的影响[J]. 中国媒介生物学及控制杂志，2002，13（3）：185-188.

[4] 纪青华，陆兔林. 川楝子不同炮制品镇痛抗炎作用研究[J]. 中成药，1999，21（4）：181-184.

[5] Xie F，Zhang M，Zhang C F，et al. Anti-inflammatory and analgesic activities of extract and two limonoids from Melia toos-endan fruit [J]. J. Ethnopharmacal，2008，117（3）：463-466.

[6] Shi Y L，Wang Z F. Cure of experimental botulism and antibotu-lismic effect of toosendanin[J]. ActaPharmacol Sin，2004，25（6）：839-848.

[7] Burgen A S, Dickens F, Zatman L J. The action of botulinum toxin on the neuro-muscular junction[J]. J Physiol, 1949, 109（2）: 10-24.

[8] 李晶晶, 王晓娟, 刘妍如, 等. 川楝子毒性的血清代谢组学研究[J]. 国际药学研究杂志, 2014, 41（4）: 468-472.

[9] Zhang B, Wang Z F, Tang M Z. Growth inhibition and apop-tosis induced effect on human cancer cells of toosendanin, at-riterpenoid derivative from Chinese traditional medicine[J]. Invest New Drugs, 2005, 23: 547-553.

[10] Young H J, Jang G C, Won K C. Ethanolic extract of melia fructus has anti-influenza a virus activity by affecting viral entry and viral RNA polymerase[J]. Frontiersin Microbiolog, 2017, 8（3）: 1-10.

[11] 连建伟. 《中华当代名中医经验方大典》[M]. 北京: 知识产权出版社, 2019.

[12] 于文涛, 史奎竹. 杨牧祥验案选析[J]. 中国中医药报, 2011, 7（26）: 118-119.

[13] 张立兴. 柴胡舒肝散临证运用七则[J]. 实用中医内科杂志, 2005（3）: 247.

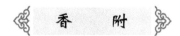

香　附

一、概述

本品为莎草科植物莎草 *Cyperus rotundus* L.的干燥根茎。秋季采挖, 燎去毛须, 置沸水中略煮或蒸透后晒干, 或燎后直接晒干[1]。

【性味归经】　辛、微苦、微甘, 平。归肝、脾、三焦经。

【功能主治】　疏肝解郁, 理气宽中, 调经止痛。用于肝郁气滞, 胸胁胀痛, 疝气疼痛, 乳房胀痛, 脾胃气滞, 脘腹痞闷, 胀满疼痛, 月经不调, 经闭痛经。

【药典用量】　6～10g[1]。

【药理作用】

1. 对中枢神经系统的作用　建立小鼠焦虑模型, 通过强迫游泳、悬尾等实验, 检测海马乙酰胆碱酯酶、5-羟色胺（5-HT）水平, 分析了香附挥发油对小鼠焦虑行为的影响, 证实香附挥发油能够改善小鼠的焦虑行为, 其机制可能与香附挥发油平衡中枢胆碱能系统、提高 5-HT 水平有关[2]。

2. 抗氧化　研究发现, 香附提取物能够通过抗氧化机制显著抑制阿司匹林诱导的胃溃疡[3]。通过对香附挥发油影响大鼠胃残留率、小肠推进率的研究, 采用体内半固体糊炭末推进法和进行体外噻唑蓝细胞实验, 表明香附挥发油能够提高大鼠胃肠动力, 同时促进小肠平滑肌细胞增殖[4]。

3. 镇痛　研究表明, 不同提取方式得到的川芎-香附提取液均能够对缩宫素引起的痛经模型小鼠产生明显的抑制及镇痛作用[5]。

4. 对心脑血管系统作用　吴莎等研究药对川芎-香附对硝酸甘油诱导的偏头痛大鼠的药效, 结果表明, 其能有效改善偏头痛大鼠的脑血流量, 促进脑血液循环, 调节神经递质和血管活性物质去甲肾上腺素（NE）、多巴胺（DA）、5-HT、5-羟色胺吲哚乙酸（5-HIAA）、NO、一氧化氮合酶（NOS）的释放, 发挥治疗偏头痛的作用[6]。

二、香附量效临床参考

1. 小剂量　香附入煎剂 6～9g, 意在畅气机, 调气血。香附辛行苦泄, 善于疏肝理气, 调经止痛, 为妇科调经要药。调经止崩时恐止血留瘀遂取小剂量以辛苦微温, 调气活血。如固经丸（《丹溪心法》）为月经过多及崩漏常用方, 其中, 香附用量二钱半（约 7.5g）,《成方便读》中有载："用香附者，以顺其气，气顺则血亦顺耳。"故香附入固经丸有调气活血之妙，是以得到事半功倍的疗效。凡肝郁气滞型月经不调之痛经，崩漏，月经过多、过少等气机不畅之病症，予疏肝解郁、调气活血配伍少量香附，佐其助气之力，达气行血畅之功。

2. 常规剂量 香附入煎剂 10～15g，功在疏肝，解郁，香附辛香入肝经气分，善散肝气之郁结，味苦疏泄以平肝气之横逆，为疏肝解郁、行气止痛之要药，取常规剂量即可。如越鞠丸（《丹溪心法》）中，香附用量约 10g，丹溪立方原义："凡郁皆在中焦"。其治重在调中焦而升降气机。本品入三焦经以除三焦气滞，入肝经以疏肝郁。凡治气、血、痰、火、湿、食六郁所致胸膈痞满、脘腹胀痛、抑郁等，皆可在基本方的基础上加用香附以调气机、散郁滞。

3. 大剂量 香附入煎剂 30g 以上，则以活血祛瘀与行散气滞为主，香附性平，味甘、辛、苦兼有芳香，性质平和，主入肝经。《本草纲目》中述："香附生用上行胸膈，外达皮肤，炒熟下走肝肾。"《黄帝内经》云："百病皆生于气。"气机顺，百病不生，所以气应畅而勿滞，滞欲通者，首重气分，莫过香附。香附善走能守，行气而活血。若要治疗以气滞血瘀为主的病症，则取大剂量以行气疏肝、活血调经。

三、香附不同剂量验案选析

1. 香附小剂量验案[7]

患者，女，20 岁。

临床表现：每日晨起开始出现低热，体温约 37℃，大约 2 小时热退，午睡后又开始低热，一直持续到下午 5 时热退，体温最高 37.5℃，晚上不发热。伴有头晕，乏力，汗出，头痛，易感冒，纳差，偶有胃痛，睡眠差，易醒，烦躁易怒，二便调，有慢性胃炎史。舌质淡红，苔薄白，脉细弱。

中医诊断：内伤发热；证属肝脾不调。

西医诊断：功能性低热。

治法：调和肝脾。

处方：小柴胡汤加味。

柴胡 15g	黄芩 9g	法半夏 9g	党参 9g	紫苏叶 8g	香附 8g
陈皮 8g	茯苓 10g	炙甘草 8g	生姜 4 片	大枣 20g	川芎 15g
蔓荆子 8g					

日 1 剂，水煎服，共 14 剂。

二诊：诉服上药 14 剂后体温降至 36.3～36.5℃，诸症减轻。又因河边游玩后出现咳嗽，发热，体温 37.8℃，畏寒畏风，自觉头晕加重，咽稍痒，时有胃痛，舌边尖红，苔薄黄腻。薄荷 8g，桔梗 10g，连翘 12g，黄芩 10g，柴胡 12g，法半夏 9g，太子参 10g，生甘草 10g，蝉衣 5g，白茅根 15g，赤芍 10g，生黄芪 15g，防风 6g，女贞子 10g，14 剂。

三诊：诉上药共服 21 剂，低热消失。

按： 香附小剂量 6～9g，以畅气机、调气血为主。患者平素肝气怫郁，见发热，化火横逆犯胃克脾，故见烦躁易怒胃痛，肝火上逆见头痛，首诊以小柴胡汤和解枢机，方中柴胡苦平，入肝胆经，透解邪热，疏达经气；黄芩清泄邪热；法半夏和胃降逆；香附行气血，理气宽中。诸药合用邪气得解，枢机得利。二诊时因兼夹外感风热故以小柴胡合银翘散，因势利导，从内伤及外感两方面下手，抓住病机变化，给邪气以出路，故效。

2. 香附常规剂量验案[8]

孙某，女，56岁。

临床表现：患者情绪抑郁，心烦易怒，失眠多梦，口干口苦，无多饮多尿，食欲不振，胸胁胀满，四肢困重，面色晦暗，舌质红，苔薄黄，脉弦滑细。

中医诊断：郁证，消渴；证属气郁痰瘀、阴虚燥热。

西医诊断：抑郁症，2型糖尿病。

治法：理气解郁，祛痰化瘀，滋阴安神。

处方：越鞠丸加减。

枸杞子15g	神曲15g	沙参15g	香附15g	生地黄30g
麦冬12g	当归12g	栀子12g	苍术9g	酸枣仁20g
丹参18g	柴胡6g	川芎6g	炙甘草6g	

7剂，日1剂，水煎取汁300 mL，分早晚2次服。

复诊：入眠好转，心烦易怒、胸胁胀满等症状减轻。继服3周，情绪平稳，睡眠改善，每晚睡眠5～7小时。又继服4周，诸症消失，睡眠正常，情绪平静。随访3年未再复发。

按：香附常规剂量10～15g，功在疏肝，解郁。2型糖尿病伴抑郁症是在2型糖尿病确诊后继发的心理障碍，既有"郁证"的病理特点，又有"消渴"的本病存在，气郁阴虚贯穿病程始终。治疗上既要从"郁证"治疗，又要注重"消渴"的病机特点。方中用香附辛能通行，微甘缓急，为疏肝解郁、行气散结、止痛之要药，为气病之总司，为治疗肝气郁滞的首选药物。柴胡能调达肝气，和香附相伍，一升一降，为疏肝理气解郁之要药。现代研究表明：越鞠丸除导致脑内脑源性神经生长因子（BDNF）的升高外，还引起5-HT的升高及血浆皮质醇的降低[9-10]。此外，通过乙醇提取的越鞠丸在快速抗抑郁方面显示出与快速抗抑郁原型西药氯胺酮相似的效果。与氯胺酮类似，越鞠丸快速起效机制与其通过转录后快速上调海马脑区的BDNF的表达相关。诸药合用，气郁通，痰郁开，血瘀化，五郁解，方证相符，效果显著。

3. 香附大剂量验案[11]

吴某，女，24岁。

临床表现：经水未见，小腹胀痛不可忍，约1周经止痛定，胸满闷。困顿2年，服药多剂，时有小瘥。

中医诊断：痛经；证属气滞血瘀，经脉阻滞。

西医诊断：原发性痛经。

治法：活血化瘀，行气通经。

处方：调经饮加减。

当归16g	茯苓16g	桃仁16g	红花16g
青皮10g	柴胡10g	牛膝10g	香附50g

水煎服，日1剂，共1剂。

复诊：1剂经畅痛减，3剂经止痛定，无复发。

按： 香附大剂量30g以上，则以活血祛瘀、行散气滞为主。香附为妇科主药，善调痛经，又有行气之功，在治疗气滞血瘀、经脉阻滞而致的胀痛急迫、经水涩滞之痛经时，常规量力有不逮。本案患者小腹胀痛不可忍，胸满而痛，小腹刺痛。《素问》提出，疼痛有虚实之不同，因实者谓"不通则痛"，因虚者谓"不荣则痛"。医者对症重用香附至50g，活血祛瘀、行散气滞，故通而不痛。现代药理也证明，香附的有效成分α-香附酮具有调经解痛的功效，香附本药具有强心和雌激素样作用。此方又配伍青皮、柴胡疏肝行气，气顺则血行；当归、桃仁、红花活血调经以祛瘀。进而药力倍增，痛随药退，疗程减半。

参 考 文 献

[1] 国家药典委员会. 中华人民共和国药典（2020年版　一部）[S]. 北京：中国医药科技出版社，2020.

[2] 李世英，谢云亮. 香附挥发油对慢性束缚应激小鼠焦虑行为的影响[J]. 中药与临床，2018，40（10）：2140-2143.

[3] Thomas D, Govindhan S, Baiju E C, et al. Cyperusrotundus L. prevents non-steroidal anti-inflammatorydruginduced gastric mucosal damage by inhibiting oxidativestress[J]. J Basic Clin Physiol Pharmacol，2015，26（5）：1-6.

[4] 张跃飞，李鑫，孟宪生，等. 香附挥发油的生物活性及其GC-MS分析[J]. 中国实验方剂学杂志，2015，21（14）：32-35.

[5] 张斯杰，郭建博，王晓莉，等. 川芎-香附提取物对原发性痛经模型动物的作用[J]. 沈阳药科大学学报，2013，30（5）：383-386.

[6] 吴莎，郭丽，翟永松，等. 川芎-香附对硝酸甘油偏头痛大鼠的药效学研究[J]. 环球中医药，2018，11（11）：1680-1684.

[7] 马桂琴，张龙生. 薛伯寿教授治疗低热经验介绍[J]. 世界中西医结合杂志，2018，13（3）：328-331.

[8] 刘爱玲，周晓静. 越鞠丸临床验治4则[J]. 山西中医，2015，13（5）：32，34.

[9] 闫东升，周小琳，石和元，等. 越鞠丸对抑郁症模型小鼠行为学、5-羟色胺及血浆皮质醇的影响[J]. 江西中医学院学报，2007，19（2）：64-67.

[10] 蒋麟. 越鞠丸对慢性应激大鼠海马脑源性神经营养因子的影响[J]. 中国临床康复，2005，9（28）：138-140.

[11] 于伟臣. 大剂量用药举隅[J]. 四川中医，1990（6）：12.

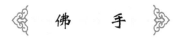

佛　手

一、概述

本品为芸香科植物佛手 *Citrus medica* L. var. *sarcodactylis* Swingle.的干燥果实。秋季果实尚未变黄或变黄时采收，纵切成薄片，晒干或低温干燥[1]。

【性味归经】　辛、苦、酸，温。归肝、脾、胃、肺经。

【功能主治】　疏肝理气，和胃止痛，燥湿化痰。用于肝胃气滞，胸胁胀痛，胃脘痞满，食少呕吐，咳嗽痰多。

【药典用量】　3～10g[1]。

【药理作用】

1. 止咳平喘　采用卵白蛋白（OVA）腹腔注射致敏和雾化激发的方法建立小鼠哮喘模型，用佛手乙酸乙酯提取液（10g/kg）对哮喘小鼠进行干预，并以地塞米松作为阳性对照，佛手乙酸乙酯提取液组和地塞米松组的外周血白细胞总数、嗜酸性粒细胞、淋巴细胞均显著低于哮喘模型组（$P<0.05$ 和 $P<0.01$），所以佛手乙酸乙酯提取液能抑制哮喘模型小鼠嗜酸性粒细胞性炎症反应[2]。

2. 抗肿瘤　佛手挥发油具有抑制 MDA-MB-435 癌细胞增殖的作用。低、中浓度的佛手挥发油诱导癌细胞凋亡且将癌细胞周期阻滞在 S 期和 G_2/M 期,过高浓度则引起细胞坏死[3]。

3. 抗氧化 　研究表明川佛手精油含有丰富的多酚和黄酮类物质,具有一定的抗氧化活性,对 DPPH 和 ABTS 自由基清除能力较强,半数效应浓度(EC_{50})分别为 3.92mg/mL、1.88mg/mL[4]。

4. 免疫调节作用 　研究显示佛手醇提液能显著提高小鼠免疫器官重量,延长小鼠常温下的耐疲劳能力和急性抗脑缺氧能力,结果表明佛手具有一定的增强体质、促进学习和增强免疫功能的作用[5]。

5. 抑菌 　研究表明佛手果实挥发油对酵母菌、大肠杆菌、枯草杆菌和金黄色葡萄球菌均有较明显的抑制作用,其中对枯草杆菌的抑菌效果最强,对金黄色葡萄球菌的抑制作用相对较弱。佛手叶中挥发油只对酵母菌有一定的抑制作用,而佛手枝中挥发油没有抑菌作用[6]。

二、佛手量效临床参考

1. 小剂量 　佛手入煎剂 3～10g,功在疏肝理气。佛手气清香而不烈,性温和而不峻,小剂量使用可以达到疏肝解郁,理气和胃之功。颜正华教授治疗胃脘胀痛,加入佛手疏肝解郁,理气和胃,调节升降,消痞除胀,用量多为 6g。凡肝郁气滞,胃部胀闷者,可在相应方药中加入少量佛手,以达到四两拨千斤之功。

2. 常规剂量 　佛手入煎剂 10～20g,长于破积消癥。佛手味酸入肝,疏通肝气,畅达气机,使气之升降出入通畅无阻,土气得健,五脏自和。凡情志抑郁、肝失条达导致的癥瘕积聚,如乳腺增生、胃炎、头痛、呃逆、水肿、泄泻等,都可在相应方药中配伍常规剂量佛手,发挥其理气消癥之功。

3. 大剂量 　佛手入煎剂 30g 以上,可行气止痛,化痰消膏。佛手之药性虽然平和,通常属于轻柔安全的药味,但在临床上大剂量应用必须要谨慎,精确控制,才能运用自如。凡肝失疏泄导致的失眠、脾胃湿热、黄疸,都可配伍大剂量佛手,以达疏肝和胃,行气止痛,宁心安神之功。

三、佛手不同剂量验案选析

1. 佛手小剂量验案[7]

患者,女,27 岁。

临床表现:工作紧张,胃部隐痛,饥饱时均有痛感。口干,便秘,食欲差,腹胀,呃逆,无泛酸症状。舌红少苔,脉弦细。

中医诊断:胃痛;证属胃阴不足,中焦失和。

西医诊断:慢性萎缩性胃炎。

治法:养阴和胃,行气止痛。

处方:益胃汤、一贯煎加减。

沙参 15g	麦冬 10g	生地黄 12g	玉竹 12g	白芍 15g
当归 10g	枸杞 12g	生麦芽 15g	谷芽 15g	绿萼梅 6g
佛手 6g	生甘草 6g	川楝子 10g		

日 1 剂,水煎分 2 次服,共 7 剂。

二诊：患者诉服上方 7 剂后，诸症减轻，近日自觉口燥明显，伴失眠。在前方基础上加石斛 10g、芦根 15g、夜交藤 30g，14 剂。患者服后胃痛等诸症尽释。继嘱注意饮食调养，随访半年，未见复发。

按：佛手小剂量 3～10g，有疏肝解郁，理气和胃之功。本案患者胃脘隐隐作痛，舌红少苔，口干，属典型胃阴亏虚证候，此类病证治当养阴和胃，用方以益胃汤、一贯煎加减化裁。本案处方中，沙参、麦冬、玉竹、生地黄、枸杞养胃阴，滋肾水，使机体阴液生化有源，以期从根本上保护胃之和降功能；佛手、绿萼梅疏肝和胃，调节升降，消痞除胀，针对胃失和降之气滞腹胀症。生甘草、白芍、当归缓急止痛，辅助养阴之品；川楝子疏肝泄热，理气止痛，针对气滞疼痛主症。谷芽、生麦芽消食和中，助脾胃运化，解除纳呆之症。纵观全方，阴柔轻灵而又显苍劲之力，颇具四两拨千斤之妙，虽效古方而来，却有临证巧变之玄机。

2. 佛手常规剂量验案[8]

患者，女，34 岁。

临床表现：神清，面色少华，精神萎靡，表情痛苦，小腹压痛明显，拒按，以右侧为甚。舌淡胖苔黄，脉沉细。检查：子宫及附件均有压痛，左侧附件区触及包块，质软。B超：子宫大小正常，回声未见异常；右侧附件大小约 3.8cm×3.8cm×3.5cm，左侧附件区可见约 5.8cm×4.6cm×3.8cm 无回声暗区，暗区内见 2.8cm×0.7cm 增强回声区。

中医诊断：癥瘕；证属孕卵植于胞络，阻塞气血运行，不通则痛。

西医诊断：宫外孕。

治法：活血理气通络。

处方：丹参 30g　　佛手 20g　　延胡索 20g　　白芍 20g　　甘草 10g
　　　　王不留行 30g　　三仙各 10g　　红藤 20g　　泽泻 10g

　　　　经期加三棱 20g、莪术 20g、牛膝 10g。日 1 剂，水煎分 3 次服，共 15 剂。

二诊：左小腹疼痛消失，右侧腹痛未愈，劳累后加重，伴肢冷畏寒，舌淡苔白，脉沉细。证属寒邪侵袭经络，阻塞气血运行。拟温经散寒、通络法调治，予大温经汤加减。

三诊：右侧腹痛消失，在外院复查 B 超示正常，临床治愈。

按：佛手常规剂量 10～20g，长于破积消癥。宫外孕临床较常见，但一年之中患 2 次宫外孕均行保守治疗则较少见。患者 2004 年 4 月右侧输卵管宫外孕，12 月左侧宫外孕。医者以癥瘕论治，初以活血理气通络为主，经期用药加大理气活血力度，服 15 剂左腹痛治愈。前人治癥瘕除了遵循理气活血大法外，非常重视疾病的新久，初起正气尚强，瘀滞不坚的宜攻宜破，当然也须照顾正气。病人气血虚，宜着重温补，又需注意行气通络。此病例借鉴了前人治愈瘀滞不坚的经验，先以活血理气通络之法治愈瘀滞不坚的左侧腹痛，在攻破过程中，难免进一步损伤人体正气，寒邪不去，因而第二步对于病程较久，瘀滞较坚，右侧腹痛，下肢痛，治以补气养血，温经通络的大温经汤加减。在补气中予以行气，在养血中予以通络，借行气通络而疏邪攻积，在此病例中恰当地将攻破温补结合运用，收到较好效果。

3. 佛手大剂量验案[9]

患者，女，35 岁。

临床表现：2000 年产后体重未恢复，肥胖 8 年，曾尝试过多种减肥方法，疗效不显。

刻下症见：体重指数（BMI）31.6kg/m^2，腰围 104cm，臀围 106cm。无不适主诉，纳眠佳，大便燥结，小便正常，查其面色红赤，舌质红，苔黄腻，脉滑有力。

中医诊断：肥胖症；证属膏脂凝聚，阻滞气机。

西医诊断：肥胖症。

治法：行气开郁，消膏转浊，清热通腑。

处方：大柴胡汤加减。

柴胡 9g	半夏 12g	黄芩 15g	白芍 12g	枳实 15g
酒大黄 15g	佛手 30g	葶苈子 30g	决明子 30g	莱菔子 30g
苍术 30g	生姜 3 片			

水煎，日 1 剂。

控制饮食，配合运动。1 个月后体重降到 77kg，继服。以上方为基础方加减，服用 5 个月后体重降到 70kg，随访半年未反弹。

按：佛手大剂量 30g 以上，可行气化痰，消膏。佛手之药性虽然平和，通常属于轻柔安全的药味，但在临床上大剂量应用必须要谨慎，精确控制，才能运用自如。大柴胡汤中柴胡、半夏、枳实辛开行气化浊；枳实、酒大黄通腑泻浊、消积导滞，嘱咐患者自行调整酒大黄用量，大便以 1 天不超过 3 次为宜；白芍、黄芩清热；佛手、半夏、苍术行气化痰消膏，减肥转浊消脂；葶苈子宣肺，决明子、莱菔子下气通腑，全方以行气为治则，运用了消膏降浊、消积导滞、化痰通腑之法，药证相应。

参 考 文 献

[1] 国家药典委员会. 中华人民共和国药典（2020 年版　一部）[S]. 北京：中国医药科技出版社，2020.

[2] 尹洪萍，许顺美. 佛手乙酸乙酯提取液对哮喘模型小鼠的抗炎作用[J]. 健康研究，2009，30：92-94.

[3] 麻艳芳，邵邻相，张均平，等. 佛手挥发油对 MDA-MB-435 人乳腺癌细胞体外增殖的影响[J]. 中国药学杂志，2010，45（22）：1737-1741.

[4] 韩林，夏兵，丁博，等. 川佛手精油抗氧化及抑菌活性的研究[J]. 中国调味品，2014，39（12）：55-62.

[5] 徐晓虹，金晓玲，章子贵. 金华佛手醇提液对小鼠记忆、耐力和免疫机能的影响[J]. 浙江师范大学报（自然科学版），2000，23（2）：180-182.

[6] 郭卫东，郑建树，邓刚，等. 佛手挥发油抑菌活性的研究[J]. 中国粮油学报，2009，24（8）：103-107.

[7] 吴嘉瑞，张冰. 颜正华胃脘痛治验举隅[J]. 中华中医药杂志，2009，24（12）：1594-1596.

[8] 贾延存. 妇科验案二则[J]. 青海医药杂志，2007（4）：74-75.

[9] 周强，赵锡艳，逄冰，等. 仝小林教授运用大柴胡汤治疗代谢性疾病验案解析[J]. 环球中医药，2012，5（10）：754-757.

第九章　消　食　药

<h2 style="text-align:center">山　楂</h2>

一、概述

本品为蔷薇科植物山里红 *Crataegus pinnatifida* Bge. var. *major* N. E. Br. 或山楂 *Crataegus pinnatifida* Bge. 的干燥成熟果实。秋季果实成熟时采收，切片，干燥[1]。

【性味归经】　酸、甘，微温。归脾、胃、肝经。

【功能主治】　消食健胃，行气散瘀，化浊降脂。用于肉食积滞，胃脘胀满，泻痢腹痛，瘀血经闭，产后瘀阻，心腹刺痛，胸痹心痛，疝气疼痛，高脂血症。焦山楂消食导滞作用增强。用于肉食积滞，泻痢不爽。

【药典用量】　9～12g[1]。

【药理作用】

1. 调血脂　现代实验研究发现，山楂提取物能明显降低高脂血症模型家兔和乳幼大鼠的血脂，并对实验性动脉粥样硬化有治疗作用[2]。

2. 保护肝脏　生山楂可降低高脂饲料喂养 SD 大鼠肝组织中 MDA、胆固醇的含量，清除肝内堆积的三酰甘油，减少脂肪酸（FFA）对肝细胞毒性作用，使 ALT、AST 指标降低，发挥保肝作用[3]。山楂中黄酮类化合物对多种原因引起的肝损伤具有显著的保护作用，其中金丝桃苷具有一定的改善肝功能的疗效。

3. 降压　以较小剂量山楂的流浸膏、黄酮提取物或其水解产物注射于麻醉猫、麻醉兔或麻醉小鼠，均有缓慢且持久的降压作用，其降压机制以扩张外周血管为主。山楂中的黄酮苷及复杂的二聚黄烷和多聚黄烷类，有显著的扩张血管、降低血压作用[3]。

4. 抗癌　近年研究发现，山楂中含有一种叫牡荆素的化合物，具有抗癌的作用。亚硝胺、黄曲霉素均可诱发消化道癌症的发生或加重，而实验研究表明，山楂提取液不仅能阻断亚硝胺的合成，还可抑制黄曲霉素的致癌作用[4]。

5. 抗菌　以山楂核提取物为主要杀菌成分的皮肤消毒剂，对大肠杆菌、金黄色葡萄球菌、铜绿假单胞菌、白念珠菌具有较好的杀菌效果，且稳定性较好[5]。用山楂榨取的原液对金黄色葡萄球菌、白念珠菌、大肠杆菌等均有一定的抑制作用[6]。

二、山楂量效临床参考

1. 小剂量　山楂入煎剂 6～12g，功在消食健胃化积。本品酸甘，微温不热，功善消食化积，能治疗各种饮食积滞，尤为消化油腻肉食积滞之要药。凡肉食积滞之脘腹胀满，嗳气吞酸、腹痛便溏者，均可取小剂量加以应用。如《简便方》即以单味山楂煎服，治肉食不消。若配莱菔子、神曲等，可加强消食化积之功。若配伍木香、青皮，可行气消滞，治积滞脘腹胀痛，如匀气散（《证治准绳》）。

2. 常规剂量　山楂入煎剂15～30g，长于化浊降脂。现代研究证明，山楂不同提取成分对各种高脂动物模型均有较肯定的降脂作用。山楂及山楂黄酮提取物能明显降低高脂血症家兔和乳幼大鼠的血脂，并对实验性动脉粥样硬化有治疗作用。用菊花、金银花、山楂5∶5∶4配方代茶饮治疗血液流变学异常的高脂性高血压、动脉硬化症患者，总有效率达95%[7]。

3. 大剂量　山楂入煎剂30g以上，即体现出明显的活血化瘀，行气止痛之功。山楂性温兼入肝经血分，能通行气血，有活血祛瘀之功。用于治疗产后瘀阻腹痛、恶露不尽、闭经，朱丹溪经验方即单用本品加糖水煎服；亦可与当归、香附、红花同用，如通瘀煎（《景岳全书》）；若治胸痹心痛，常与川芎、桃仁、红花等同用。本品不仅能行气散结止痛，炒用还能止泻止痢，如《医钞类编》治泻痢腹痛，即单用焦山楂水煎内服，临床亦可与木香、槟榔等同用。

三、山楂不同剂量验案选析

1. 山楂小剂量验案[8]

瞿某，男，5岁。

临床表现：患儿1周来，体温反复升高，入暮加重，夜间体温最高39℃，在社区门诊予"头孢、地塞米松"输液治疗3日，热退又起，伴口渴饮水，不思饮食，口臭，时有腹痛，大便3日未解，舌质红，苔黄腻，脉数。查体：咽部充血，双侧扁桃体Ⅰ度肿大，两肺呼吸音粗。

中医诊断：食积；证属食积发热。

治法：消食导滞，通腑泄热。

处方：小承气汤合保和丸加减。

炒大黄5g	枳实5g	连翘10g	生石膏30g（先煎）	莪术10g
莱菔子10g	陈皮5g	制半夏5g	槟榔10g	焦山楂10g
焦神曲10g	甘草5g			

1剂，水煎取200mL，分3次口服。

二诊：次日来诊，诉药后大便2次，热退身凉，口渴好转，腹痛亦止，但舌苔仍黄腻未退，拟保和丸加减调理而愈。

按：山楂小剂量6～12g，功在消食健胃化积。小儿伤于乳食，积滞不化，使胃肠道产生瘀血病灶，影响消化液的分泌和肠道吸收功能，从而产生发热和停滞的临床症状，此时轻则用消导化滞，重则用通腑泄热，不但能排除肠道宿积，而且能改善消化道黏膜的瘀血和水肿状态，恢复肠黏膜的正常功能和防御屏障，所以治疗小儿积滞发热，必须明白推陈致新的道理，常常以通为补。本案重用炒大黄、枳实为君，通腑泄热；生石膏、连翘为臣，清阳明之积热；佐以莪术、莱菔子、槟榔消食导滞；小剂量山楂与神曲消食健胃化积；陈皮、制半夏、甘草理气和胃，护佑中土，防清凉攻伐之品伤及脾胃。全方共建消食导滞、通腑泄热之功。此方不可久服，多以1剂为度，大便通则诸症消，再以调理而善其后。

2. 山楂常规剂量验案[9]

蒋某，男，48 岁。

临床表现：脘闷食少，口苦，大便溏，每日 3～4 次；舌红，苔黄腻，脉弦。查体：形体肥胖，右胁轻压痛。患者右胁胀痛反复发作 1 年余，查肝功能及血脂轻度异常，腹部 B 超检查提示脂肪肝，要求中药治疗。

中医诊断：胁痛；证属肝胃不和，湿热内蕴。

西医诊断：脂肪肝。

治法：疏肝和胃，清热化湿。

处方：小柴胡汤加减。

柴胡 12g	黄芩 18g	法半夏 10g	苍术 15g	陈皮 7g
厚朴 12g	郁金 10g	薏苡仁 30g	生白芍 20g	生山楂 30g
荷叶 10g	泽泻 15g	生甘草 5g		

5 剂，水煎，早晚分服。

复诊：患者服药后，胁痛消失，余症减轻，黄苔减少。上方加佩兰 12g，增强芳香化湿之效。继服 10 剂后，诸症皆消，面色转红润，大便成形；1 个月后复查肝功能、血脂均正常。

按：山楂常规剂量 15～30g，长于化浊降脂。脂肪肝属中医学"肝癖""痰浊"等范畴。《难经》云："肝之积，名曰肥气。"本病多由于饮食不节，嗜食肥甘或饮酒无度，起居过逸，致湿邪内蕴，郁久化热，致肝失疏泄，脾失健运，气郁湿阻，肥脂转运欠畅，积于肝脏而发病。《临证指南医案》中记载："而但湿从内生者，必其人膏粱酒醴过度。"方中柴胡与黄芩相伍，和解少阳，清中上焦湿热；柴胡与郁金同用，疏肝理气，调畅气机；苍术燥湿健脾；生白芍养血柔肝；法半夏和胃降逆，与行气药厚朴、陈皮相伍，一升一降，调畅三焦气机，气行则湿化；泽泻、薏苡仁相配，淡渗利湿，使湿邪从小便而出；常规剂量山楂消食导滞，与荷叶合用，化酒食脂浊之积。诸药合用，使湿热痰浊之邪得除，三焦气机顺畅，则脂浊难凝，诸恙悉愈。

3. 山楂大剂量验案[10]

叶某，女，16 岁。

临床表现：14 岁初潮，月经常见延后，经色暗而不泽，但无痛经史。昨日适潮，因贪凉戏水，一个时辰后即感下腹疼痛"如抽"，拒按揉，但喜温，经量少，甚至点滴而下，色暗，四肢冷，不食欲呕。

中医诊断：经期腹痛；证属寒凝血滞。

治法：温阳散寒，活血行滞。

处方：山楂红糖水加减。

生山楂 40g 生姜 5 片

上 2 味加水一碗煎熬至半碗，加入赤砂糖 20g，温服。

一服痛轻，再服痛止，疾病治愈。

按：山楂大剂量 30g 以上，即体现出明显的活血化瘀，行气止痛之功。本例实系寒凝血滞，胞络被阻所致，故效朱震亨以山楂合砂糖治血滞之儿枕痛、恶露不绝及李时珍用山楂治血滞胀痛之法，以化滞行瘀，大剂量山楂性温兼入肝经血分，能通行气血，有活血祛瘀之功。用于治疗产后瘀阻腹痛、恶露不尽、闭经等，合生姜辛甘化阳散阴寒，合赤砂糖酸甘化阴，缓急止痛，故收良效。

参 考 文 献

[1] 国家药典委员会. 中华人民共和国药典（2020 年版 一部）[S]. 北京：中国医药科技出版社，2020.

[2] 杨宇杰，林静，王春民，等. 山楂叶总黄酮对大鼠高脂血症早期干预的实验研究[J]. 中草药，2008，39（12）：1848-1850.

[3] 黄凯，杨新波，黄正明. 金丝桃苷药理作用研究进展[J]. 药学进展，2009，28（8）：1046-1048.

[4] 张瑶. 山楂，药理作用你了解多少[J]. 黑龙江科技信息，2009（6）：163.

[5] 李长青，吴伟，佟颖. 山楂核提取物杀菌效果及影响因素的研究[J]. 中国消毒学杂志，2007，24（1）：50-52.

[6] 林玲. 山楂液杀灭微生物作用及其影响因素的试验观察[J]. 中国消毒杂志，2000，17（2）：85.

[7] 孙波. 山楂的现代药理与临床应用分析[J]. 中国医药指南，2009，7（12）：122-123.

[8] 顾国祥，杨丽霞，李志武，等. 李乃庚教授从食积论治小儿疾病经验[J]. 中医儿科杂志，2017，13（6）：13-15.

[9] 刘波，陈晓奇. 加减柴平汤临证新用举隅[J]. 上海中医药杂志，2011，45（10）：66-67.

[10] 周叔平. 山楂为主治血滞经病[J]. 福建中医药，1995（1）：23.

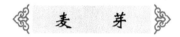

麦 芽

一、概述

本品为禾本科植物大麦 *Hordeum vulgare* L.的成熟果实经发芽干燥的炮制加工品。将麦粒用水浸泡后，保持适宜温、湿度，待幼芽长至约 5mm 时，晒干或低温干燥[1]。

【性味归经】 甘，平。归脾、胃经。

【功能主治】 行气消食，健脾开胃，回乳消胀。用于食积不消，脘腹胀痛，脾虚食少，乳汁郁积，乳房胀痛，妇女断乳，肝郁胁痛，肝胃气痛。生麦芽健脾和胃，疏肝行气。用于脾虚食少，乳汁郁积。炒麦芽行气消食回乳。用于食积不消，妇女断乳。焦麦芽消食化滞。用于食积不消，脘腹胀痛。

【药典用量】 10～15g；回乳炒用 60g[1]。

【药理作用】

1. 助消化 《本草纲目》中提到麦芽可消化一切米面诸果食积。麦芽煎剂对胃酸与胃蛋白酶的分泌似有轻度促进作用[2]。

2. 促性激素分泌 麦芽可提高切除卵巢、结扎输卵管去势模型小鼠卵泡激素，可使雌二醇升高，孕酮水平下降，表明麦芽可刺激生殖腺轴而提高性激素水平，且单味药优于复方[3]。

3. 调节肠道菌群 麦芽中的麦芽纤维可增加溃疡性结肠炎小鼠肠道内的杆菌、肠球菌及产气荚膜梭菌数量，减少双歧杆菌和乳酸杆菌数量，对溃疡性结肠炎小鼠肠道菌群具有良好的调控作用[4]。麦芽中的异麦芽低聚糖在体内和体外均能起到调节双歧杆菌生长的作用[5]。

4. 抗结肠炎 研究显示麦芽及麦芽中的纤维能显著改善结肠炎症状，降低血清 α1-酸性糖蛋白（AAG）水平，并显著增加盲肠中丁酸盐含量，而麦芽中的蛋白质则不能。给予麦芽或同时给予麦芽、柳氮磺吡啶可显著加快结肠黏膜上皮的修复[6]。

二、麦芽量效临床参考

1. 小剂量 麦芽入煎剂 4～15g，能理脾消食和胃，适用于一切食积之症。常配山楂、神曲，治食积不化，腹胀腹痛，嗳腐吞酸等症。治疗脾虚食少，食后饱胀者，常配党参、白术、山楂等健脾消食之品，如健脾丸。

2. 常规剂量 麦芽入煎剂 15～60g，长于疏肝理气。可用于治疗肝气郁滞或肝胃不和，胸胁、脘腹疼痛，常配伍莱菔子、香附、川楝子等药。

3. 大剂量 麦芽入煎剂 60～120g，可以回乳，又能消胀止痛。炒麦芽回乳，"炒"取其"炒枯"之意，用量在 60g 之上。生麦芽、炒麦芽均可单独用于回乳，用量为 60～120g。生麦芽、炒麦芽混用用于回乳，用量各为 60g。麦芽回乳之功不在于生熟，而在于量大，麦芽炒后偏于消食，尤宜于食滞有胃寒者，生用偏于疏肝理气，对于回乳生用或炒用只要量大皆有效。

三、麦芽不同剂量验案选析

1. 麦芽小剂量验案[7]

刘某，男，9 岁。

临床表现：患儿食欲不佳，或有恶心，形体偏瘦，体重 27kg，面色不华，气池色青，晨起偶咳，手也热，精神欠佳，易疲倦，寐安，素来大便偏干，1～2 日 1 行。口中异味，舌质暗红，苔白腻，脉弦。

中医诊断：厌食；证属脾胃失调、虚实夹杂。

西医诊断：小儿厌食症。

治法：运脾和中，理气消食。

处方：调脾和中汤加减。

广藿香 3g	栀子 10g	竹茹 15g	苍术 10g	陈皮 6g
苏子 10g	枳壳 6g	川黄连 3g	佛手 6g	桃仁 10g
鸡内金 10g	炒麦芽 10g	炒谷芽 10g	焦槟榔 10g	茯苓 10g
天竺黄 10g	石菖蒲 6g	香橼 6g	薏苡仁 10g	僵蚕 10g
杏仁 10g	甘草 3g			

6 剂，免煎，水冲服。日 1 剂，早晚分服。

二诊：服上方食欲有所增加，仍有咳嗽，晨起明显。痰少欠利。面色不华，气池色青，精神一般。寐安，大便偏干，日 1 行。舌质红，苔白略厚。脉弦。前方加熟军 6g，冬瓜仁 15g。12 剂，免煎，水冲服。

三诊：服上方咳嗽已愈，食纳增加，进食时磨齿作响，面色不华，气池色青，寐安，大便干，日 1 行。舌质红，苔白。脉弦。前方去僵蚕、杏仁，加䗪虫 5g。12 剂，免煎，水冲服。

四诊：服上方面色略有改善，气池色淡，食欲增加，进食量接近同龄人饭量 3/4，精神好，睡卧偶有翻身，流口涎，盗汗，大便略干，日 1 行。舌质淡红，苔薄白。脉弦。前方加党参 10g、地骨皮 10g。12 剂，免煎，水冲服。

五诊：患儿气色转佳，食纳如常，滞颐、盗汗现象均消失，寐安，大便通畅，日1行。偶有口腔溃疡。舌质红，苔薄白，脉弦。前方加白茅根15g。12剂，免煎，水冲服。

六诊：服上方，面色正常，体重略增，饮食、睡眠、二便已无明显不适主诉。舌质红苔薄白，脉弦长。患儿基本痊愈，嘱服本院制剂调脾和中颗粒15日，以善其后。

按： 麦芽小剂量4～15g，能理脾消食和胃。近10余年来，脾胃失调、虚实夹杂证型患儿在临床上所占比例明显增多。调脾和中汤专为本证所立，其方攻补兼施，攻不伤正，补不恋邪。如果辨证准确，守方守法，多可获效。《幼幼集成·伤食证治》说："凡欲治病，必先借胃气以为行药之主。若胃气强者，攻之则去，而疾常易愈，此为胃气强而药力易行也；胃气虚者，攻亦不去，此非药不去病，以胃气本弱，攻之则益弱，而药力愈不行，胃愈伤，病亦愈甚矣。"说明食物的受纳克化与脾胃状态有关，方中小剂量炒麦芽配鸡内金、炒谷芽、焦槟榔消食和胃，再随补虚去实之品，共奏运脾和中，理气消食之效。

2. 麦芽常规剂量验案[8]

患者，女，37岁。

临床表现：两侧乳房胀痛、结块1年余，每于月经前7～10天乳痛加重，乳块增大变硬，拒按，痛及双侧胸胁、腋下，叹息频作。近3个月月经潮时少腹胀痛，量少色暗。面色稍暗有色斑，脉弦细。查：双乳有多个大小不一的肿块，触痛明显。

中医诊断：乳癖；证属肝气郁结。

治法：疏肝理气，活血散结。

处方：香附10g　　青皮10g　　佛手10g　　夏枯草10g　　橘核10g
　　　　川芎12g　　丹参12g　　延胡索12g　　皂角刺12g　　泽兰9g
　　　　生麦芽60g　　甘草6g

水煎服，日1剂。每个月经周期的第10天始服，连服18天。

复诊：共服4个月经周期后，患者症状和肿块均消失。B超乳房检查、黄体期性激素化验各项指标均无异常而病愈。1年后随访未再复发。

按： 麦芽常规剂量15～60g，长于疏肝理气。常规剂量下麦芽长于疏肝理气，可用于治疗肝气郁滞或肝胃不和，胸胁、脘腹疼痛，取其量大力洪从而发挥疏肝解郁的作用。气结为病，量大入方，对于肝气郁滞较重或气结的患者，均遣麦芽入复方，其量较大，多为30～60g，与其他药物同煎同服。肝郁较重时，非重用麦芽不能显效，且恐麦芽一味势单力薄，故气郁重症，当据其不同部位之郁，配伍相关药物，助其解郁散结之功。

3. 麦芽大剂量验案[9]

患者，女，28岁。

临床表现：患者于产后乳房胀大疼痛，乳汁难回。

中医诊断：产后乳汁暴涌不止。

治法：疏肝理气。

处方：麦芽120g

水煎服，日1剂，症无则止。

按： 麦芽大剂量60～120g，可以回乳，又能消胀止痛。大剂量麦芽可回乳消胀，用于妇女断乳及乳房胀痛。直接单用生麦芽或炒麦芽120g煎服。或生麦芽、炒麦芽各60g，煎服。炒制量巨，回乳效佳。此方效《医宗金鉴》"产后乳汁暴涌不止者，乃气血大虚，欲断乳者，用麦芽炒熟，熬汤作茶饮"之法，临床善用炒麦芽回乳，其用法或单用泡水代茶饮，或入复方，其用量皆巨。经现代药理学研究证实，麦芽中含有 B 族维生素，其中维生素 B_6 为吡哆醛 5-磷酸盐的前体，有脱羧及氨基转移的作用，可通过促进合成多巴胺，而起到抑制催乳素分泌的作用。

参 考 文 献

[1] 国家药典委员会. 中华人民共和国药典（2020 年版 一部）[S]. 北京：中国医药科技出版社，2020.

[2] 杨延超. 大麦芽活性多糖的分离及结构解析[D]. 无锡：江南大学，2012.

[3] 陈容，张建华，欧荣. 麦芽对去势小鼠激素水平的影响[J]. 中国中医药信息杂志，2006，13（3）：35-36.

[4] 刘永涛，胡正芬. 麦芽纤维对 UC 小鼠肠道菌群的影响[J]. 浙江中西医结合杂志，2008，18（8）：471-472.

[5] 王春敏，李丽秋，马淑霞，等. 异麦芽低聚糖在体内和体外对肠道菌群的调节作用[J]. 中国老年杂志，2008，28（2）：174-175.

[6] 王晓飞，周金影，金向群，等. 麦芽的药理研究及临床应用[J]. 中成药，2007（11）：1677-1679.

[7] 阮凤. 中成药鉴别之小儿积食[J]. 中国药店，2015（6）：70-71.

[8] 崔仪龙. 道遥散的临床运用[C]//中华中医药学会、中医杂志社. 中华中医药学会中医、中西医结合治疗常见病研讨会论文集. 黄山：中华中医药学会，2007：59-60.

[9] 赵怀舟. 宋明锁学术思想与临床经验总结及小儿厌食症证治规律研究[D]. 北京：北京中医药大学，2016.

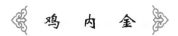

一、概述

本品为雉科动物家鸡 *Gallus gallus domesticus* Brisson 的干燥沙囊内壁。杀鸡后，取出鸡肫，立即剥下内壁，洗净，干燥[1]。

【性味归经】 甘，平。归脾、胃、小肠、膀胱经。

【功能主治】 健胃消食，涩精止遗，通淋化石。用于食积不消，呕吐泻痢，小儿疳积，遗尿，遗精，石淋涩痛，胆胀胁痛。

【药典用量】 3～10g[1]。

【药理作用】

1. 调节胃肠运动 研究表明，鸡内金、黄芪、甘草等拟制的姜夏安汤治疗慢性萎缩性胃炎，有效率达到 97.3%，同时治疗消化不良[2]。

2. 调节消化液分泌 以胃液分泌量及胃蛋白酶排出量为参考指标，考察生品与不同炮制品鸡内金对大鼠消化液分泌功能的影响，结果表明，各药物组均能使以上 2 种指标明显增加；而相比于生品，各炮制品均能不同程度地调节消化液分泌[3]。

3. 保护胃肠道 胃黏膜损伤是胃病患者的常见病理表现。实验研究证实，常用鸡内金可激活保护胃黏膜相关因子，改善胃黏膜损伤引起的不适，调节胃肠功能，不良反应较少[4]。

4. 改善乳腺增生 通过苯甲酸雌二醇及黄体酮建立大鼠乳腺增生模型，观察大鼠乳房形态变化，鸡内金组乳房增生有所缓解[5]。

5. 抑制子宫肌瘤生长 在研究肌壁间肌瘤的治疗时，生鸡内金配合桂枝茯苓胶囊作为治疗组，桂枝茯苓胶囊作为对照组，以肌瘤体积变化和血流变等为观察指标，结果发现治疗组总有效率为 93.3%。由此可见，生鸡内金可以有效抑制子宫肌瘤的生长，从而达到治疗子宫肌瘤病症的作用，该治疗方法效果明显[6]。

二、鸡内金量效临床参考

1. 小剂量　鸡内金入煎剂 3～6g，主要用来治疗体虚遗精、遗尿等，临床多应用于小儿遗尿，尤其对肺结核之遗精有较好疗效。《本草经疏》曰："肫是鸡之脾，乃消化水谷之所，其气通达大肠、膀胱二经。"因此，若要发挥鸡内金健脾助运、统摄下焦气化而治疗遗尿的作用，取小剂量加以应用。

2. 常规剂量　鸡内金入煎剂 6～20g，可用于食积不消，呕吐泻痢，小儿疳积。适合于米面薯芋乳肉等各种的食积症和因消化不良所引起的反胃吐食。6～12g 用于调理脾胃、消食祛积，尤其适用于因消化酶不足而引起的胃纳不佳、积滞胀闷，反胃呕吐等。15～18g 有化坚消石之功，可用于泌尿系结石及胆石症。病情较轻者，单味研服即有效，如《千金方》独用本品治消化不良引起反胃吐食，若配山楂、麦芽等，可增强消食导滞作用，治疗食积较重者。若与白术、山药、使君子等同用，可治小儿脾虚疳积。《本草纲目》等著作中还记载到，鸡内金还有敛疮生肌、清热泻火、解毒的功效，常规剂量治疗口腔溃疡具有良好的疗效。

3. 大剂量　鸡内金入煎剂 30g 以上，化坚消石，可用来治疗石淋涩痛，胆胀胁痛。现代研究表明大剂量对于治疗慢性肾脏病有很好的疗效，又可用于治疗消渴，《本草经集注》记载："里黄皮微寒，主治泄痢，小便利，遗溺，除热，止烦。"

三、鸡内金不同剂量验案选析

1. 鸡内金小剂量验案[7]

赖某，男，5 岁。

临床表现：患儿几乎每夜均遗尿，冬季寒凉之时尤甚，常一夜三四次，平素体质差，易感冒咳嗽，形体瘦小，面色萎黄，纳少，时有腹痛，喜温喜按，溏便无味。舌淡苔白，脉弱。尾骶片示：无脊椎裂。

中医诊断：遗尿；证属脾肾两虚、阳气虚弱。

治法：补肾健脾止遗。

处方：太子参 10g　　焦白术 5g　　炒山药 10g　　桑螵蛸 15g　　鸡内金 5g
　　　　葛根 5g　　　益智仁 10g　　川断 5g　　　桑寄生 5g　　焦山楂 10g
　　　　榔片 5g　　　砂仁 5g　　　藿香 5g　　　石菖蒲 5g　　陈皮 10g
　　　　炙甘草 5g

水煎服，日 1 剂，共 7 剂。

二诊：服药 7 剂后，遗尿略减，每夜 2～3 次，咳轻、咽红减，舌淡苔薄腻，脉沉缓，以上为基础加入煅龙骨 10g，又服 7 剂。

三诊：患儿服药后遗尿每夜 1～2 次，咳止，舌淡苔根略腻，脉沉缓，原方去陈皮加煅龙骨 10g、狗脊 5g，又服 3 剂。后遗尿已轻，偶遗尿，尿利，但哭闹、焦虑，舌淡苔白，脉沉缓，以原方为基础加炒枣仁 10g、柏子仁 10g，又服 14 剂，后遗尿、腹痛消失，不易感冒，以原方为基础，调剂，汤药又服 1 个月停药，后制成蜜丸，半年后见小儿体壮，后未发遗尿。

按：鸡内金小剂量 3～6g，主要用来治疗体虚遗精、遗尿等。患儿病证属于脾肾两虚、阳气虚弱，因此应补肾健脾止遗。太子参、焦白术、炒山药补气健脾，增强运化功能；桑螵蛸收敛止遗，小剂量鸡内金固精止遗，两者常配伍治疗遗尿；益智仁温脾暖肾，兼有固摄之功，川断、桑寄生可补益肝肾；石菖蒲可通窍醒神；焦山楂、砂仁、藿香、陈皮都可化湿和胃健脾。诸药合用可起到补益脾肾，固摄小便的功效。

2. 鸡内金常规剂量验案[8]

患者，男，81 岁。平素情志不畅、饮食不节，上腹部胀痛反复发作 9 年余。

临床表现：现症见上腹部胀痛隐隐，以剑突下为主，呈间断性，空腹易痛，尤以夜间为甚，痛及右肩，痛甚时头部不适。胸骨后及胃脘部有烧灼感，嗳气反酸时作，纳呆，寐差易醒，二便调，舌淡红苔白，舌根苔腻，脉弦。胃镜示：①慢性萎缩性胃炎伴肠化；②十二指肠炎。病理示：（窦小）重度慢性萎缩性胃炎伴肠化，局部腺体腺瘤样增生；（窦大）慢性萎缩性胃炎伴肠化。

中医诊断：胃脘痛；证属中虚血瘀。

西医诊断：慢性萎缩性胃炎伴肠化。

治法：健脾理气和胃，化瘀止痛。

处方：

鸡内金 10g	莪术 10g	丹参 15g	蛇舌草 15g	仙鹤草 15g
太子参 15g	法半夏 6g	麦冬 15g	炒薏苡仁 15g	陈皮 6g
枳壳 10g	乌贼骨 30g（先煎）	白及 6g		

水煎服，日 1 剂，共 5 剂。

复诊：药用 5 剂，患者疼痛明显减轻，察其舌暗，苔薄，诊其脉细。治守原法，因其舌暗，加当归 10g。

按：鸡内金常规剂量 6～20g，主要用于食积不消，呕吐泻痢，小儿疳积。常规剂量鸡内金、莪术共奏消食化瘀助运之力。莪术与蛇舌草、仙鹤草共同抗癌，防止疾病传变。考虑到患者平素情志不畅，兼有胸骨后、胃脘部烧灼感，嗳气反酸，为气郁日久化火伤阴，所以必须"间者并行"，加用太子参、麦冬益气养阴；半夏和胃降逆，取麦门冬汤之意；陈皮、枳壳理气开胃；丹参加强化瘀作用；薏苡仁健脾和胃；乌贼骨、白及生肌护膜，制酸止痛。全方益气活血，不仅能治疗本病，还能防止疾病进一步进展。

3. 鸡内金大剂量验案[9]

石某，男，48 岁。

临床表现：右侧腰部及下腹部绞痛，疼痛向会阴部放射，痛剧时汗出，呕吐，伴有尿频，尿急，时有血尿。查双肾区压痛，叩击痛，右侧较重，口苦，舌红苔黄腻，脉弦滑。

中医诊断：石淋；证属湿热壅结，气血阻滞不通。

西医诊断：双肾结石。

治法：清热利湿，理气活血，通淋排石。

处方：加味三金排石汤加减。

金钱草 60g	鸡内金 30g	海金沙 30g（包煎）	瞿麦 15g	牛膝 15g

延胡索 15g　王不留行 15g　车前子 20g　　　石韦 20g　　滑石 20g

白芍 20g　　枳壳 22g　　冬葵子 22g　　　乌药 22g　　甘草 10g

日 1 剂，水煎服。

复诊： 服 1 剂后即感疼痛缓解。服药 4 剂后小便中排出结石一枚，服药 8 剂后又排出结石一枚。B 超复查，未见结石影像。

按： 鸡内金大剂量 30g 以上，化坚消石，可治疗石淋涩痛，胆胀胁痛。泌尿系结石属中医石淋、血淋范畴。治当清热利湿，行气化瘀，通淋排石，正虚者兼以扶正。本方中金钱草、海金沙清热利湿，通淋排石，大剂量鸡内金能化坚消石，三药为治疗泌尿系结石要药；瞿麦、车前子清下焦湿热，利尿通淋；滑石、冬葵子甘寒，滑利通窍，利水通淋；石韦利尿通淋，兼能凉血止血，善治血淋涩痛；枳壳、乌药行气止痛；牛膝性善下行，活血祛瘀，利尿通淋。诸药合用，共收清利湿热，行气化瘀，通淋排石之功。

参 考 文 献

[1] 国家药典委员会. 中华人民共和国药典（2020 年版　一部）[S]. 北京：中国医药科技出版社，2020.

[2] 李华泉. 姜夏胃安汤治疗慢性萎缩性胃炎效果观察[J]. 内蒙古中医药，2016，35（2）：9-10.

[3] 李飞艳，李卫先，李达，等. 鸡内金不同炮制品对大鼠胃液及胃蛋白酶的影响[J]. 中国中药杂志，2008，33（19）：2282-2284.

[4] 许晓蓓，王威，李瑞根，等. 中医药治疗胃黏膜损伤研究概况[J]. 实用中医内科杂志，2017，31（2）：79-82.

[5] 刘元新. 生鸡内金在治疗乳腺增生病症中的应用和机制研究[J]. 江西医药，2016，51（5）：424-426.

[6] 王小萍，崔英. 生鸡内金对子宫肌瘤患者血流变及性激素的影响[J]. 实用中西医结合临床，2013，13（6）：39，62.

[7] 张良，谢宁. 中医药治疗小儿遗尿体会[J]. 中医药学报，2010，38（3）：62-63..

[8] 诸凡凡. 叶柏教授运用鸡内金对治疗消化系统疾病浅析[J]. 浙江中医药大学学报，2013，37（8）：1000-1002.

[9] 王定康，王来华. 加味三金排石汤治疗泌尿系结石 86 例[J]. 实用中国药杂志，2000，16（1）：19.

第十章 驱 虫 药

槟 榔

一、概述

本品为棕榈科植物槟榔 *Areca catechu* L.的干燥成熟种子。春末至秋初采收成熟果实，用水煮后，干燥，除去果皮，取出种子，干燥[1]。

【**性味归经**】 苦、辛，温。归胃、大肠经。

【**功能主治**】 杀虫，消积，行气，利水，截疟。用于绦虫病，蛔虫病，姜片虫病，虫积腹痛，积滞泻痢，里急后重，水肿脚气，疟疾。

【**药典用量**】 3～10g；驱绦虫、姜片虫 30～60g[1]。

【**药理作用**】

1. 驱虫 槟榔对多种寄生虫有抑制或杀灭作用。研究发现，槟榔对体外培养的猪囊尾蚴有良好的驱虫效果[2]。槟榔对肝吸虫也有明显的抑制作用，其作用机制与影响肝吸虫的神经系统功能有关[3]。

2. 对消化系统的作用 槟榔水提液对胃肠道运动有促进作用，其作用途径除与 M 胆碱受体有关外，同时很有可能也与 α 肾上腺素受体有关[4]。

3. 对胆碱受体的作用 槟榔碱能增强尼古丁对大鼠离体海马脑片诱发第二个群峰电位的作用，说明槟榔具有 M 胆碱反应、拟副交感神经等毒性作用，与毒扁豆碱、毛果芸香碱和蝇蕈的毒性类似[5-6]。

4. 抗过敏 采用肥大细胞 RBL-2H3 和动物过敏反应模型从多种草药中筛选抗过敏药物，发现槟榔乙醇提取物是潜在的抗过敏物质[7]。

二、槟榔量效临床参考

1. 小剂量 槟榔入煎剂 3～15g，功在行气、利水。槟榔具有辛散苦泄的性质，气行则助水运，取小剂量加以应用。如疏凿饮子（《重订严氏济生方》）是逐水消肿的方剂，其中槟榔用量为 9g，发挥行气导滞之功，使气畅水行。

2. 常规剂量 槟榔入煎剂 15～30g，长于导滞、化积。槟榔辛散苦泄，入胃肠经，善行胃肠之气；若要导滞消痞，取常规剂量加以应用。

3. 大剂量 槟榔入煎剂 30～90g，主要应用于重症肠道寄生虫病。槟榔具有苦泄的性质，以泻下作用驱除虫体为其优点。用其治疗绦虫病疗效最佳，可单用（《千金方》），亦可与木香同用。现代多与南瓜子合用，其杀虫疗效更佳。但凡成人感染绦虫且反复发作均可取其大剂量使用，以麻痹虫体，驱虫外出。槟榔 75g 破滞杀虫，治疗钩虫病之剂量为 75～90g，大便中虫卵始阴转。嗣径用大量，一次即瘥。

三、槟榔不同剂量验案选析

1. 槟榔小剂量验案[8]

贺某，男，21 岁。

临床表现：自述腹泻腹痛 3 天，痛则欲解大便，解后疼痛不能缓解，伴里急后重，肛门灼热感。舌淡苔白厚，脉滑。

中医诊断：泄泻；证属肠道湿热内蕴。

西医诊断：腹泻。

治法：清利湿热，缓肝止泻。

处方：葛根黄芩黄连汤加减。

葛根 15g	黄芩 10g	黄连 10g	白芍 15g	防风 10g	炒白术 12g
广木香 6g	槟榔片 10g	茯苓 15g	猪苓 10g	泽泻 10g	车前子 30g
焦三仙各 15g	甘草 6g				

水煎服，日 1 剂，共 7 剂。

复诊：患者告知 7 剂服后，病症痊愈。

按：槟榔小剂量 3～15g，功在行气、利水。《伤寒论》34 条："太阳病，桂枝证，医反下之，利遂不止，脉促者，表未解也；喘而汗出者，葛根黄芩黄连汤主之。"本例中医辨证属湿热壅遏于阳明大肠，兼肝强脾弱。湿热壅遏于大肠，导致大肠传导功能失职，腑气不通，故出现腹痛腹泻，里急后重，肛门灼热。苔厚白、脉滑乃湿盛之象。又因脾气虚弱，肝强太过，脾受肝制，运化不及，升降失常，故出现腹痛腹泻，痛则欲泻。正如吴鹤皋所云："泻责之脾，痛责之肝；肝责之实，脾责之虚，脾虚肝实，故令痛泻。"本证症状虽不完全符合伤寒条文，但病机却一致，故以葛根黄芩黄连汤为主方以清热止利，佐以痛泻要方补脾缓肝，缓痛止泻，小剂量槟榔与广木香共奏行气之功，且助茯苓、猪苓、泽泻、车前子利水渗湿，利小便以实大便，焦三仙健脾和胃消食，甘草调和诸药，全方融经方时方于一体，补泻兼施，祛邪而不伤正，补益而不敛邪，故药到病除。

2. 槟榔常规剂量验案[9]

患者，李某，女，52 岁。

临床表现：患者自述脘腹痞闷不舒，口中酸苦 2 个月，胸胁胀满，心烦易怒，呕恶嗳气，口中泛酸，偶有苦水，大便不爽，小便尚可，寐欠安。舌质红，苔黄腻，脉弦。

中医诊断：痞满；证属肝胃不和。

西医诊断：慢性胃炎。

治法：疏肝解郁，和胃消痞。

处方：清半夏 15g	干姜 10g	枳壳 20g	焦槟榔 20g	地肤子 15g
苦参 30g	羌活 10g	大腹皮 15g	沉香 5g	白鲜皮 30g
陈皮 10g	石菖蒲 10g	厚朴 12g	延胡索 15g	焦神曲 15g
白术 6g	煅瓦楞子 30g	郁金 10g	鸡内金 15g	黄连 4.5g

　　首乌藤 30g　　甘草 6g　　　　茯苓 20g　　　香附 10g

　　　　　　　　　　　　　　7 剂，水煎服，日 1 剂。并嘱其饮食清淡，调畅情志。

　　二诊：自述主要症状改善不著，但觉胸胁胀满减轻，察其舌脉：舌红，苔腻，脉弦。故原方减鸡内金，加五灵脂 10g，与蒲黄相辅相成以助药力。7 剂，水煎服，日 1 剂。

　　三诊：脘腹痞闷症状好转，口中偶有泛酸，苦水几无，大便通畅，但睡眠改善不著。察其舌脉：舌红，苔白，脉弦。辨证其气已通畅大半，惟睡眠尚需调养，故上方去香附，加小草 10g。7 剂，水煎服，日 1 剂。并嘱其饮食清淡，调畅情志。

　　四诊：自述症状大减，睡眠改善。舌脉：舌红，苔白，脉弦。既给方有效，故守上方 7 剂，水煎服，日 1 剂。

　　按：槟榔常规剂量 15～30g，长于导滞、化积。痞满的主要病机为中焦气机不利，脾胃升降失职。该患者属于肝郁气滞，横逆犯脾，故给以疏肝解郁、和胃消痞之药。常规剂量下槟榔发挥行气导滞之功。考虑其肝胃郁热日久化热伤阴，损伤胃络，加以活血化瘀药，小量微调，以适应其变化，收效较速。

　　3. 槟榔大剂量验案[10]

　　患者，男，44 岁。

　　临床表现：患者自述自 1999 年起 15 年间 3 次排出牛带绦虫节片。

　　既往史：1999 年首次新疆医科大学人体寄生虫学教研室诊疗，经吡喹酮 10mg/kg 顿服配合硫酸镁导泻后驱出虫体碎片，治疗后 3 个月内无节片排出。2004 年第 2 次排出孕节，至米泉县医院领取中药（熟南瓜子 100g+槟榔 100g 煎剂 200mL），服药后 2 小时内排出虫体，但 2 个月后复有节片自肛门逸出，遂再度行吡喹酮（10mg/kg，空腹顿服，3 小时后温水冲服 25g 硫酸镁导泻）驱虫，排出虫体 1 条。2014 年 11 月再度发现肛周节片排出，携带节片至新疆医科大学人体寄生虫学教研室寻求诊疗帮助。

　　西医诊断：人体绦虫感染。

　　治法：采用晨起空腹食用南瓜子槟榔合剂+硫酸镁导泻法进行驱虫。

　　空腹嚼服新鲜去壳的熟南瓜子 120g，1 小时后口服 100g 槟榔干熬煎成的煎剂 200mL，30 分钟后温开水冲服 25g 硫酸镁导泻。服药后 1.5 小时即排出 4 条绦虫长链体及链体碎片数段。在排泄物中发现完整头节 3 个，驱虫后 2～3 个月电话随访，无节片排出。

　　按：槟榔大剂量 30～90g，主要应用于重症肠道寄生虫病。牛带绦虫感染在喜食生或半生牛肉的地区和民族中广泛流行，感染多条寄生虫的病例较为少见。本病例在 15 年内多次排出节片，与其喜食大块烤肉和购买未检疫的农家肉的生活习惯大有关系。南瓜子槟榔合剂疗法是国内治疗牛带绦虫感染的首选方法。此患者因感染多年且反复发作，故使用大剂量槟榔驱虫。大剂量槟榔可使绦虫弛缓性麻痹，槟榔碱能使牛带绦虫头节及未成熟节片麻痹，触之则虫体伸长而不易断，故能使全虫驱出。值得注意的是，在疾病预防上，应同时加强饮食习惯宣教和肉类检疫管控，注意个人和环境卫生，防止人畜感染。

参 考 文 献

[1] 国家药典委员会. 中华人民共和国药典（2020 年版　一部）[S]. 北京：中国医药科技出版社，2020.

[2] 赵文爱，李泽民，王伯霞. 槟榔与白胡椒对猪囊尾蚴形态学改变的影响[J]. 现代中西医结合杂志，2003，12（3）：237.

[3] 查传龙. 槟榔厚朴等对肝吸虫作用的体外观察[J]. 南京中医学院学报, 1990, 6 (4): 34.

[4] 倪依东, 王建华, 王汝俊. 槟榔水提液对胃肠运动的影响[J]. 中药药理与临床, 2003, 19 (5): 27-29.

[5] 杨爱珍, 刘传缋. 槟榔碱增强尼古丁在大鼠海马脑片 CA1 锥体细胞诱发 PS2 的作用[J]. 中国药理学与毒理学杂志, 1998, 12 (4): 280.

[6] Senn M, Baiwog F, Winmai J, et al. Betel nut chewing during pregnancy, Madang province, Papua New Guinea[J]. Drug Alcohol Pepend, 2009, 105 (1-2): 126-131.

[7] 王维娜, 黄正明. 槟榔体内外抗过敏作用[J]. 国外医药 (植物药分册), 2005 (5): 212.

[8] 王衍华. "利小便实大便" 验案举隅[N]. 中国中医药报, 2012-09-14 (004).

[9] 郭慧颖. 从肝论治痞满验案三则[J]. 临床医药文献电子杂志, 2018, 5 (15): 175.

[10] 迪丽拜尔·马合木提, 侯秋莲, 高剑, 等. 重症牛带绦虫感染者 1 例[J]. 中国寄生虫学与寄生虫病杂志, 2015, 33 (4): 286-287.

第十一章 止 血 药

收敛止血药

仙 鹤 草

一、概述

本品为蔷薇科植物龙芽草 *Agrimonia pilosa* Ledeb.的干燥地上部分。夏、秋二季茎叶茂盛时采割,除去杂质,干燥[1]。

【性味归经】 苦、涩,平。归心、肝经。

【功能主治】 收敛止血,截疟,止痢,解毒,补虚。用于咯血,吐血,崩漏下血,疟疾,血痢,痈肿疮毒,阴痒带下,脱力劳伤。

【药典用量】 6～12g。外用适量[1]。

【药理作用】

1. 止血 仙鹤草水提物具有抗凝、抗血栓作用,可通过抑制血小板 Fg-R 活化和释放反应途径而抑制血小板聚集或通过抑制内源凝血途径或活化外源凝血途径增加血液黏度而促凝[2]。

2. 杀虫 仙鹤草水提液可明显抑制和杀灭体外培养的阴道毛滴虫[3-4]。

3. 抗肿瘤 现代药理研究发现,仙鹤草中含有多种抗肿瘤活性成分,通过调控细胞分裂周期、抑制 DNA 复制、诱导细胞凋亡、调节机体自身免疫、抗氧化与清除自由基等起到抗肿瘤作用[5]。

4. 抗氧化活性 研究表明,仙鹤草含有的抗氧化活性成分能清除人体过量自由基[6]。仙鹤草原花青素具有抗氧化作用,对 DPPH 自由基的清除率高达 92.85%[7]。

二、仙鹤草量效临床参考

1. 小剂量 仙鹤草入煎剂 3～15g,收敛、截疟、止泻。用于治疗神经衰弱,腹泻,疟疾,咳嗽,瘰疬,疳积,麻疹。

2. 常规剂量 仙鹤草入煎剂 15～60g,止血、杀虫。主要用于止血,痢疾,眩晕,盗汗,血小板减少症,夜游症,嗜睡,紫癜,肺结核,肿瘤,乳痈,癫痫,盗汗,带下病,糖尿病。

3. 大剂量 仙鹤草入煎剂 90g 以上,重在收敛止血,可用于扩张血管,缓解迷路血管痉挛,改善毛细血管通透性,调节自主神经功能,并有消炎、抗菌的功效;用于治疗梅尼埃病，白细胞减少症，低血压，产后虚汗，心律失常，脱力劳伤。

三、仙鹤草不同剂量验案选析

1. 仙鹤草小剂量验案[8]

张某，女，38 岁。

临床表现：咳嗽、气喘、纳气不续，面色不华，口淡不渴，舌淡，苔微薄，舌下静脉瘀血，脉浮濡滑。

中医诊断：咳嗽；证属脾肺气虚，寒邪束表，内有痰饮。

西医诊断：支气管炎。

治法：外散风寒，内温散水饮，兼以益气。

处方：小青龙汤加味。

炙麻黄 9g	桂枝 9g	炒白芍 9g	干姜 6g	五味子 10g
半夏 10g	细辛 3g	炙甘草 6g	党参 12g	仙鹤草 12g

水煎服，日 1 剂。

复诊：先服无仙鹤草方药 2 剂，效欠佳，后加入仙鹤草 12g 续服 2 剂，咳嗽气喘、纳气不续明显减轻。后根据临床症状表现，随症加减，将息调养，以固疗效。

按：仙鹤草小剂量 3～15g，功在收敛、截疟、止泻。病例属脾肺气虚，寒邪束表，内有水饮。表现力微少华，劳则症状加重。对咳嗽气短、偏体力不足的患者，在辨证处方的基础上加入小剂量仙鹤草，助以收敛，取得较好效果。

2. 仙鹤草常规剂量验案[9]

时某，男，42 岁。

临床表现：患者于 3 天前因饮食不洁出现腹痛，泻下如水，继之腹痛加剧，下痢脓血，里急后重，肛门灼热。自服黄连素、藿香正气水等不效。舌红，苔黄腻，脉滑数有力。

中医诊断：痢疾；证属湿热痢。

西医诊断：急性胃肠炎。

治法：清热导滞，除湿消积。

处方：仙鹤草 60g　　大黄 15g（后下）。

5 剂，日 1 剂，水煎早晚分服。

按：仙鹤草常规剂量 15～60g，功在止血、杀虫。此方仙鹤草入大肠经，除湿止痢，取解毒止血之功；入脾经化滞涩肠止泻，配泻下攻积、荡涤肠胃之大黄，可取通因通用之效。治慢性腹泻，可单用仙鹤草收敛消导，兼补虚行滞而缓收其功。

3. 仙鹤草大剂量验案[10]

杨某，女，56 岁。

临床表现：反复眩晕、耳鸣、听力减退，伴呕吐、视物旋转。查体：体温 37℃，心率 85 次/分，呼吸 20 次/分，血压 120/78mmHg。颈软，心、肺、腹阴性，神经系统检查无异常，X 线颈椎正侧位片正常。

中医诊断：眩晕。

西医诊断：梅尼埃病。

治法：活血消瘀。

处方：仙鹤草 200g。

加水 600mL，水煎 30 分钟后分 3 次口服。

复诊：第 1 次服药 30 分钟后，眩晕、耳鸣明显减轻，呕吐停止。第 2 次服药后眩晕、耳鸣消失，下床活动自如。再服第 3 次药后上述症状未再发生。

按：仙鹤草大剂量 90g 以上，重在收敛止血。梅尼埃病为内耳迷路积水所致，病因尚未明确。现代治疗通常使用血管扩张剂和镇静剂以解除迷路水肿，辅以对症处理。本病属中医学"眩晕"范畴，应用中药和针刺治疗有一定疗效。临床上以仙鹤草治疗本病时有报道，认为仙鹤草有收敛止血之功效，可使膜迷路积水膨胀消失，解除内耳终器的压迫，从而使症状消失，达到治愈目的。因而，大剂量仙鹤草临床应用后能迅速解除内耳迷路水肿，从而快速控制梅尼埃病的临床症状。

参 考 文 献

[1] 国家药典委员会. 中华人民共和国药典（2020 年版 一部）[S]. 北京：中国医药科技出版社，2020.

[2] 费鲜明，陈艳，吴万飞，等. 仙鹤草水提物体外对血小板聚集、凝血功能及血液流变学的影响[J]. 中国临床药理学与治疗学，2013，18（1）：10-16.

[3] 王彦英，王秀菊，郭永和. 中药体外抗阴道毛滴虫的试验研究[J]. 中国寄生虫病防治杂志，2002，15（4）：20.

[4] 刘永春，郭永和，秦剑. 中草药体外抗阴道毛滴虫试验及临床应用研究[J]. 中国寄生虫病防治杂志，2001，14（4）：277-279.

[5] 朱侃，张颥，汪景，等. 仙鹤草多糖的提取及其体外抗脑胶质瘤 U251 活性研究[J]. 中国实验方剂学杂志，2012，18（12）：188-191.

[6] 王宝庆，金哲雄. 仙鹤草的化学成分及抗氧化研究进展[J]. 北方园艺，2011，35（10）：167-169.

[7] 王云，孟立霞，薛白，等. 黔东南产仙鹤草的原花青素含量和抗氧化能力测定[J]. 山东农业大学学报（自然科学版），2015，46（1）：47-50.

[8] 刘学多. 仙鹤草治疗咳嗽[J]. 中医杂志，2010，6（51）：113.

[9] 王维澎. 仙鹤草临证应用举隅[J]. 新中医，1999，32（11）：52.

[10] 张亚平. 大剂量仙鹤草治疗梅尼埃病 100 例[J]. 新中医，2008，40（5）：82-83.

第十二章　活血化瘀药

第一节　活血止痛药

川　芎

一、概述

本品为伞形科植物川芎 *Ligusticum chuanxiong* Hort.的干燥根茎。夏季当茎上的节盘显著突出，并略带紫色时采挖，除去泥沙，晒后烘干，再去须根[1]。

【性味归经】　辛，温。归肝、胆、心包经。

【功能主治】　活血行气，祛风止痛。用于胸痹心痛，胸胁刺痛，跌扑肿痛，月经不调，经闭痛经，癥瘕腹痛，头痛，风湿痹痛。

【药典用量】　3～10g[1]。

【药理作用】

1. 对心脑血管系统的作用　川芎中的苯酞类化合物具有较显著的抗动脉粥样硬化作用，主要是通过抑制血管紧张素Ⅱ、低密度脂蛋白和极低密度脂蛋白中的活化因子以及抑制单核细胞黏附于内皮来发挥抗动脉粥样硬化作用[2]。

2. 对呼吸系统的作用　川芎中的川芎嗪能有效抑制机体发生哮喘气道炎症，可迅速纠正呼吸衰竭及改善通换气功能，达到改善呼吸功能的效果。有研究显示[3]，川芎可有效调节血液的黏稠度，提高血氧分压水平，降低二氧化碳分压水平，治疗慢性阻塞性肺疾病。

3. 对神经系统的作用　川芎中的川芎嗪具有较显著的钙离子拮抗效果，能有效促进血管扩张，抑制血管痉挛，并能有效降低毛细血管通透性，抑制中枢神经系统的兴奋性，从而达到镇静、镇痛的作用[4]。

4. 其他药理作用　除了上述作用外，川芎还具有保护骨髓、促进子宫收缩、改善学习记忆能力、抗感染、抗肿瘤等作用。有研究[2]显示，川芎中的川芎嗪对卵巢癌、肺癌及胰腺癌具有一定的抑制作用，可达到控制患者病情进展的目的。

二、川芎量效临床参考

1. 小剂量　川芎入煎剂3～10g，祛风散寒止痛。川芎辛温升散性善疏通，上行头目，旁达肌腠，能祛风散寒，止痛效果颇佳。常用于头痛、风湿痹痛。尤以外感头痛最为常用，如风寒头痛的川芎茶调散，风热头痛的川芎散，风湿头痛的羌活胜湿汤，风寒夹湿头痛的九味羌活汤。川芎气香窜性温，其力上升下降，外达内透，无所不至，用小剂量主要取其辛散之性，上行头目，外达肌腠，祛风止痛。这与"治上焦如羽，非轻不举"如出一辙。

2. 常规剂量　川芎入煎剂 10～30g，行气活血、止痛、安神。川芎辛温入肝、心经，行冲脉，为血中之气药，助清阳而开诸郁，凡郁病之中焦者，须用川芎，开提其气以升之则郁自降，为通阴阳血气之使。

3. 大剂量　川芎入煎剂 30g 以上，通络活血、调经止痛，常用于瘀血腹痛、痛经，如养血调肝、健脾利湿的当归芍药散（川芎三两，约 41.4g）。

三、川芎不同剂量验案选析

1. 川芎小剂量验案[5]

刘某，女，31 岁。2003 年 11 月 19 日初诊。

临床表现：急性痛苦貌，以手抱头，呻吟连连，右胁隐痛。舌质淡，边红稍紫暗，苔白微腻，脉弦滑。

中医诊断：偏头痛；证属肝郁气滞，痰瘀互结，风邪上攻，袭于少阳。

西医诊断：头痛。

治法：疏肝理气，祛瘀散风，通络止痛。

处方：柴胡川芎细辛汤加减。

柴胡 12g	当归 12g	羌活 12g	白芍 12g	葛根 12g
酸枣仁 12g	川芎 10g	钩藤 10g	细辛 3g	薄荷 6g
白芷 6g	竹茹 6g	甘草 6g		

5 剂，水煎服，日 1 剂，水煎 2 遍，取汁 300mL，分早晚 2 次温服。

11 月 24 日复诊：自诉服药当晚头痛即明显减轻，呕恶已除，舌淡红，瘀象不显，苔转薄白，脉弦。观药已中的，乃遣方继进，为防复发，又以上方加减续服 30 剂，症状完全消失，半年和 1 年后随访 2 次，未再发作。

按：川芎小剂量 3～10g，功在祛风散寒止痛。治疗以柴胡川芎细辛汤，方中柴胡疏利肝胆，条达少阳；川芎上行头目，开窍醒脑，祛瘀通络，是治疗偏头痛不可或缺的良药，先贤谓之一物顶四物，又谓头痛必用川芎；细辛祛风温阳，且以止痛见长，用于偏头痛常收奇效；三药相伍，疏肝、开窍、祛风、止痛，相得益彰，共为方中主药。当归活血养血，合川芎以通络止痛；羌活、白芷辛温散风，合细辛以温经止痛；白芍、葛根、薄荷辛凉散风，止痛醒脑；甘草调和诸药，合白芍以缓急止痛。该方疏散并用，辛凉并施，相辅相成，相得益彰，疏肝而不伤阴，散风而不伤阳，祛瘀而不伤正，止痛而不留邪。运用该方，只要加减得当，多数偏头痛患者能收到满意疗效。

2. 川芎常规剂量验案[6]

男，39 岁，2009 年 8 月 13 日初诊。

临床表现：左侧颈、肩及项部肌肉痉挛，有压痛，喜热敷，无红肿。舌质淡，舌苔白，脉紧。

中医诊断：失枕；属风寒湿痹阻经脉，致气血不和，筋脉拘急，局部经气不调。

西医诊断：落枕。

治法：祛风胜湿散寒，通络止痛。

处方：羌活胜湿汤加味。

羌活 15g	独活 10g	藁本 10g	防风 10g	川芎 15g
蔓荆子 12g	细辛 6g	白芷 12g	苍术 12g	当归 12g
白芍 15g	葛根 15g	炙甘草 6g	生姜 5 片	

3 剂，水煎分 2 次温服，日 1 剂。

2009 年 8 月 17 日再诊：疼痛明显减轻，于上方随症调理 7 剂痊愈。随访半年未复发。

按：川芎常规剂量 10～30g，可行气活血、止痛、安神。本例患者因为睡眠睡姿不当和受凉所致，《黄帝内经》病机十九条曰："诸颈项强，皆属于湿。"故用羌活胜湿汤祛风胜湿止痛，常规剂量川芎行气活血；加细辛、白芷加强祛风散寒止痛之效；加苍术以燥湿；加当归、白芍以养血和血；白芍配甘草可缓急止痛；葛根为解肌治项强之要药。诸药合用共奏祛风胜湿、和血止痛之功。

3. 川芎大剂量验案[7]

患者，20 岁，学生。

临床表现：月经来潮第 2 天，小腹部疼痛喜按，伴恶心、形寒肢冷、手心烦热、月经涩滞不爽、色暗、血块量多，舌淡苔白，脉沉迟缓弱。

中医诊断：经行腹痛；证属虚寒型。

西医诊断：原发性痛经。

治法：温经散寒，祛瘀养血。

处方：温经汤加减。

吴茱萸 45g	桂枝 30g	当归 30g	川芎 30g	白芍 30g
牡丹皮 30g	阿胶 45g（烊化）	麦冬 60g	党参 60g	甘草 30g
半夏 45g	生姜 30g	荆三棱 10g	青皮 10g	

日 1 剂，共 7 剂，分别于早晚分次服用，嘱下次月经来潮再诊。

二诊：月经来潮，未见明显腹痛，经色转红，无血块，继投温经汤 7 剂，结果行经 5 天干净，未见小腹痛。随访 3 个月，月经周期 26 天，经色红，5 天干净，腹痛未见复发。

按：川芎大剂量 30g 以上，可通络止痛，其下行血海，活血、调经而止痛。祖国传统医学认为，痛经病位在子宫、冲任，以"不通则痛"或"不荣则痛"为主要病机，以冲任虚寒所致痛经较为常见。冲为血海，任主胞胎，冲任二脉与妇女月经关系密切。冲任虚寒，血凝气滞，故小腹冷痛，月经不调，或久不受孕。本证属虚实寒热错杂，而侧重于寒实，故治当温经散寒与活血祛瘀并用，使血得温则行，血行瘀消，再辅以养血、清热之法。予以温经汤治之，方中吴茱萸散寒止痛；桂枝通行血脉，共为君药；大剂量川芎配伍当归、芍药俱入肝经，能活血祛瘀，养血调经；牡丹皮并退虚热；阿胶养血止血；麦冬养阴清热；党参、甘草益气补中；半夏通降胃气；诸药相伍，温经散寒以活血，补养冲任以固本，则瘀血去，新血生，虚热退，月经调而病自除。现代研究表明，川芎能扩张周围小血管，改善微循环或血流状态，缓解痛经症状，疗效良好[8]。

参 考 文 献

[1] 国家药典委员会. 中华人民共和国药典（2020 年版 一部）[S]. 北京：中国医药科技出版社，2020.

[2] 宋向岗，周威，陈超，等. 基于分子对接方法的川芎治疗脑缺血的物质基础及分子机制研究[J]. 中国中药杂志，2015，40（11）：2195-2198.

[3] 邓利珍，刘可，冷飞凡，等. 川芎提取液对脐橙的防腐保鲜效果研究[C]//中国农学会农产品贮藏加工分会. 第十届全国农产品贮藏加工科技交流大会论文集. 北京：中国农学会农产品贮藏加工分会，2015：112-119.

[4] 胡志妍，齐天，杨光，等. 白芷、川芎药对配伍挥发油成分的 GC-MS 分析[J]. 第二军医大学学报，2014，35（2）：177-184.

[5] 袁运硕. 柴胡川芎细辛汤治疗偏头痛 100 例[J]. 陕西中医，2008（7）：829.

[6] 黄巧智. 羌活胜湿汤临床应用举隅[J]. 山东中医杂志，2012，31（1）：66-67.

[7] 冯明霞，朱丽红. 加减温经汤治疗原发性痛经临床观察[J]. 中国社区医师（医学专业），2011，13（33）：154-155.

[8] 王永忠，童树洪. 川芎的传统用法与现代药理研究[J]. 中国药业，2012，21（7）：95-96.

第二节　活血调经药

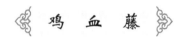

鸡　血　藤

一、概述

本品为豆科植物密花豆 *Spatholobus suberectus* Dun 的干燥藤茎。秋、冬二季采收，除去枝叶，切片，晒干[1]。

【性味归经】　苦、甘，温。归肝、肾经。

【功能主治】　活血补血，调经止痛，舒筋活络。用于月经不调，痛经，经闭，风湿痹痛，麻木瘫痪，血虚萎黄。

【药典用量】　9～15g[1]。

【药理作用】

1. 对造血功能的影响　鸡血藤总黄酮可促进血虚动物模型（环磷酰胺、盐酸苯肼、^{60}Co 照射、失血性贫血）造血功能恢复，具有抗贫血的作用，其机制可能与促进 IL-3 的分泌及调节促红细胞生成素（EPO）水平有关[2-3]。

2. 抗肿瘤作用　鸡血藤二氯甲烷萃取物（MCSC）对人单核细胞白血病 U937 细胞具有很强的细胞毒作用（半抑制浓度为 15.1μg/mL）。TUNEL 法检测表明 MCSC 能产生一个典型的不连续 DNA 片段的梯状图谱和凋亡小体；流式细胞仪分析证实 MCSC 能提高凋亡细胞的数量；ELISA 实验证实 MCSC 可激活 caspase-3，说明 MCSC 能通过 caspase 依赖途径诱导 U937 细胞凋亡[4]。

3. 抗病毒作用　研究几种中药对人免疫缺陷病毒Ⅰ型蛋白酶（HIV-IPR）的抑制作用，结果发现鸡血藤甲醇提取物（200μg/mL）表现出 90%以上的抑制率，表明其具有间接的抗 HIV 作用[5]。

4. 免疫调节作用　研究发现鸡血藤水煎液能够明显提高小鼠淋巴因子活化杀伤细胞（LAK 细胞）活性，且高浓度（1g/mL）的鸡血藤水煎液亦能提高小鼠 NK 细胞活性[6]。

二、鸡血藤量效临床参考

1. 小剂量　鸡血藤入煎剂 10～15g，可调血养血，荣养肌肤，用治气虚血虚之荨麻疹、面瘫初期。

2. 常规剂量　鸡血藤入煎剂 30～60g，补血祛风通络，用治血虚风燥之银屑病，各种贫血，再生障碍性贫血，血友病，风寒湿痹，脑出血后遗症，急性腹泻，脱发，阳痿，经行身痛，情志病伴有月经不调，血管痉挛性头痛，面神经麻痹，荨麻疹，慢性阑尾炎等。

3. 大剂量　鸡血藤入煎剂 60～150g，功在活血舒筋，治腰膝酸软，麻木瘫痪，为强壮性之补血药。可用治坐骨神经痛，重症肌无力。

三、鸡血藤不同剂量验案选析

1. 鸡血藤小剂量验案[7]

李某，女，5 岁。

临床表现：风团淡红成片，隆起，边缘不红，瘙痒较甚，舌淡红尖红苔薄白，脉浮濡。家长诉首次发作于大汗后即游泳，之后每于傍晚约 19 时发作。

中医诊断：瘾疹；证属风邪外袭，营卫不和。

西医诊断：荨麻疹。

治法：解肌祛风，调和营卫。

处方：桂枝汤加减。

桂枝 9g	白芍 9g	生姜 9g	甘草 6g	当归 6g
薄荷 6g	川芎 6g	菊花 12g	鸡血藤 12g	大枣 12g
白术 15g				

诸药加水 600mL，煎取 150mL，于发作前服用，3 剂后症状明显减轻，再服 2 剂症状消失，又服 2 剂后随诊 1 个月，未复发。

按：鸡血藤小剂量 10～15g，可调血养血。《黄帝内经》云："肉不坚，腠理疏，则善病风。"《诸病源候论·风瘙身体瘾疹候》云："邪气客于皮肤，复逢风寒相折，则起风瘙瘾疹""人皮肤虚，为风邪所折，则起瘾疹"。风为百病之长，许多皮肤病都与风邪有密切关系，凡人体腠理不密，卫气不固，风邪则乘隙侵袭。小儿"稚阳体，邪易干"，身体机能尚未完善，风邪易犯，阻于皮肤之间，内不得通，外不得泄，可使营卫不和，气血运行失常，肌肤失于濡养，以致发病。固风善行数变，故疾病每发生迅速，消退也快，游走不定，泛发全身。桂枝汤中桂枝解肌祛风，芍药敛阴和营，两药相配调和营卫，在生姜、大枣及甘草辅之下，使营卫调和，腠理致密。同时加当归、川芎、鸡血藤调血活血养血，荣养肌肤，以防血虚生风生燥而加重病情，南方地处潮湿，风邪每夹湿邪相犯，加白术可实脾祛湿，最后，以薄荷、菊花作舟楫之药，载药外行，又以凉性相佐，使全方药性不致温燥。

2. 鸡血藤常规剂量验案[8]

黄某，女，40 岁。

临床表现：精神欠佳，舌质淡，苔薄白，脉濡软。腹部柔软，脐左侧有轻度压痛，无反跳痛。便常规检查：粪便颜色黄，质稀，白细胞少许，红细胞及黏液（－），蛔、钩、鞭虫卵（－）。昨晚因腹部受凉后，下半夜开始感觉腹部隐隐作痛，拉出水样大便，色黄，量多，不甚臭。今早腹胀痛稍有加重，伴肠鸣，至上午 8 时 30 分已解大便 9 次，均为水样黄色大便，量一次比一次减少，伴轻度头晕，全身乏力，口淡略干，但不欲饮，不思饮食，无呕吐。自服土霉素，共 2 次，每次 2 片而泄泻未止。

中医诊断：泄泻病；证属风寒证。

西医诊断：急性肠炎。

治法：祛风活血。

处方：鸡血藤 60g。

日 1 剂，水煎分 3 次服。

服 2 剂后来诊：诉服药 1 剂，腹痛肠鸣减轻，泄泻次数减少，第 2 天上午只泻 2 次，量少，质烂。服完第 2 剂药后，腹痛消失，泄泻已止。复查便常规：白细胞（－），余未见异常。

按：鸡血藤常规剂量 30～60g，补血祛风通络。本例急性泄泻为外因所致，尤以湿邪为多见。湿邪侵入，损脾伤胃，运化失常，清浊不分，是为濡泻。现代医学认为腹泻是肠内保存的水分过多或肠内容物通过肠道太多，其水分来不及吸收的结果。鸡血藤有祛风作用，中医认为风能胜湿，外驱表邪，内化里湿，故用之可收泄泻自止之功。鸡血藤可治疗肝木乘脾之泄泻，是因风木之气内通于肝，肝木乘脾而成泄泻，鸡血藤有祛风活血之功效，祛风则泻肝木，脾乘得除，能活血则可行滞，泄泻自止。

3. 鸡血藤大剂量验案[9]

赵某，男，36 岁。

临床表现：现肢体肌肉无力、酸胀而痛，尤以下肢为甚，且影响行走，上楼困难，舌淡苔白，脉沉细无力。

中医诊断：痿证；证属气虚血瘀、筋脉失养。

西医诊断：重症肌无力。

治法：补肝肾，温肾阳。

处方：鸡血藤 500g。

分 2 次共煎出约 2000～2500mL 药液，代茶频服，1 个月后自感体力改善，下肢肌力好转，继服 1 个月后，精神体力均明显好转，上楼困难明显减轻。继服至半年时，肌力基本恢复正常。后仍以鸡血藤 200g 水煎频服以巩固疗效，又继服治疗半年后，肌力基本恢复正常。至 2002 年，已能参加轻度劳动。

按：鸡血藤大剂量 60～150g，功在活血舒筋。鸡血藤补血活血，守走兼备，并能舒筋活络。《本草纲目拾遗》谓其"治老人气血虚弱，手足麻木瘫痪等症"。于补中益气汤加味重用鸡血藤，意在活血化瘀改善微循环，促进经络组织间气血贯通，从而振奋神经肌肉的传递功能。

参 考 文 献

[1] 国家药典委员会. 中华人民共和国药典（2020 年版　一部）[S]. 北京：中国医药科技出版社，2020.

[2] 梁宁，韦松基，林启云. 鸡血藤总黄酮对血虚小鼠抗贫血作用及机理研究[J]. 时珍国医国药，2009，20（2）：362-363.

[3] 邓家刚，梁宁，林启云. 鸡血藤总黄酮对血虚模型小鼠造血功能的影响[J]. 中草药，2007，38（7）：1055-1056.

[4] Ha E S，Lee E O，Yoon T J，et al. Methylene chloride fraction of Spatholobi Caulis induces apoptosis via caspase dependent pathway in U937 cells[J]. Biol Pharm Bull，2004，27（9）：1348-1352.

[5] Lam T L，Lam M L，Au T K，et al. A comparison of human immunodeficiency virus type-1 protease inhibition activities by the aqueous and methanol extracts of Chinese medicinal herbs[J]. Life Sci，2000，67：2889-2896.

[6] 胡利平，樊良卿，杨锋，等. 鸡血藤对小鼠 LAK、NK 细胞的影响[J]. 浙江中医学院学报，1997，21（6）：29.

[7] 侯梦晓. 桂枝汤加味治疗儿童荨麻疹 32 例[J]. 陕西中医，2002，23（3）：258.

[8] 唐存桂. 鸡血藤治疗急性腹泻 18 例[J]. 广西中医药，1993，16（3）：18.

[9] 杨丁友. 大剂量鸡血藤治疗重症肌无力[J]. 中医杂志，2003（9）：647.

第三节　破血消癥药

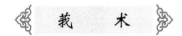

莪　术

一、概述

本品为姜科植物蓬莪术 *Curcuma phaeocaulis* VaL.、广西莪术 *Curcuma kwangsiensis* S. G. Lee et C. F. Liang 或温郁金 *Curcuma wenyujin* Y. H. Chen et C. Ling 的干燥根茎。后者习称"温莪术"。冬季茎叶枯萎后采挖，洗净，蒸或煮至透心，晒干或低温干燥后除去须根和杂质[1]。

【性味归经】　辛、苦，温。归肝、脾经。

【功能主治】　行气破血，消积止痛。用于癥瘕痞块，瘀血经闭，胸痹心痛，食积胀痛。

【药典用量】　6～9g[1]。

【药理作用】

1. 对心脑血管系统作用　莪术油能改善血瘀证大鼠血液流变学，降低急性血瘀证模型大鼠全血黏度，改善红细胞聚集能力、变形能力，改善凝血功能[2]。

2. 抗肿瘤　莪术油具有明显的抗肿瘤作用，研究发现，黔产莪术油可抑制直肠癌 SW1463 细胞的增殖，其作用机制为通过影响死亡因子及其受体（Fas/FasL）通路，使得免疫因子 Toll 样受体 2（TLR2）、Toll 样受体 4（TLR4）蛋白表达下调，导致相关癌基因 *C-Raf* 和转化生长因子-β_1（TGF-β_1）的表达下调，增强免疫作用，使得癌细胞凋亡[3]。

3. 抗炎镇痛、抗菌抗病毒　莪术油具有抗炎作用，对急性糜烂性食管炎（EE）模型小鼠具有明显治疗作用[4]。广西莪术不同炮制品具有较显著的抗炎镇痛作用，其中醋煮品作用较强[5]。莪术油具有抗病毒作用，可抑制人乳头状瘤病毒（HPV）16 亚型 E6E7 的表达，抑制宫颈癌细胞系 SiHa、CaSki 和宫颈永生化细胞 H8 的增殖生长[6]。

4. 降血糖、抗氧化　近年来随着对莪术研究的深入，发现广西莪术多糖可降低 2 型糖尿病大鼠血糖，其作用机制是通过保护胰岛 β 细胞，减少其凋亡[7]。研究发现，莪术对 DPPH 自由基的清除率超过 90%，具有较强的抗氧化活性[8]。

二、莪术量效临床参考

1. 小剂量　莪术入煎剂 3~15g，功在行气。莪术辛行苦泄，性善调达肝脾之气，小剂量用于气虚血瘀所致的月经不调、痛经病。症见行经后错、经量少、有血块、经行小腹疼痛、腹有癥块，慢性盆腔炎见上述证候者。

2. 常规剂量　莪术入煎剂 15~30g，长于活血化瘀。莪术苦泄辛散温通，能温经活血，化瘀消积。气血郁滞致肝络失和，肝气胆火相助横恣，欲上升而不能透膈，郁于胁下，不通则痛。治疗主要在于行气活血，实则是因莪术能开气火之凝结，用于调达肝木，调畅气机，以散郁火。取其常规剂量能增强其活血化瘀作用，进而增强其消癥之功效。常用于血瘀闭经、痛经，寒凝所致的诸痛证等。

3. 大剂量　莪术入煎剂 30g 以上，更擅消积、破气散瘀。莪术辛散苦泄，善于破血行气，若要治疗癥瘕积聚，取大剂量加以应用。如《证治汇补·积聚》曰："消坚，加三棱、莪术。"又如消瘿五海饮（《古今医鉴》）中莪术用量为二两（约 60g）以软坚散结、行气活血。

三、莪术不同剂量验案选析

1. 莪术小剂量验案[9]

郭某，女，33 岁。

临床表现：月经后错半年余，末次月经：2018 年 5 月 10 日。近半年月经周期 28~60 天，带经 7 天，血量偏少，色鲜红，有血块，腰酸乏力，汗出较多，带下不多，纳可，二便调，舌红苔白，脉沉细。

中医诊断：月经不调；证属痰湿血瘀。

西医诊断：多囊卵巢综合征。

治法：健脾祛湿，补肾活血。

处方：

苍术 10g	香附 10g	六神曲 10g	陈皮 10g	枳壳 10g
女贞子 15g	旱莲草 15g	菟丝子 15g	太子参 15g	麦冬 5g
郁金 10g	巴戟天 10g	三棱 10g	莪术 10g	牛膝 15g
生蒲黄 10g	刘寄奴 15g	益母草 20g		

14 剂，水煎服。

二诊（2018 年 7 月 16 日）：月经于 7 月 13 日来潮，量偏少，色暗红，未诉其他不适。前方减活血药，加葛根 15g、覆盆子 15g、菟丝子 10g、石斛 10g、合欢皮 15g、杜仲 15g、补骨脂 10g。14 剂，水煎服。

三诊（2018 年 7 月 30 日）：无明显不适主诉。前方减旱莲草、合欢皮，加苏木 15g、土鳖虫 10g、路路通 10g、淫羊藿 12g、鹿角霜 10g、桂枝 10g。14 剂，水煎服。

四诊（2018 年 8 月 13 日）：诉乳房微胀。前方减石斛、六神曲、女贞子，加生蒲黄 10g、益母草 20g、三棱 10g、莪术 10g。7 剂，水煎服。

患者 8 月 20 日复诊，诉月经于 8 月 17 日来潮，经量中等，经色鲜红，无不适主诉。

按：莪术小剂量 3~15g，功在行气。月经后期的患者临床以肾虚证、气滞血瘀证、脾气虚证多见。"经水出诸肾",可见月经与肾气的关系十分密切;肝郁则血行迟滞而瘀,影响冲任血海的按时满盈;脾伤则气血不足,气不足则运血无力,血不足则冲任血海至期不盈。由此可见,肾、肝、脾三脏在本病的发生和变化中起重要作用。李军教授根据月经不同时期肾的阴阳变化规律,结合临床,辨证分期用药,强调补肾扶脾,首当重肾,次及肝脾,以建立正常月经周期。本案患者初诊为经前期,此时肾精重阴转阳、胞宫精血待泄,治当温补肾阳为主,加以莪术等活血行气;二诊为经后期,此时血海空虚、肾虚精亏,治当滋补肾中精血;三诊为排卵期,此时阴精渐充、阳气充盛,治当调补肾中阴阳,佐以活血行气以助卵泡排出。

2. 莪术常规剂量验案[10]

患者,男,81 岁。

临床表现:排尿困难,尿无力,尿等待,夜尿频,舌淡暗苔薄,脉细涩。

中医诊断:癥瘕;证属瘀血阻络。

西医诊断:前列腺增生。

治法:活血通络,软坚消癥。

处方:桂枝茯苓丸加减。

川桂枝 12g	茯苓 15g	牡丹皮 10g	赤芍 10g	桃仁 10g
莪术 20g	三棱 10g	昆布 20g	海藻 20g	炙水蛭 6g
泽兰叶 15g	乌药 20g			

日 1 剂,水煎服,共 21 剂。

二诊:患者服用化瘀软坚散结之剂,排尿困难、尿无力、尿等待等症都有所好转,但夜尿仍频,考虑患者年事已高,原方加益气通络之品,上方加生黄芪 30g、炮山甲 10g、地鳖虫 10g、川牛膝 15g、鸡内金 10g,连服 21 剂。

三诊:患者自述服药后夜尿由 3～4 次减为 1～2 次,排尿困难进一步改善,效不更方,原方继进,上方减三棱、昆布、海藻,加地龙 10g、川芎 20g,同时单用琥珀粉 3g、沉香末 3g,用蜂蜜调服。21 剂,水煎服。

按:莪术常规剂量 15～30g,长于活血化瘀。前列腺增生属于中医学"癥瘕"的范畴。针对其瘀血阻塞尿路的病机,故用具有活血化瘀、消癥作用的桂枝茯苓丸治疗,同时配合具有很强活血散结作用的莪术、三棱、海藻等药物进一步消散瘀血败精,通利水道,以病为核心,注重"通"和"消"。

3. 莪术大剂量验案[11]

牛某,男,27 岁。

临床表现:婚后夫妻同居 2 年不育,经先后 4 次精液离心沉淀后做显微镜检查,均找不到精子;用放免法(RIA)测定促卵泡素(FSH)、黄体化激素(LH)、睾酮(T)、雌二醇(E_2),基础值均正常,睾丸体积大小正常,活检结果显示睾丸组织结构正常。舌淡苔薄白,脉缓。

中医诊断:精道瘀阻证。

西医诊断:梗塞性无精子症。

治法:化瘀通精道,补肾填精。

处方：三棱 40g　　莪术 40g　　菟丝子 15g　　枸杞子 15g　女贞子 15g

熟地黄 15g　　当归 15g

日 1 剂，水煎分服，连服 106 剂。

服用 106 剂后，复查精液常规及精子穿透力和精浆果糖等指标均达到临床正常值，次年其妻顺产一健康女婴。

按： 莪术大剂量 30g 以上，更擅消积、破气散瘀。中医认为肾虚、体乏，肝、脾、肺功能弱，经络不通是造成不孕不育的主因。以三棱、莪术为主，三棱破血中之气，莪术治气中之血。大剂量莪术取其破气散瘀之功，可以起到疏肝活络、固肾养血、活血化瘀的作用，使精道畅通，配伍补肾填精药物有效改善患者体质。诸味相协，共奏滋补肾阴、活血化瘀之效。

参 考 文 献

[1] 国家药典委员会. 中华人民共和国药典（2020 年版　一部）[S]. 北京：中国医药科技出版社，2020.

[2] 张季，王巧晗，毛春芹，等. 莪术油及其包合物对急性血瘀证大鼠血液流变学和凝血功能的影响[J]. 中成药，2016，38（12）：2680-2683.

[3] 许政旭，朱诗国，潘年松，等. 黔产莪术油对直肠癌 SW1463 细胞株分泌 Toll 样受体及相关免疫因子的影响[J]. 中国实验方剂学杂志，2018，24（5）：137-141.

[4] 谷颖，刘春英，夏允，等. 莪术油对小鼠糜烂性食管炎的治疗作用[J]. 胃肠病学，2014，19（3）：161-163.

[5] 覃葆，谢金鲜，杨海玲，等. 不同炮制方法对广西莪术姜黄素成分及镇痛抗炎的影响[J]. 中国实验方剂学杂志，2011，17（10）：35-38.

[6] 张小燕，丁晓萍，叶梅，等. 莪术油对人乳头状瘤病毒的抑制作用[J]. 武警医学，2014，25（1）：19-23.

[7] 肖旺，曾建红，陈旭. 广西莪术多糖对 2 型糖尿病大鼠的降血糖作用[J]. 中国实验方剂学杂志，2015，21（21）：144-147.

[8] 张新国，刘英娟，曹心张，等. 22 种常见抗肿瘤中草药的抗氧化活性研究[J]. 中医药学报，2015，43（5）：31-35.

[9] 王慧君，李军. 李军教授治疗月经病验案举隅[J]. 实用妇科内分泌杂志（电子版），2019，6（2）：167-168.

[10] 李东. 王琦教授治疗良性前列腺增生的经验[J]. 中华中医药杂志，2011，26（2）：286-288.

[11] 赵广安. 大剂量三棱莪术的临床应用[J]. 黑龙江中医药，1992（1）：47.

第十三章　化痰止咳平喘药

第一节　清化热痰药

川贝母

一、概述

本品为百合科植物川贝母 *Fritillaria cirrhosa* D. Don、暗紫贝母 *Fritillaria unibracteata* Hsiao et K. C. Hsia、甘肃贝母 *Fritillaria przewalskii* Maxim.、梭砂贝母 *Fritillaria dela-vayi* Franch.、太白贝母 *Fritillaria taipaiensis* P. Y. Li 或瓦布贝母 *Fritillaria unibracteata* Hsiao et K. C. Hsia var. *wabuensis*（S. Y. Tang et S. C. Yue）Z. D. Liu，S. Wang et S. C. Chen 的干燥鳞茎。按性状不同分别习称"松贝""青贝""炉贝"和"栽培品"。夏、秋二季或积雪融化后采挖，除去须根、粗皮及泥沙，晒干或低温干燥。

【性味归经】　苦、甘，微寒。归肺、心经。

【功能主治】　清热润肺，化痰止咳，散结消痈。用于肺热燥咳，干咳少痰，阴虚劳嗽，痰中带血，瘰疬，乳痈，肺痈。

【药典用量】　3～10g；研粉冲服，一次 1～2g[1]。

【药理作用】

1. 镇咳　在研究川贝母止咳颗粒药理作用的过程中发现，川贝母止咳颗粒对于动物模型的咳嗽潜伏期和咳嗽次数有不同程度的影响[2]。

2. 平喘　川贝母通过抑制 Th2 细胞因子、免疫球蛋白 E 和组胺的产生，减少嗜酸性粒细胞的积累、增加 γ-干扰素的产生，从而起到平喘的作用[3]。

3. 抗癌　近来的研究表明，川贝母对治疗子宫内膜癌、卵巢癌等女性癌症有良好的效果。川贝母的提取物能够抑制子宫内膜癌转化生长因子-β（TGF-β）的信号转导通路，从而抑制癌细胞的增殖[4]。

4. 抗菌消炎　川贝母醇提物对革兰氏阳性的葡萄球菌和革兰氏阴性的卡他球菌具有抑制作用[5]。川贝母总生物碱提取液对金黄色葡萄球菌及粪肠球菌均有较明显的抑制效果[6]。

二、川贝母量效临床参考

1. 小剂量　川贝母入煎剂 3～5g，功在润肺，化痰。川贝母味苦性微寒，能清肺化痰，若要养阴润肺，化痰，理应发挥苦寒的性味，取小剂量加以应用。如当归贝母苦参丸（《圆运动的古中医学》）中贝母用量为二钱（约 3.2g），以清肺热而降逆。《神农本草经》中有载："主伤寒烦热，淋沥邪气，疝瘕，喉痹，乳难，金疮风痉。"凡肝气虚陷、肺气热逆所致孕妇之小便难，癃闭，阴虚劳嗽，久咳有痰者，均可配伍小剂量川贝母，有解郁化痰、宣上开下之妙。

2. 常规剂量 川贝母入煎剂6～10g，长于清热敛肺，化痰止咳。川贝母味苦性微寒，能清肺化痰，又味甘质润而润肺止咳，尤宜于内伤久咳、燥痰、热痰之证。若要清肺润燥，化痰止咳，理应顺应其味甘质润之性，如贝母瓜蒌散（《医学心悟》）中贝母用量为一钱五分（9g），以润肺清热，理气化痰。《名医别录》中有载："主治腹中结实，心下满，洗洗恶风寒，目眩、项直，咳嗽上气，止烦热渴，出汗，安五脏，利骨髓。"凡风温犯肺，肺热、肺燥咳嗽，子嗽（妊娠期间咳嗽不已），以及脾虚湿困、痰浊内阻所致之鼾证，痰瘀阻肺证，均可配伍常规剂量川贝母，达其敛肺生津，清热化痰，润肺止咳之效。

3. 大剂量 川贝母入煎剂30g以上，即体现出明显的散结消痈之功。川贝母苦微寒，善于化痰散结，若要治痰火郁结、热毒壅结之证，理应清热化痰，散结消痈，取大剂量加以应用。如消瘰丸（《医学心悟》）中贝母用量为四两（120g），以清热滋阴，化痰散结。《药品化义》中有载："贝母，味苦能下降，微辛能散郁，气味俱清，故用入心肺，主治郁痰、虚痰、热痰及痰中带血，虚劳咳嗽，胸膈逆气，烦渴热甚，此导热下行，痰气自利也。取其下利则毒去，散气则毒解，用疗肺痿、肺痈、瘿瘤痰核、痈疽疮毒，此皆开郁散结，血脉流通之功也。又取其性凉能降，善调脾气，治胃火上炎，冲逼肺金，致痰嗽不止，此清气滋阴，肺部自宁也。"凡痰火郁结之瘰疬，热毒壅结之疮疡、乳痈、肺痈咳吐脓血、胸闷咳嗽，均可配伍大剂量川贝母，共奏清肺化痰消痈之功。

三、川贝母不同剂量验案选析

1. 川贝母小剂量验案[7]

杨某，男，46岁。

临床表现：半年来时有干咳，且对灰尘、冷空气敏感，日久不减。以干咳为主，咳声短促，偶有少许黏白痰，不易咯出，咽燥口干，舌质红，欠润，苔少，脉细数。

中医诊断：咳嗽；证属肺阴亏耗、津液不足。

西医诊断：嗜酸性粒细胞性支气管炎。

治法：养阴润肺，透解郁火。

处方：沙参麦冬汤加减。

南沙参15g	麦冬10g	天花粉15g	玉竹15g	桑叶10g
知母10g	百合10g	甜杏仁10g	川贝粉3g（分冲）	银柴胡10g
乌梅6g	五味子6g。			

日1剂，水煎分3次服，共5剂。

二诊：患者诉干咳、咽干症状有所减轻，少痰。嘱守原方续服，平时加强锻炼，注意户外个人防护。守方1月余，患者诉干咳已基本消失。

按：川贝母小剂量3～5g，功在润肺，化痰。患者干咳日久，肺阴亏耗，虚火上炎故见咽燥口干；灼津为痰则见黏白痰，不易咯出；肺失濡润又可气逆作咳。肺中虚火非宣透所宜，而肺燥得以濡润，则虚火自得透解。治当用润透法，养阴生津，以润肺络之内燥，虚火得透，则干咳自愈。故予南沙参、麦冬、天花粉、玉竹、桑叶、知母、百合养阴润燥，透解郁火；伍用川贝母小剂量（3g）、甜杏仁润肺化痰；乌梅、五味子收敛肺气，与银柴胡清退虚热药物合用，又暗合"过敏煎"之方义。宗"阴虚难调"古训，临证时当守方治久以求其效。

2. 川贝母常规剂量验案[8]

罗某，男，70 岁。

临床表现：精神差，心慌，气短，双下肢水肿，舌淡苔白，脉滑。查心脏彩超示：①全心扩大；②左室收缩功能减低；提示扩张型心肌病；③二尖瓣反流（中度），三尖瓣反流（轻度）。心电图示：窦性心律，心率71 次/分，一度房室传导阻滞，完全性左束支传导阻滞（Ⅰ，aVL，V_6），频发室性期前收缩，急性前壁心肌梗死。胸部 CT 示：①双肺结核并感染，建议治疗后复查；②左侧胸腔积液。

中医诊断：胸痹；证属痰瘀阻肺。

西医诊断：扩张型心肌病合并肺结核。

治法：中医：痰瘀同治，益气利水。西医：抗炎、抗痨、强心、利尿、扩血管。

处方：清气化痰汤加减。

全瓜蒌 15g	川贝母 10g	天花粉 15g	黄芩 10g	枳实 10g
杏仁 10g	胆南星 10g	柏子仁 10g	黄连 10g	吴茱萸 6g
天竺黄 10g	全蝎 10g	白果 10g	沙参 10g	

日 1 剂，水煎频服，共 2 剂。

二诊：2 天后心急、气短诸症有所缓解。守方加减，1 个月后好转出院。

按：川贝母常规剂量6～10g，长于清热敛肺，化痰止咳。本例为扩张型心肌病合并肺结核，而以心慌、气短为主症，中医辨证为痰瘀阻肺证，取清气化痰汤加减，方中全瓜蒌、黄芩、黄连清热化痰；杏仁宣利肺气；枳实下气消痞，除胸胁痰瘀。《素问·至真要大论》云"诸逆冲上，皆属于火"，以左金丸中黄连、吴茱萸清泻肝火，开郁降逆；柏子仁、沙参、白果敛阴养肺；全蝎息肺风而通络，药理研究证实全蝎煎剂有镇静及一定的镇痛作用；川贝母（10g），以其味甘质润之性，清肺润燥，化痰止咳。诸药相合，共奏清热化痰，开郁降逆，宣肺理气之效，使热清火降，气顺痰清，诸症自愈。

3. 川贝母大剂量验案[9]

薛某，男，71 岁。

临床表现：干咳，乏力，气短，易疲劳，口干，食欲差，睡眠差，入睡困难，二便正常。舌暗红，少津，边有齿痕，苔薄白，脉濡。

中医诊断：肺痈；证属肺气阴虚。

西医诊断：肺脓肿。

治法：益气养阴。

处方：沙参麦冬汤加减。

沙参 30g	天冬 15g	麦冬 15g	五味子 15g	生黄芪 30g
党参 20g	芡实 30g	白芍 40g	炮姜 15g	桔梗 10g
三七块 10g	桂枝 15g	丹参 15g	紫菀 I5g	鱼腥草 30g

炒酸枣仁 15g　　　砂仁 6g　　　　　生牡蛎 30g　　　焦槟榔 10g　　　淫羊藿 15g

徐长卿 15g　　　冬虫夏草粉 6g（另包）

日 1 剂，水煎分 3 次服，共 10 剂。

二诊：仍有干咳、咽干、晨起吸冷气及有刺激性气味时干咳加重。口干症状有所缓解。食欲仍差，眠差，二便正常。舌淡暗，边有齿痕，苔薄白，脉沉细。

处方：柴胡 15g，防风 12g，乌梅 15g，炮姜 15g，桔梗 10g，丹参 15g，桂枝 15g，三七块 10g，砂仁（打）6g，生黄芪 30g，川贝母 30g，生牡蛎 30g，炒酸枣仁 10g，紫菀 15g，淫羊藿 15g，白芷 15g，白芍 40g，冬虫夏草粉 6g（包），生甘草 15g，焦槟榔 10g，焦山楂 15g。

三诊：患者服用上方近 20 剂，咳嗽明显好转。仍觉有咽干，偶有憋气、疲劳，胃中满微有所好转，眠可，二便调，舌淡，少津，苔薄白，脉沉细。

处方：党参 20g，赭石 30g，生黄芪 30g，仙鹤草 30g，炮姜 15g，沙参 30g，川贝母 10g，桑白皮 30g，紫菀 15g，桔梗 10g，桂枝 15g，丹参 15g，三七块 10g，焦槟榔 10g，生甘草 15g。

按：川贝母大剂量 30g 以上，即体现出明显的散结消痈之功。患者咳嗽症状已有明显好转。目前以憋气、疲乏、胃中满为主要症状。辨证既存在肺气虚，又存在肾气虚，不能摄纳，故在选方上，考虑应用《医学衷中参西录》之参赭镇气汤为主方加减，培补肺肾气，以起到摄纳逆气之功。二诊时川贝母大剂量（30g）具开郁散结，血脉流通之功，且在该患者整体的一贯用药上，兼顾温通，活血通脉，则病症好转，效果甚佳。

参 考 文 献

[1] 国家药典委员会. 中华人民共和国药典（2020 年版　一部）[S]. 北京：中国医药科技出版社，2020.

[2] 孙涛，徐颖，高飞，等. 基于 P 物质水平的川贝母止嗽颗粒止咳作用及机制研究[J]. 中药药理与临床，2014，30（3）：127-130.

[3] Yeum H S，Lee Y C，Kim S H，et al. Fritillaria cirrhosa，Anemarrhena asphodeloides，Lee-Mo-Tang and cyclosporine a inhibit ovalbumin-induced eosinophilaccumulation and Th2-mediated bronchial hyperresponsiveness in a murine model of asthma[J]. Basic & Clinical Pharmacology & Toxicology，2007，100（3）：205-213.

[4] Bokhari A A，Syed V. Inhibition of transforming growth factor-β（TGF-β）signaling by Scutellaria baicalensis and Fritillaria cirrhosa extracts in endometrial cancer[J]. Journal of Cellular Biochemistry，2015，116（8）：1797-1805.

[5] 肖灿鹏，赵浩如，李萍，等. 中药贝母几种主要成分的体外抗菌活性[J]. 中国药科大学学报，1992，23（3）：188-189.

[6] 陈鹊，王元彪，刘正琼，等. 产生物碱的甘肃贝母内生真菌的筛选、鉴定及抑菌活性测[J]. 中国农学通报，2012，28（22）：247-252.

[7] 李军. 透法治疗慢性咳嗽验案 4 则[J]. 江苏中医药，2017，49（8）：41-43.

[8] 王亚斌，黄永斌. 赵斌主任医师应用清气痰汤治疗急症经验[J]. 中国中医急症，2011，20（10）：1603.

[9] 郑卫琴，熊慧生. 肺癌 4 验案[C]//巴渝国医传承——重庆市第四批全国老中医专家学术经验继承文集. [出版地不详]：重庆市科学技术协会，2012：4.

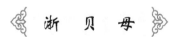

一、概述

本品为百合科植物浙贝母 *Fritillaria thunbergii* Miq. 的干燥鳞茎。初夏植株枯萎时采挖，洗净。大小分开，大者除去芯芽，习称"大贝"；小者不去芯芽，习称"珠贝"。分别撞擦，除去外皮，拌以煅过的贝壳粉，吸去擦出的浆汁，干燥；或取鳞茎，大小分开，洗净，除去芯芽，趁鲜切成厚片，洗净，干燥，习称 "浙贝片"[1]。

【性味归经】 苦，寒。归肺、心经。

【功能主治】 清热化痰止咳，解毒散结消痈。用于风热咳嗽，痰火咳嗽，肺痈，乳痈，瘰疬，疮毒。

【药典用量】 5～10g[1]。

【药理作用】

1. 镇咳祛痰 采用小鼠氨水引咳法、小鼠酚红排泌法、二甲苯致小鼠耳肿胀法及急性毒性实验法发现硫熏和鲜切浙贝母均具有明显的镇咳、祛痰、抗炎作用[2]。采用的小鼠酚红排痰及大鼠毛细玻管排痰法评价结果显示浙贝母具有较好的排痰效果，采用豚鼠枸橼酸引咳实验法发现浙贝母对豚鼠的镇咳效果明显，并且发现浙贝母的镇咳有效成分主要集中在其醇提物部分[3]。

2. 镇痛 通过研究发现浙贝母醇提物能抑制乙酸致小鼠扭体反应和热痛刺激引起的甩尾反应，说明浙贝母醇提物具有镇痛作用[4]。

3. 抗炎 通过研究发现浙贝母醇提物两剂量组都有抗二甲苯性小鼠耳肿胀作用，抑制卡拉胶引起的小鼠足趾肿胀，抑制乙酸提高小鼠腹腔毛细血管通透性，说明浙贝母具有抗炎效果[5]。

4. 抗肿瘤 浙贝母中的有效活性成分浙贝母甲素和浙贝母乙素具有逆转肿瘤细胞MDR 的作用，而且能逆转两种不同机制的多药耐药肿瘤细胞的耐药性[6]。

二、浙贝母量效临床参考

1. 小剂量 浙贝母入煎剂 4～9g，功在化痰，软坚散结。浙贝母性味苦寒，能化经络之痰，以助止痉，且能散结。若要养阴清肺，消痰散结，理应发挥其苦寒、苦泄之性，取小剂量加以应用。如贝母汤（《产孕集》）中贝母用量为一钱（4.5g），以疗气滞血阻，络脉不通，乳道壅闭，无乳诸证。《本草纲目拾遗》中有载："解毒利痰，开宣肺气，凡肺家挟风火有痰者宜此。"《名医别录》中有载："疝瘕以热结而言，泄热散结，故能治之。喉痹，热之结于上者也。乳难之乳，即孳乳之乳，指产难也、贝母滑降，且能散结，故催生而治产难。"凡小儿打嗑，乳蛾，风寒束肺、痰瘀内阻之哮喘证，痰瘀互结，肺胃积热证，均可配伍小剂量浙贝母，有化痰软坚散结，开宣肺气之功。

2. 常规剂量 浙贝母入煎剂 10～30g，长于滋阴清火，开郁散结。浙贝母苦寒之性较甚而偏苦泄，长于清化热痰，降泄肺气，若要治风热、痰热郁肺，痰瘀互结诸证，理应发挥其清热化痰，开郁散结之长，取常规剂量加以应用。如贝母栝蒌散（《医学心悟》）中贝母用量为二钱（12g），以润肺清热，理气化痰。《名医别录》中有载："咳嗽上气，又痰热之侵肺，苦泄清金而又降逆之功用也"。凡风热咳嗽，痰热郁肺之咳嗽，阳气不潜、寒痰凝结之痤疮，癃闭，肝郁化火、犯肺伤胃之咳嗽、胃痛，太阳膀胱经虚火灼络之淋证，瘿痛风热、气滞痰凝，均可配伍常规剂量浙贝母，润肺而不留瘀，化痰又不伤津。

3. 大剂量 浙贝母入煎剂 30～140g，即体现出明显的解毒消痈之功。浙贝母苦泄清热解毒，化痰散结消痈，若要治痰火郁结、热毒壅结之证，理应清热化痰，散结消痈，取大剂量加以应用。如消瘰丸（《医学衷中参西录》）中浙贝母用量为二两（60g），以化痰软坚，健脾清心，通气活血。《本草正义》中有载："大治肺痈肺萎，咳喘，吐血，衄血，最降痰气，善开郁结，止疼痛，消胀满，清肝火，阴耳目，除时气烦热，黄疸淋闭，便血溺血；解热毒，杀诸虫及疗喉痹、瘰疬、乳痈发背，一切痈疡肿毒，湿热恶疮，痔漏，金疮出血，火疮疼痛，较之川贝母，清降之功，不啻数倍。"凡肝胆郁火与痰涎凝结而成之瘰疬、瘿瘤、肺痈咳吐脓血、疮毒、乳痈、痰瘀互结、虚热上浮之多种难治痈证，均可配伍大剂量浙贝母，达其解毒、化痰、散结、化湿之效。

三、浙贝母不同剂量验案选析

1. 浙贝母小剂量验案[7]

张某，男，10岁。

临床表现：眨眼频，烦躁易怒，易疲倦，纳可，嗜食肉类，眠欠安，多梦，大便不畅，舌红，苔厚，脉弦滑。查体：咽充血，双颌下淋巴结肿大。

中医诊断：抽动症；证属脾胃积热、扰动肝火。

西医诊断：多发性抽动症。

治法：清胃消积，平肝息风。

处方：

蒲公英 10g	瓜蒌仁 10g	白僵蚕 15g	钩藤 15g	地龙 10g
浙贝母 8g	炒栀子 10g	苏子 8g	苏梗 8g	黄芩 10g
柴胡 8g	菊花 15g	枳壳 10g	莱菔子 10g	赤芍 10g
生甘草 3g	焦槟榔 10g			

日1剂，水煎分2次温服，共10剂。

二诊：患儿眨眼次数显减，紧张时偶有皱眉。纳、眠可，二便调。效不更方，继服10剂。随访至今未见复发。

按：浙贝母小剂量4～9g，功在化痰，软坚散结。《医宗金鉴》云："食贵有节，乳贵有时。"小儿脏腑娇嫩，形气未充，且喂养过程中，乳食不知自节，加之家长监管不当，则易导致患儿饮食不节，形成食积，食积日久蕴热于胃肠，形成胃肠积热，积热日久，扰动肝火，肝阳上亢，亢而生风，风阳上扰，则可见眨眼、皱眉等抽动症状；食积化火，上蒸于肺，出现咽红，颌下淋巴结肿大。大便不畅、舌红、苔厚均为胃肠积热之象。脉弦滑为胃肠积热扰动肝火所致。故方中应用小剂量浙贝母（8g）化经络之痰，以助止痉，且能散结，以消淋巴结肿大。10剂后，频繁眨眼消失，大便通畅，阳明积热已消，热有出路，肝热无源，风象自息。

2. 浙贝母常规剂量验案[8]

王某，女，54岁。

临床表现：疲劳乏力，时有胸闷心慌，易急躁，双眼干涩，眠差，因夜尿多影响睡眠，夜尿2～5次。大便每天1～2次。舌红，苔薄黄，舌底瘀，脉沉弦略数。核素扫描：甲状腺双叶饱满，摄镍功能显著增强，符合甲亢表现。

中医诊断：瘿病；证属痰瘀凝结。

西医诊断：甲亢合并桥本甲状腺炎。

治法：清热化痰，开郁散结。

处方：消瘰丸加减。

玄参 30g　　　浙贝母 30g　生牡蛎 60g　夏枯草 45g　莪术 15g

清半夏 15g　　黄芩 30g　　金樱子 30g　芡实 30g　　炒枣仁 30g。

日 1 剂，水煎分 3 次服，共 15 剂。

二诊：服药后睡眠改善明显，夜尿次数减少。但仍有胸闷、心悸，苔黄略腐腻，舌质暗红，脉略弦滑数。初诊方去芡实、金樱子、炒枣仁；莪术增加至 30g，并加雷公藤 30g，鸡血藤 30g，生甘草 30g。

三诊：服药 1 个月内感冒 2 次，胸闷心悸未缓解。

处方：玄参 30g，浙贝母 30g，生牡蛎 60g（先煎），夏枯草 60g，猫爪草 15g，莪术 30g，五味子 30g，黄芩 30g，清半夏 15g。并嘱查自身免疫性肝炎相关抗体。

四诊：近 2 个月内未再感冒，胸闷心悸减轻。

处方：三诊方五味子减为 15g，夏枯草增加至 90g。

五诊：无不适症状。

处方：四诊方去掉五味子，夏枯草减为 30g，莪术减为 15g，黄连 30g。

六诊：患者无不适症状。

处方：玄参 30g，浙贝母 30g，生牡蛎 30g，夏枯草 30g，猫爪草 30g，莪术 15g，三七 6g，葛根 45g，黄芩 30g，黄连 30g，干姜 6g，制水丸。每次 9g，每日 3 次。复诊患者服水丸 3 个月，无不适症状。

按：浙贝母常规剂量 10～30g，长于滋阴清火，开郁散结。患者糖尿病数年，火热伤津耗气在先，甲亢发病后，则燥热更甚，阴津更亏，又因存在子宫肌瘤、乳腺增生，因此燥热津亏、气血郁结是核心病机。并且患者 T_3、T_4、甲状腺过氧化物酶抗体（aTPO）、甲状腺球蛋白抗体（aTG）指标异常升高，而其本人拒绝西药治疗，故标本缓急中，当务之急是治疗其甲状腺疾病。初诊时以浙贝母 30g 滋阴清火；夏枯草清火散结；莪术化瘀消积；金樱子、芡实益肾缩泉；炒枣仁养血安神。甲状腺疾病多归属中医"瘿病"范畴，痰瘀凝结是主要病理特点，或因火热耗灼，阴虚津亏而生痰生瘀；或因脾肾不足，温化无力而痰瘀内生，故应用浙贝母清热化痰、开郁散结。

3. 浙贝母大剂量验案[9]

患者，女，55 岁。

临床表现：腰酸闷痛，心情忧虑。舌紫，苔黄略腻，有齿痕，脉弦。行阑尾黏液囊腺瘤及双附件切除术后，超声检查时发现"子宫后方不规则积液 6.6cm×3.7cm，脾多发囊性占位，大小分别为 8.3cm×5.1cm 和 2.1cm×1.9cm，腹腔可疑低回声区，考虑黏液囊腺瘤复发可能性大"，CEA 17.8ng/mL。

中医诊断：腰痛；证属脾虚痰湿，瘀毒内结。

西医诊断：阑尾黏液囊腺瘤。

治法：益气健脾，化湿祛痰，化瘀散结。

处方：浙贝母 75g　知母 30g　　生薏苡仁 30g　杏仁 10g　　白蔻仁 10g

茯苓 15g　　炒白术 10g　陈皮 10g　　清半夏 10g　三棱 10g

莪术 10g	牡丹皮 15g	赤芍 15g	紫草 10g	石见穿 30g
猫爪草 30g	黄连 10g	黄芩 10g	全蝎 3g	蜈蚣 3 条
生黄芪 30g	乌梢蛇 10g	鸡内金 30g		

日 1 剂，水煎分 3 次服，共 10 剂，配合院内制剂西黄解毒胶囊和妇科消瘤丸。

二诊：患者服上药后无明显不适，大便每天 2～3 次。舌紫红，苔根黄，轻齿痕，脉沉数。湿邪渐去，于前方去茯苓、炒白术，浙贝母改为 90g，生黄芪改为 45g，加三七粉 6g（冲服），以加强健脾化痰、祛瘀散结功效。

三诊：超声显示："脾内无回声区，较厚处约 6.8cm，近脾门处实质内约 2.6cm×2.2cm 囊性区"。患者大便溏，每天 2～3 次。舌紫暗，苔微黄微腻，脉弦。之后数次来诊，浙贝母剂量逐渐加至 120g，生黄芪剂量逐渐加至 90g。

四诊：患者腹腔内肿物稳定，CEA 逐渐降为 2.14ng/mL，正常范围为 0～5ng/mL。由于长期服用中药，患者出现胃痛、胃胀、嗳气等胃肠不适症状，加之病情趋于稳定，遂将浙贝母逐渐减为 45～30g，知母逐渐减为 15g，生黄芪逐渐减为 45～60g 左右维持，减去蜈蚣、乌梢蛇等攻伐药物，以木香、砂仁、山药、茯苓、炒白术、陈皮、清半夏等调理脾胃。

五诊：患者 CEA 再次出现上升，至 17.8ng/mL，脾囊性占位为 10.6cm×6.7cm，CEA 曾一度渐进上升至 58.32ng/mL。为再次控制病情，遂再逐渐加大生黄芪剂量达 90～120g，浙贝母逐渐加大至 120～140g，重新启用蜈蚣、乌梢蛇等加重祛邪力量。

六诊：病情再次趋于稳定，CEA 降至 25.09ng/mL。重新达到此病情稳定费时约 2 年。

按：浙贝母大剂量 30～140g，即体现出明显的解毒消痈之功。阑尾黏液囊腺瘤较少见，但阑尾黏液性囊腺瘤可发生癌变，肿瘤可呈浸润性生长并发生转移。阑尾黏液囊腺瘤以分泌黏液为主，并以此播散。虽然恶性程度不高却缠绵难愈，虽进展不快但治疗手段有限、效果不佳。此病患特点与中医的痰、湿之证有很多类似之处。因此重用浙贝母（75～140g）清热化痰，开郁散结，使用陈皮、半夏、生薏苡仁、杏仁、白蔻仁化湿、祛痰、散结，用活血药三棱、莪术、牡丹皮、赤芍、石见穿等活血祛瘀通络协助祛痰、化痰，再辅以大剂量黄芪、茯苓、白术、木香、砂仁等益气健脾培补元气，从而使祛邪不伤正，扶正而不敛邪。

参 考 文 献

[1] 国家药典委员会. 中华人民共和国药典（2020 年版 一部）[S]. 北京：中国医药科技出版社，2020.

[2] 卓诗勤，张浩，丁弋娜，等. 硫熏和鲜切浙贝母的化学成分及其药理作用的比较研究[J]. 中华中医药学刊，2016，34（3）：618.

[3] 颜晓燕. 暗紫贝母及浙贝母比较研究[D]. 成都：成都中医药大学，2012.

[4] 张明发，沈雅琴，朱自平，等. 浙贝母的抗溃疡和镇痛作用[J]. 西北药学杂志，1998，13（5）：208.

[5] 张明发，沈雅琴，朱自平，等. 浙贝母的抗炎和抗腹泻作用[J]. 湖南中医药导报，1998（10）：3-5.

[6] 李梅. 浙贝母逆转急性白血病多药耐药性临床研究[D]. 北京：北京中医药大学，2001.

[7] 李晓菲，于河，甄建华，等. 谷小红教授从胃肠积热论治小儿抽动症验案举隅[J]. 湖南中医药大学学报，2015，35（3）：44-45，51.

[8] 刘文科. 全小林教授应用消瘰丸治疗糖尿病合并甲状腺疾病验案三则[J]. 四川中医，2013，31（1）：115-118.

[9] 张天博，张培彤. 张培彤应用六君二母汤治疗难治肿瘤验案 3 则[J]. 世界中医药，2016，11（12）：2734-2737.

瓜 蒌

一、概述

本品为葫芦科植物栝楼 *Trichosanthes kirilowii* Maxim. 或双边栝楼 *Trichosanthes rosthornii* Harm 的干燥成熟果实。秋季果实成熟时，连果梗剪下，置通风处阴干[1]。

【性味归经】 甘、微苦，寒。归肺、胃、大肠经。

【功能主治】 清热涤痰，宽胸散结，润燥滑肠。用于肺热咳嗽，痰浊黄稠，胸痹心痛，结胸痞满，乳痈，肺痈，肠痈，大便秘结。

【药典用量】 9～15g[1]。

【药理作用】

1. 镇咳祛痰 研究显示 2.5g/kg 瓜蒌水煎剂对小鼠氨水引咳的镇咳作用效果最好，2.0～2.5g/kg 瓜蒌水煎剂祛痰效果较好，且镇咳祛痰作用具有一定的量效关系[2]。通过动物实验表明，瓜蒌中分离得到的氨基酸具有良好的祛痰效果[3]。

2. 对心血管系统的作用 通过制备冠心病急性心肌梗死模型，发现瓜蒌皮能够明显降低急性心肌缺血模型大鼠心肌梗死发生率、保护心脏功能、防止心肌细胞坏死和清除氧自由基[4]。通过对豚鼠离体心脏灌流实验发现，瓜蒌能扩张冠脉、增加冠脉流量，较大剂量时能抑制心脏，降低心肌收缩力，减慢心率，瓜蒌的 50%心率抑制剂量为（8.91±1.45）mg/mL。

3. 抗肿瘤 采用体外实验方法，结果表明瓜蒌水煎剂体外对子宫颈癌细胞有直接抑制作用，并呈浓度依赖性[5]。通过细胞毒性实验证实瓜蒌仁二醇对人肿瘤细胞株具有细胞毒性，尤其是人肾癌细胞[6]。研究发现瓜蒌子挥发油对肿瘤胃癌株 SGC-7901 细胞有显著的细胞毒活性，当浓度为 50μg/mL 时，抑制率高达 86.13%；当浓度为 100μg/mL 时，抑制率达到 100%[7]。

4. 抗溃疡 通过幽门结扎的大鼠实验中发现 100mg/kg、500mg/kg、1000mg/kg TKE（瓜蒌的果实经 50%乙醇在 90℃提取 3 次后，真空除去溶剂并干燥，得到的黑褐色粉末）对幽门结扎引起的溃疡均有抑制作用，减轻 5-HT 诱发的胃黏膜损伤，体外实验中瓜蒌提取物对乙酰胆碱引起的小鼠回肠收缩有明显的松弛作用[8]。

二、瓜蒌量效临床参考

1. 小剂量 瓜蒌入煎剂 4～18g，生津止渴，养津柔筋。如贝母瓜蒌散中瓜蒌方寸匕（4～5g），生津止渴，《金匮要略》："百合病，渴不差者，用后方主之。栝楼牡蛎散方，栝楼根、牡蛎（熬）等分，上为细末，饮服方寸匕，日三服。"《金匮要略心典》："沉本痉之脉，迟非内寒，而津液少而营卫之行不利也。"故方中加瓜蒌根滋其内。瓜蒌牡蛎散中瓜蒌根气凉性润，启发脾阴，上承津液，而止口渴。凡出现项背强直，肢体拘急，脉沉细而迟或兼弦的症状，多为阴液亏损，营卫不和所致，予滋养阴津药配以小剂量的瓜蒌和营养津柔筋。

2. 常规剂量 瓜蒌入煎剂 20～30g，长于开散胸中痰结，通行经络血脉之滞。《金匮要略·胸痹心痛短气病脉证治》第 3 条："胸痹之病，喘息咳唾，胸背痛，短气，寸口脉沉而迟，关上小紧数，栝蒌薤白白酒汤主之。"如瓜蒌薤白白酒汤、瓜蒌薤白半夏汤、枳实薤白桂枝汤，其中栝蒌实一枚，开散胸中痰结，通行经络血脉之滞。凡出现咳喘、胸闷、气短的症状，多为痰浊困阻胸阳，气机不利所致，予宽胸散结、温阳益气药配以常规剂量瓜蒌，导痰浊下行。

3. 大剂量　瓜蒌入煎剂 30g 以上，即体现出明显的清热豁痰，利湿通腑的功效。治疗痰湿内蕴，腑气不通之证，取大剂量加以应用。如小陷胸汤，《伤寒论》："小结胸病，正在心下，按之则痛，脉浮滑者，小陷胸汤主之。"其中，瓜蒌实大者一枚（约 35g）。凡出现胸脘痞闷，按之则痛，或心胸闷痛，或咳痰黄稠，舌红苔黄腻，脉滑数者，予清热利湿，化痰通腑药配以大剂量瓜蒌，清热涤痰，宽胸散结。

三、瓜蒌不同剂量验案选析

1. 瓜蒌小剂量验案[9]

患者，男，53 岁。

临床表现：患者双下肢行走不便，左上肢仍僵硬，期间无肢体乏力及麻木，无意识障碍、肢体抽搐及尿失禁等，伴项背强直、头痛汗出，纳食一般，大小便正常，舌淡暗，苔薄白，脉沉细。肌电图示"放松状态下双侧胫前肌、双侧腓肠肌、右股四头肌等肌群可见大量持续性运动单位电位发放，肌注地西泮后相应肌肉运动单位电位发放明显减少"。

中医诊断：痉证；证属阴津亏虚，营卫失和，夹有血瘀。

西医诊断：僵人综合征。

治法：和营养津柔筋，活血化瘀。

处方：瓜蒌桂枝汤合血府逐瘀汤加减。

瓜蒌 18g	桂枝 6g	白芍 18g	甘草 6g	黄芪 30g
白术 12g	防风 6g	桃仁 12g	红花 9g	当归 12g
川芎 9g	赤芍 9g	熟地黄 12g	独活 12g	羌活 12g
南沙参 30g	沙参 30g	甘草 6g		

14 剂，日 1 剂，水煎分 2 次温服。

二诊：患者双下肢行走不便、左上肢僵硬和项背强直减轻，无头痛汗出，纳食增加，二便正常，舌脉同前。守方去桂枝、防风、北沙参，加丹参 15g、土鳖虫 12g，加强活血化瘀之功。继服 14 剂。

三诊：患者双下肢行走不便和左上肢僵硬明显好转，舌淡暗，苔薄，脉细。继续行养阴柔筋、祛瘀治疗。前方加桑枝 12g、僵蚕 12g，继服 14 剂后，患者双下肢行走明显改善，左上肢僵硬基本消失，余无明显不适，继续在巩固治疗中，嘱患者注意调护以防复发。

按：瓜蒌小剂量 4~18g，生津止渴，养津柔筋。本案证属阴津亏虚，营卫失和，夹有血瘀。治疗当以和营养津柔筋，活血化瘀为法，方选瓜蒌桂枝汤合血府逐瘀汤加减。方中瓜蒌根苦寒，《神农本草经》谓其"治消渴，身热，烦满，大热，补虚安中"，配南沙参、北沙参发挥养津作用，其中瓜蒌根为君药；以桂枝、白芍、黄芪、白术、甘草、防风调和营卫。上述药物共同发挥和营养津柔筋之效以治本。桃仁、红花、当归、川芎、赤芍、熟地黄、独活、羌活起活血化瘀祛邪之效。全方针对痉证病机特点而发挥较好疗效。

2. 瓜蒌常规剂量验案[10]

张某，男，29 岁。

临床表现：精神萎软，唇绀，自觉心前区憋闷，时有疼痛，疼痛固定，痛引肩背，舌淡，苔白腻，脉沉。因胸痛入院，冠脉造影示左主干正常，前降支全程弥漫性病变，中段狭窄最重约 90%，回旋支近端狭窄最重约 70%～80%；右冠脉近端起完全闭塞；结论为冠心病三支血管病变。

中医诊断：胸痹；证属心阳不振，痰瘀阻滞。

西医诊断：冠心病三支血管病变。

治法：温阳益气，活血化痰利水。

处方：熟附片 10g（先煎）　瓜蒌 20g　薤白 20g　半夏 10g　炙甘草 10g
　　　桂枝 10g　　　　　　桃仁 20g　水蛭 3g　地龙 20g　白酒 10mL
　　　　　　　　　　　　　　　　　　　　　　　　　日 1 剂，水煎服，共 7 剂。

二诊：患者胸痛较前减轻，此后每 1～2 周规律复诊，以上方为主方随症加减，精神状态及症状明显改善，未感不适，冠脉 CT 提示：左前降支近段、中段及远段均可见不同程度狭窄，最大狭窄直径比分别为 53%、60% 及 52%。右冠脉近段轻度狭窄。患者通过服用中药，冠脉狭窄程度及临床症状明显改善，通过西医检查方法，直观证明中医治疗的有效性。

按：瓜蒌常规剂量 20～30g，长于开散胸中痰结，通行经络血脉之滞。人体功能的正常以阳气为根本，人的阳气好比自然界的阳光，太阳出来，阴霾自消，人体阳气充足，气行则血行，无病理产物堆积，阳气虚是痰瘀形成的重要原因。《素问·调经论》曰："寒气积于胸中而不泻，不泻则温气去，寒独留，则血凝泣，凝则脉不通。"形成痰与瘀互结阻塞脉道，不通则痛，故导致了胸痛的复发。方中以熟附片为君，助心阳以复脉，散寒止痛，通行十二经脉，补火助阳，鼓动体内之阳气，如"离照当空，痰浊自散"，故而乃治疗胸痹阳虚首症的点睛之笔；瓜蒌用至 20g 即可涤痰散结，开胸通痹，《本草思辨录》有云："瓜蒌实之长，在导痰浊下行，故结胸胸痹，非此不治。"薤白温阳散结，半夏燥湿化痰，两药共同温化寒痰，加强祛痰之力，化上焦结聚之痰浊、宣胸中阳气以宽胸；佐以桂枝通阳散寒，降逆平冲；久病必瘀，予桃仁、水蛭、地龙活血化瘀通络；甘草补心气，调和诸药，为使药，白酒可使药力外达于表，上至巅顶，下达四肢，助力活血通络药物的药性直达病所。诸药配伍，以补气治其本，以通瘀化痰、行气利水治其标，补中有通、通中有补、通补并用，标本兼治，共奏温阳益气，活血化痰利水的功效。

3. 瓜蒌大剂量验案[11]

申某，男，47 岁。

临床表现：右侧胸胁部神经痛，伴皮肤红色丘疹，触之疼痛，右颞部胀痛，口苦，咯少量黄黏痰。胸闷，纳差，乏力，大便秘结，舌红苔白厚腻，脉弦。

中医诊断：蛇串疮；证属痰湿内蕴、脾气虚弱。

西医诊断：带状疱疹。

治法：清热祛湿，通腑气健脾。

处方：瓜蒌皮 30g　　瓜蒌仁 30g　　红花 10g　　甘草 10g　　柴胡 10g

黄芩 15g　　　牛蒡子 15g　　　川芎 15g　　　苍术 15g　　　茯苓 20g

白术 20g　　　龙胆草 10g　　　党参 30g　　　麦芽 30g

7 剂，水煎服，日 1 剂，饭后服。

二诊：患者诉服药 2 剂后大便得通，胸胁部疼痛、胸闷、头部胀痛骤减，胃纳改善明显，余症同前。舌红，苔白腻，脉滑。效不更方，再予 7 剂。

三诊：患者胸胁部红色皮疹基本消退，局部无触痛，无头痛胸闷不适，纳可，不觉乏力，大便一日二行，时有稀溏。舌红，苔白腻，脉弦。原方减瓜蒌皮、瓜蒌仁、牛蒡子、龙胆草，加黄芪 15g，上方加减服用 14 剂，告愈。

按：瓜蒌大剂量 30g 以上，即体现出明显的清热豁痰，利湿通腑的功效。本案属于"带状疱疹后遗症"，一诊伴有胸闷、头痛、便秘等症状，从六经辨证考虑大柴胡汤证合并小陷胸汤证，予大剂量瓜蒌皮（30g）、瓜蒌仁（30g），配伍牛蒡子、龙胆草等苦寒滑泄之品清热豁痰、利湿通腑；胁肋部为少阳经循行部位，以柴胡、黄芩、龙胆草只取其位，祛少阳湿热；同时兼顾脾胃，用四君子汤加减健脾益气，妙用麦芽，既取其消食和中，更用其疏肝行血之功，正如《李中梓医学全书》中引用朱丹溪云："大麦有火，能生热病，其芽能行上焦滞血。"辅以少量活血之品如川芎、红花，通络止痛。二诊效不更方。三诊大便稀溏，考虑前方苦寒，去瓜蒌皮、瓜蒌仁、牛蒡子、龙胆草等苦寒败胃之品，以扶土抑木为主，兼用活血通络治法，湿热得去，瘀络得通，正气得复，故诸症皆除。

参 考 文 献

[1] 国家药典委员会. 中华人民共和国药典（2020 年版　一部）[S]. 北京：中国医药科技出版社，2020.

[2] 阮耀、岳兴如. 瓜蒌水煎剂的镇咳祛痰作用研究[J]. 国医论坛，2004，19（5）：48.

[3] 阴健、郭力弓. 中药现代研究与临床应用（1）[M]. 北京：学苑出版社，1993：260.

[4] 赵启韬，孟冰雪，黄臻辉，等. 不同品系栝楼果皮抗心肌梗死药效学比较研究[J]. 药物评价研究，2013，36（2）：95-99.

[5] 秦林，高伟良. 瓜蒌对子宫颈癌细胞和巨噬细胞的影响[J]. 山东中医学院学报，1995，19（6）：414.

[6] Akihisa T，Tokuda H，Ichiishi E，et al. Anti-tumor promoting effects of multiflorane-type triterpenoids and cytotoxic activity of karounidiol against human cancer cell lines [J]. *Cancer Lett*，2001，173（1）：9-14.

[7] 徐礼英，张小平，蒋继宏. 栝楼子挥发油的成分分析及其生物活性的初步研究[J]. 中国实验方剂学杂志，2009，15（8）：38-43.

[8] Takano T. 栝楼的抗溃疡作用[J]. 国外医药植物药分册，1991，6（3）：133.

[9] 胡建国. 僵人综合征治验举隅[J]. 中国中医药信息杂志，2014，21（11）：116.

[10] 张炜，卫蓉. 卫蓉教授治疗冠脉支架术后再狭窄医案一则[J]. 中西医结合心血管病电子杂志，2018，6（32）：188，190.

[11] 王自励，赵明华. 赵明华辨治皮肤病经验[J]. 浙江中医药大学学报，2018，42（11）：925-930.

第二节　温化寒痰药

旋 覆 花

一、概述

本品为菊科植物旋覆花 *Inula japonica* Thunb.或欧亚旋覆花 *Inula britannica* L.的干燥

头状花序。夏、秋二季花开放时采收，除去杂质，阴干或晒干[1]。

【性味归经】 苦、辛、咸，微温。归肺、脾、胃、大肠经。

【功能主治】 降气，消痰，行水，止呕。用于风寒咳嗽，痰饮蓄结，胸膈痞闷，喘咳痰多，呕吐噫气，心下痞硬。

【药典用量】 3~9g，包煎[1]。

【药理作用】

1. 化痰 研究表明旋覆花水、醇提取物均能延长氨水引咳小鼠咳嗽发生的时间，减少咳嗽次数，延长小鼠咳嗽的潜伏期，同时能明显增加小鼠气管酚红排泄量；特别是高剂量组具有明显的止咳祛痰作用[2]。

2. 抗炎活性 对旋覆花地上部分抗炎作用的药效物质基础研究发现，化合物 36、78 对佛波酯（TPA）引起的小鼠急性耳肿胀有明显的抑制作用，抑制率分别为 90% 和 72%，但是对花生四烯酸（AA）引起的小鼠急性耳肿胀均无作用，另外，化合物 36 对卡拉胶致小鼠爪肿胀有明显抑制作用[3]。

3. 抗氧化 采用大脑中动脉栓塞法制作大鼠局灶性脑缺血再灌注损伤模型，观察欧亚旋覆花总黄酮（TFIB）对脑缺血–再灌注后大鼠神经症状改善情况，实验结果显示，TFIB 对大鼠缺血再灌注损伤大脑具有显著的保护作用，其作用机制可能与 TFIB 抗氧化作用有关[4]。

4. 抗增生 研究不同浓度的旋覆花提取物对成纤维细胞形态的影响，结果表明均能使其改变，抑制细胞增殖，浓度在 500 μg/mL 以下无明显的细胞毒作用[5]。

二、旋覆花量效临床参考

1. 小剂量 旋覆花入煎剂 6~10g，可降气，消痰，行水。旋覆花辛开苦降，咸能软坚，既善降肺气、消痰涎而平喘咳，又能消痞行水除痞满，若要降逆化痰，或治疗肝气窜络、瘀阻胸络之证，理应降气宽胸，温化寒痰，取小剂量加以应用。如旋覆花汤（《金匮要略》）中旋覆花用量为三两（9g），以行气活血、通阳散结。《本草纲目》中记载："旋复所治诸病，其功只在行水、下气、通血脉尔。"凡痰浊阻肺，肺气不降，咳喘痰黏，胸闷不舒者，不论寒热，皆可配伍小剂量旋覆花，发挥其苦辛微温之性，降气化痰之功。

2. 常规剂量 旋覆花入煎剂 15~20g，长于降气，善降胃气而止呕止噫。旋覆花味苦能泄降气逆，治痰浊中阻，胃气上逆，若要调降胃气上逆之噫气呕吐，理应和胃降逆，取常规剂量加以应用。如旋覆代赭汤（《伤寒论》）中旋覆花用量为三两[现代临床以旋覆代赭汤加减（15~20g）治疗呃逆、慢性支气管炎、肺气肿、鼻衄、慢性胃炎]，以下气镇逆止呃，平肝止血化痰。《本草汇言》中记载："旋覆花，消痰逐水，利气下行之药也。主心肺结气，胁下虚满，胸中结痰，痞坚噫气，或心脾伏饮，膀胱留饮，宿水等症。大抵此剂微咸以软坚散痞，性利以下气行痰水，实消伐之药也。"凡外感热病后痰浊中阻，虚气上逆及内伤杂病中由于中气虚弱，痰湿偏胜，肝气上逆所致的反胃、呕吐、呃逆、噫气、痰气、妊娠呕吐等（临床上凡遇肝气肝阳并亢所致的咳喘、高血压、眩晕、吐血及肝气入络而致腰痛不能俯仰，均应用旋覆代赭汤治疗，亦有良效）予旋覆花常规剂量应用于旋覆代赭汤以发挥镇逆平肝止血，镇逆化痰止咳之功。

3. 大剂量　旋覆花入煎剂 30g 及以上，即体现出明显的通肝络而行气血之功，尤善治肝着。旋覆花辛能行气行血，微温可通阳，若要调理肝脏受邪而疏泄失常，肝气郁滞所导致的肝血运行不畅，久则络脉受阻所致之病，理应疏肝导气行血，取大剂量加以应用。如旋覆花汤（《医宗金鉴》）中旋覆花用量为三两（约 90g）。张仲景《金匮要略·五脏风寒积聚病脉证并治》中记载："肝着，其人常欲蹈其胸上，先未苦时，但欲饮热，旋覆花汤主之。"故凡遇肝着，或肝经气滞血瘀病证，均可以旋覆花汤为基础方，予大剂量旋覆花，疏肝行气通络。

三、旋覆花不同剂量验案选析

1. 旋覆花小剂量验案[6]

崔某，男性，29 岁。

临床表现：胸闷憋气伴头胀多年，自感重物压胸，气不续接，患者目环黑，时感肩酸背不舒，辗转，舌淡红苔薄白，脉弦涩。

中医诊断：胸痹；证属络脉瘀阻。

西医诊断：冠心病。

治法：辛润通络。

处方：旋覆花汤加减。

旋覆花 10g	茜草 10g	桃仁 10g	丹参 30g	橘叶 10g
橘络 6g	白蒺藜 15g	茺蔚子 30g	桑枝 30g	生麦芽 30g
土鳖虫 10g	砂仁 10g	甘草 6g		

日 1 剂，水煎分 2 次服，共 7 剂。

二诊：服药 7 剂后，胸前紧束感明显减轻。唯右侧肩背紧束，前方加姜黄 10g、淮小麦 30g、炙甘草 10g，继服 7 剂后前症悉减。

按：旋覆花小剂量 6～10g，可降气，消痰，行水。该病例属瘀阻胸络之证。肝主疏泄，调节情志，是气血调节之枢，"诸郁源乎肝"，患者心情抑郁日久，致气机升降失常，滞而不行，肝之经脉布于两胁，日久瘀血痰阻胸络，胸阳不展，气机不疏，故胸闷憋气，头胀痛，周身络脉瘀阻，故目环黑，肩背不适。旋覆花苦降辛开，善于降肺气而宽胸，故应用旋覆花 10g，主以旋覆花汤辛润通络。方中小剂量旋覆花降气，具开胃宽胸，理气止痛之功。

2. 旋覆花常规剂量验案[7]

侯某，男，82 岁。

临床表现：患者呃逆频作，昼夜不能歇止，曾接受甲氧氯普胺等多种西药治疗，症状未见缓解。诊时患者神清，但精神不振；呃逆昼夜不止 10 余日；胸闷，无胸痛；咳痰清稀，量多，纳少，夜寐差，二便尚可；舌暗，苔白滑，脉弦细少力。

中医诊断：呃逆；证属脾胃虚寒，痰饮中阻。

西医诊断：膈肌痉挛。

治法：降逆，化痰，益气和胃。

处方：旋覆代赭汤加减。

旋覆花 20g	代赭石 10g	党参 10g	炙甘草 10g	半夏 10g
生姜 10g	大枣 5 枚	神曲 10g	莱菔子 20g	丁香 6g
枳壳 10g	厚朴 10g	鸡内金 15g	砂仁 6g	

日 1 剂，水煎分 3 次服，共 3 剂。

二诊：3 剂后患者呃逆较前缓解，但仍间断发作，每次持续 3～4 小时或半日不等，咳嗽、呕吐如前，苔仍白滑。前方改半夏 30g、生姜 20g。药后患者症状尽去。随访 2 个月未见复发。

按：旋覆花常规剂量 15～20g，长于降气，善降胃气而止呕止噫。该病例属脾胃虚寒，痰饮中阻之呃逆证。呃逆临床多见，症见喉中呃呃有声，不能自止。症轻者多可短时自愈，而顽固者则久治不愈，无论中西医尚无特效疗法，而以旋覆代赭汤加减取效。该患者属于顽固性呃逆，因年高、重病久病致脾胃虚弱、痰浊内生，加之情志不遂、饮食不节或寒温失调而致寒、热、痰、饮蕴积中焦，胃失和降上逆动膈发为本病。治应以和胃降逆为基本原则。旋覆花味苦能泄降气逆，善降胃气而止呕止噫，故应用旋覆花 20g，治以旋覆代赭汤加减。

3. 旋覆花大剂量验案[8]

李某，女，33 岁。

临床表现：痛苦面容，以手按压肝区，不能直立及平卧。腹部触诊肝区有压痛，无反跳痛，有肌紧张。查血尿常规、肝胆右肾 B 超及 X 线腹平片均未见异常。喜温喜按，因冒雨着凉后疼痛加剧，自服止痛药无效。

中医诊断：肝着。

西医诊断：肠痉挛。

治法：行气活血，通阳散结。

处方：旋覆花汤加味。

| 旋覆花 30g | 茜草 10g | 川芎 15g | 香附 10g | 枳壳 15g |
| 白芍 20g | 甘草 10g | 葱白 2 根 | | |

日 1 剂，水煎分 3 次服，共 2 剂。

二诊：2 剂后疼痛减轻，右侧胁肋部有隐痛，继服 4 剂疼痛消失。

按：旋覆花大剂量 30g 以上，即体现出明显的通肝络而行气血之功，尤善治肝着。肝着是肝脏受邪而疏泄失职，其经脉气血瘀滞，着而不行所致。症见胸胁部痞闷不舒，甚或胀痛、刺痛。患者性格内向，肝气郁结，不得疏泄，气郁导致血滞，故胁肋疼痛。以手按揉可使气机舒展，气机通利则舒，故喜温按。旋覆花大剂量善通肝络而行气，故旋覆花汤加味方中应用旋覆花 30g 疏肝导气行血，又配茜草活血化瘀，助以葱白温通阳气而散结，配合川芎、香附、枳壳、白芍、甘草以增强行气疏肝、活血止痛之效，气行则血行，阳通瘀化则肝着可愈。

参 考 文 献

[1] 国家药典委员会. 中华人民共和国药典（2020 年版　一部）[S]. 北京：中国医药科技出版社，2020.

[2] 高家荣，吴健，韩燕全. 旋覆花水提物与醇提物的止咳化痰作用研究[J]. 安徽医药，2013，17（8）：1282-1283.

[3] Manez S，Recio M C，Gil I，et al. A glycosyl analogue of dia-cylglycerol and other antinflammatory constituents from Inula viscosa[J]. J Nat Prod，1999，62：601-604.

[4] 耿红梅，祁金龙. 欧亚旋覆花总黄酮对大鼠局灶性脑缺血-再灌注损伤保护作用的实验研究[J]. 时珍国医国药，2008，19（12）：3050.

[5] 万鲲，高申. 旋覆花提取物对人增生性瘢痕成纤维细胞抑制作用的研究[J]. 中国药物应用与监测，2007，4（6）：14.

[6] 唐阁，黄文政. 黄文政教授加减旋覆花汤治疗多病种验案举隅[J]. 中国中医急症，2013，22（4）：597-598.

[7] 牛子长，毛浩萍. 旋覆代赭汤加减辨治顽固性呃逆经验[J]. 上海中医药杂志，2018，52（9）：32-33.

[8] 高永坤，桑绍绪. 旋覆花汤加味治疗肝着验案 1 则[J]. 河北中医，2007（3）：205.

第十四章　平肝息风药

第一节　平抑肝阳药

牡　蛎

一、概述

本品为牡蛎科动物长牡蛎 *Ostrea gigas* Thunberg、大连湾牡蛎 *Ostrea talienwhanensis* Crosse 或近江牡蛎 *Ostrea rivularis* Gould 的贝壳。全年均可捕捞，去肉，洗净，晒干[1]。

【性味归经】　咸，微寒。归肝、胆、肾经。

【功能主治】　重镇安神，潜阳补阴，软坚散结。用于惊悸失眠，眩晕耳鸣，瘰疬痰核，癥瘕痞块。煅牡蛎收敛固涩，制酸止痛。用于自汗盗汗，遗精滑精，崩漏带下，胃痛吞酸。

【药典用量】　9～30g，先煎[1]。

【药理作用】

1. 保肝　研究以牡蛎为主要成分的牡蛎汤对实验性肝损伤的保护作用，结果表明，牡蛎汤 3 个剂量组均能显著降低 CCl_4 所引起急性肝损伤小鼠血清 ALT、AST 含量，减轻肝细胞损伤程度，对 CCl_4 引起的小鼠急性肝损伤有保护作用[2]。

2. 增强免疫力　采用血凝滴度测定牡蛎多糖抑制流感病毒在狗肾细胞（MDCK）中增殖的作用。结果显示，牡蛎多糖能显著降低和抑制狗肾细胞培养流感病毒的血凝滴度[3]。

3. 抗肿瘤　研究牡蛎提取成分牡蛎天然活性肽（BPO），对人胃癌 BGC-823 细胞凋亡的生物学效应及其对胃癌细胞的作用机制。结果显示，BPO 能有效抑制胃癌 BGC-823 细胞增殖活动，出现亚 G_1 期细胞，细胞进入凋亡现象。表明其具有显著的诱导凋亡作用[4]。

4. 延缓衰老　用牡蛎水提液灌胃观察对去卵巢大鼠脑衰老的影响。结果显示，牡蛎水提液能够延缓去卵巢大鼠脑衰老[5]。

5. 降血糖　探讨了牡蛎提取物对四氧嘧啶诱发的小鼠高血糖的作用。结果显示，牡蛎提取物对四氧嘧啶所致小鼠血糖升高有显著的降低作用。实验用牡蛎提取液给小鼠灌胃，连续 4 周，然后腹腔注射四氧嘧啶，发现牡蛎提取物可显著降低由四氧嘧啶所致的小鼠血糖升高的幅度（$P<0.01$），增加小鼠免疫器官的重量（$P<0.05$），而对正常小鼠血糖无明显影响。提示其有磺脲类和双胍类降糖药的降糖特性。能降低糖尿病小鼠血糖，而不影响正常小鼠的血糖[6]。

二、牡蛎量效临床参考

1. 小剂量　牡蛎入煎剂 6～15g，和解少阳，安神解郁。小剂量牡蛎能够疏肝利胆、化痰解郁、镇惊安神，多用于治疗郁证。6～10g 有摄汗作用，对鼻衄、月经过多者有止血作用，治疗高血压有潜阳之功；12～15g，对支气管哮喘有定喘作用。

2. 常规剂量　牡蛎入煎剂 15～20g，调和营卫，滋阴潜阳，收敛止汗。20g，安神效果显著，多用于治疗失眠及双手多汗。

3. 大剂量　牡蛎入煎剂 30g 以上，重镇安神、豁痰开窍，可用于治疗癫痫等。

三、牡蛎不同剂量验案选析

1. 牡蛎小剂量验案[7]

丁某，女，43 岁。

临床表现：情绪低落，意志力减退，入睡困难，晨起疲乏，需安眠药辅助睡眠，自觉咽中不适，暮轻晨重，二便尚调，舌暗红，苔白厚，脉弦细。

中医诊断：郁证；证属肝郁脾虚，痰瘀互阻。

西医诊断：抑郁症。

治法：疏肝解郁，镇惊安神。

处方：柴胡加龙骨牡蛎汤合酸枣仁汤加减。

柴胡 15g	生龙骨 15g	生牡蛎 15g	瓜蒌 15g	全当归 15g
生麦芽 15g	黄芩 10g	法半夏 10g	浙贝母 10g	牛蒡子 10g
桑白皮 10g	杏仁 10g	川芎 10g	玄参 10g	石菖蒲 10g
郁金 10g	枳壳 10g	桔梗 6g	炒山栀 6g	炒枣仁 30g

日 1 剂，水煎服，共 6 剂。

二诊：诉时觉头晕心慌，疲乏，咽干咽痒。在前方基础上去瓜蒌、浙贝母、桑白皮、杏仁、枳壳、石菖蒲、炒山栀、生麦芽，加葛根、柏子仁、赤白芍各 15g，制香附、远志各 10g，佛手、苍白术各 6g，夜交藤、炒薏苡仁各 30g。继服 6 剂。

三诊：睡眠有所好转，情绪较前畅快，精神状态尚好，偶咳。去玄参、桔梗、牛蒡子、葛根、川芎、柏子仁、炒枣仁、佛手、远志，加茯苓 15g、陈皮 6g、党参 15g、桑白皮 10g、杏仁 10g、炙甘草 6g、生麦芽 30g，继服 6 剂巩固病情。

按：牡蛎小剂量 6～15g，和解少阳，安神解郁。郁证之精神抑郁、疲乏无力，惊恐不安，晨重暮轻等诸证缘于少阳阳气被郁。若少阳之阳气郁，必会致晨起乏力，傍晚脏腑对阳气需求减少，至暮则减轻。郁证的治疗原则应为振奋少阳阳气，疏肝解郁，化痰活血，重镇安神。小剂量龙骨与牡蛎祛痰镇惊，重镇安神，益阴潜阳，配以柴胡、黄芩、郁金等药疏肝利胆、化痰解郁，使郁解痰化，诸症自除。

2. 牡蛎常规剂量验案[8]

董某，男，23 岁。

临床表现：双手汗多，甚则汗出如洗，手心甚于手背。半年前患肺结核，目前已进入硬结钙化恢复期，体质较弱，恶风。舌红，苔薄白，脉浮。

中医诊断：气虚，营卫不和。

西医诊断：多汗症。

治法：调和营卫，固表收敛止汗。

处方：桂枝汤加减。

桂枝 12g	白芍 9g	生姜 9g	大枣 5 枚	炙甘草 9g
煅龙骨 20g	煅牡蛎 20g	麻黄根 15g	生黄芪 15g	

日 1 剂，水煎分 2 次服，共 7 剂。

二诊：服药 7 剂后恶风多汗减半，效不更方，继服 14 剂汗出自敛而愈。

按：牡蛎常规剂量 15～20g，调和营卫，滋阴潜阳，收敛止汗。本案证属营卫失和，阴不内守，阳失外固。方中桂枝用量大于白芍，重在调和营卫，使营守内，卫固外，营卫各司其职；龙骨、牡蛎煅制以加强收敛止汗之效，而佐以生黄芪、麻黄根具有实卫气、固腠理，敛汗固表止汗之功。药证合拍，奏效迅速。

3. 牡蛎大剂量验案[9]

刘某，男，44 岁。

临床表现：患者面色黧黑晦暗，舌暗红，苔白厚，边齿痕，脉弦滑。患者 25 前无明显诱因出现忽然尖叫，倒地抽搐，神志丧失，口吐白沫等症状，持续数十秒至数分钟缓解。每年发作 10 余次，发作后精神疲乏，头晕、头痛，且在感冒后容易发作，长期服用卡马西平及苯巴比妥等西药，病情控制不佳。近来发作频繁。

中医诊断：痫证；证属痰瘀阻窍，风阳上扰。

西医诊断：癫痫。

治法：涤痰息风，化瘀通窍，镇惊安神。

处方：柴胡加龙骨牡蛎汤合平痫汤加减。

柴胡 15g	当归 15g	赤芍 15g	白芍 15g	茯苓 15g
白菊花 15g	白蒺藜 15g	丹参 15g	黄芩 10g	法半夏 10g
桂枝 10g	陈皮 10g	郁金 10g	石菖蒲 10g	胆南星 10g
蝉蜕 10g	僵蚕 10g	天麻 10g（先煎）	青礞石 10g（先煎）	
焦神曲 10g	淡竹茹 6g	炙甘草 6g	生龙骨 30g（先煎）	
生牡蛎 30g（先煎）	钩藤 20g（后下）			

日 1 剂，水煎分 2 次服，共 7 剂。

二诊：诉服 6 剂后大发作 1 次，发作后头晕头痛、记忆力减退、易感冒，去上方中青礞石、焦神曲、丹参，予益智仁 15g、生黄芪 30g，防风、川芎各 10g，继服 6 剂。

三诊：诉未再发作，头痛头晕较前减轻，再去前方石菖蒲、竹茹、益智仁、川芎，予天竺黄 6g、代赭石 20g、丹参 15g，继服 12 剂基本控制病情，后以本剂，缓图以治本。

按：牡蛎大剂量 30g 以上，重镇安神，豁痰开窍。癫痫是一种反复发作性神志异常的病证，临床以突然意识丧失甚至仆倒、不省人事、强直抽搐、口吐涎沫、两目上视或口中怪叫，移时苏醒，醒后一如常人为主要证候。发作前可伴眩晕、胸闷等先兆，发作后疲倦乏力，有反复发作，缠绵难愈的特点。癫痫的病因多为风、痰、瘀为患，治疗上应该重视对心、肝、脾的调理。对于本例患者，予以柴胡加龙骨牡蛎汤合其治疗癫痫经验方平痫汤加减（郁金、丹参、代赭石、天麻、僵蚕、石菖蒲）。方中柴胡、黄芩、桂枝以遂肝胆之性，清肝胆之火，调五脏之逆气；半夏清胆化痰，通营和卫；与柴胡、黄芩配伍辛开苦降以调全身气机；茯苓安心神利小便，健脾调中；大剂量生龙骨、生牡蛎重镇安神，豁痰开窍；天麻、僵蚕平肝潜阳息风，化痰定惊安神；炙甘草调和诸药。两方合用，共奏平肝调脾，涤痰息风，化瘀通窍，镇惊安神之功，故获良效。

参 考 文 献

[1] 国家药典委员会. 中华人民共和国药典（2020 年版　一部）[S]. 北京：中国医药科技出版社，2020.

[2] 徐强，桑希生，梁伟. 牡蛎汤对四氯化碳所致实验性肝损伤的影响[J]. 中医药信息，2007，24（2）：57.

[3] 李江滨，侯敢，赖银璇. 牡蛎多糖抑制流感病毒增殖的实验研究[J]. 时珍国医国药，2009，20（6）：1346.

[4] 李鹏，李琪福，石松林. 牡蛎天然活性肽对人胃腺癌 BGC-823 细胞周期与基因表达的调控[J]. 中国海洋药物杂志，2007，26（6）：3.

[5] 张婉虹，谢华. 牡蛎肉水提液延缓去卵巢大鼠脑衰老的作用[J]. 中国老年学杂志，2007，27（7）：1240.

[6] 王世华，于红霞，王淑娥. 牡蛎提取物对高血糖小鼠保护作用[J]. 中国公共卫生，2006，22（1）：80.

[7] 王东坡. 桂枝龙骨牡蛎汤验案三则[J]. 甘肃中医，1995（3）：24.

[8] 陈康新. 桂枝加龙骨牡蛎汤验案 4 则[J]. 江苏中医药，2002（12）：36.

[9] 王柏清，王秀妮. 张士卿应用柴胡加龙骨牡蛎汤验案举隅[J]. 湖南中医杂志，2016，32（2）：122.

第二节　息风止痉药

羚 羊 角

一、概述

本品为牛科动物赛加羚羊 *Saiga tatarica* Linnaeus 的角。猎取后锯取其角，晒干[1]。

【**性味归经**】　咸，寒。归肝、心经。

【**功能主治**】　平肝息风，清肝明目，散血解毒。用于肝风内动，惊痫抽搐，妊娠子痫，高热痉厥，癫痫发狂，头痛眩晕，目赤翳障，温毒发斑，痈肿疮毒。

【**药典用量**】　1～3g，宜另煎 2 小时以上；磨汁或研粉服，每次 0.3～0.6g[1]。

【**药理作用**】

1. 抗惊厥、癫痫　实验动物研究将 30 只震颤大鼠随机分成 5 组，每组 6 只，各为低、中、高浓度复方中药组以及西药组、蒸馏水组，对癫痫小发作的持续时间进行研究，结果发现高剂量复方中药对震颤大鼠每次抑制作用都明显高于其他组[2]。而羚羊角颗粒与地西泮片联用，不但增强镇静抗惊厥的作用，且还发挥其解热、抗病毒等作用，在治疗患者病因的基础上改善患者机体的免疫力，提高自身应激反应水平保护机体[3]。

2. 解热　现代动物实验也证明，羚羊角具有显著解热功用，临床用羚羊角制成注射液，其可降低发热家兔体温，且解热作用与安乃近相似。对伤寒、副伤寒甲乙菌苗致热家兔，也可使其体温降低。对 2,4-二硝基苯酚引起的大鼠发热，有明显的降低体温作用，作用时间可达 4 小时以上[4-5]。

3. 抑菌、抗病毒　对 60 例呼吸道感染患者给予羚羊清肺丸，以及在常规抗感染的基础上进行治疗观察，发现其疗效显著[6]。经临床试验观察发现，羚羊角粉也对上呼吸道感染伴高热具有较好疗效[7-8]。用复方羚羊角注射液进行体外抗病毒活性检测、抑菌试验以及免疫试验，发现其具有抗病毒、抑菌及促免疫功能[9]。

4. 镇痛　用热板法及乙酸法对五种羚羊角类进行筛选，其中乙酸法扭体反应次数受温度、饲养条件、停食等多方因素干扰，有一定缺点，但简单而易行，通过 Blumberg 法与统计学处理二次结果基本吻合，即五种角类均具有镇痛作用[10]。

二、羚羊角量效临床参考

1. 小剂量　羚羊角入煎剂 1g，清热凉血，活血解毒，解气血之热，祛风止痒，软坚散结。

2. 常规剂量　羚羊角入煎剂 2～3g，治疗肝风内动（血虚生风、阴虚生风、热极生风等证型），肝肾阴虚，筋脉失于濡养，虚阳上扰化风，主肝风内动惊痫抽搐，筋脉拘挛，有平肝息风之效。

3. 大剂量　羚羊角入煎剂 3～5g，有柔肝养阴，清泻肝火，清热凉血之效，常用于治疗肝郁化火上炎所致耳鸣耳聋。

三、羚羊角不同剂量验案

1. 羚羊角小剂量验案[11]

平某，女，10 岁。

临床表现：全身瘙痒，散见丘疹，色红、覆盖皮屑且渐渐增多，全身满布，头部甚多，银屑如雪花，痒甚，不停搔抓，舌红，脉滑数，按之无力。

中医诊断：白疕。

西医诊断：银屑病。

治法：凉血息风。

处方：犀角地黄汤加减。

牡丹皮 10g	生地黄 10g	蛇床子 10g	白鲜皮 10g	僵蚕 10g
黄芪 10g	赤芍 10g	地肤子 10g	白蒺藜 10g	玳瑁 20g（先煎）
紫草 30g	槐花 30g	蜂房 8g	蝉蜕 6g	蛇蜕 6g

日 1 剂，水煎分 3 次服，共 14 剂。

二诊：14 剂后皮屑及疹色均减，未见新发。效不更方，加重凉血药。

处方：羚羊角（先煎）1g，水牛角、紫草、槐花、白茅根各 30g，玳瑁（先煎）、土茯苓等各 20g，蜂房、白鲜皮、牡丹皮、赤芍、生地黄、地榆各 12g，地肤子、连翘各 6g，竹叶 6g，水煎服，日 1 剂。7 剂后皮疹开始消退，疹色变淡，疹面平坦，继服，共服药 40 余剂而愈。

按：羚羊角小剂量 1g，清热凉血，活血解毒，解气血之热，祛风止痒，软坚散结。治疗皮肤疾病多从血分入手，以舌质红而脉沉滑数为辨证要点，皮肤病多由于饮食、情志、外感等因素致热蕴血分，或兼风、兼湿发于皮表为患。故治疗以凉血为主，佐以解毒、祛风活血、滋阴、息风等法，使血分之热透达于外，症溃而病解。其用药特点如下：①以犀角地黄汤为凉血代表方剂，使用小剂量羚羊角和大剂量水牛角代犀角，咸寒入血分以凉血解毒，解气血之热毒。②以紫草、槐花、生地黄配伍蒲公英、紫花地丁、金银花、连翘等清解气血之热，凉而不燥，寒而不遏。除热毒重者，一般不用黄芩、黄连、黄柏苦寒之品。每必用紫草。③凉血药配伍僵蚕、蝉蜕、蜂房等，一则祛风止痒，二则风药可畅达气机，助血分郁热得散。其中蜂房擅治皮肤病。④凉血药配伍清热除湿药。如地肤子、白鲜皮、蛇床子、土茯苓等，针对皮肤疾病多有湿遏热伏之病机。⑤凉血药配伍软坚散结药，可迅速消散皮肤表面的肿块结节，使之内溃外散。

2. 羚羊角常规剂量验案[12]

患者，男，51岁。

临床表现：左侧上、下肢不自主向外侧呈舞蹈样甩动，发作不规则，从一天数次到十几次、几十次，约经1周后，逐渐发展至持续性，有时也有短暂间歇，睡眠时停止，但有时夜间也突然发作。尚伴有头昏并时时隐痛，目眩畏光，听力减退，口干咽燥，夜晚更甚，腰酸脚软，心烦意乱，睡眠易，食欲尚可，大便干结，小便黄少。脉弦细略数，舌质暗红前半无苔，舌根有薄黄苔。

中医诊断：中风；证属肝肾阴虚，虚风内动。

西医诊断：中风前兆。

治法：养阴息风。

处方：鳖甲复脉汤加减。

羚羊角粉3g（冲服）	白芍12g	麦冬12g	制首乌12g
麻仁12g	黄明胶12g	生地黄15g	钩藤15g（后下）
生牡蛎30g（先煎）	炙鳖甲30g（先煎）	全蝎6g	炙甘草6g

日1剂，水煎分3次服，共4剂。

二诊：服药4剂后略见效果，发作间隔时间延长，持续时间缩短。又照上方将羚羊角粉改为2g，续服5剂，症情显著好转。后隔1年零7个月，至1973年6月28日，患者因患咳嗽前来诊治，见其手足已不再颤动，完全恢复正常。询之，据述继服最后一方共30余剂而痊愈。又述其子曾从外地寄来羚羊角片，患者常自加在药中同煎，并将煎过的羚羊角片从药渣中挑出，焙干研粉，分次吞服。随访至1977年2月仍未复发。

按： 羚羊角常规剂量2～3g，有平肝息风之效。"肝风内动"一证，临床常见有血虚生风、阴虚生风、热极生风等证型。本案即属肝肾阴虚，筋脉失于濡养，虚阳上扰化风所致，因此治疗必须养阴息风法乃奏效。本例使用羚羊角平肝息风，滋阴泻热，并配以鳖甲复脉汤滋阴潜阳，以制阴虚动风。整个疗程羚羊角用药总量较大且患者把煎过的羚羊角片从药渣中挑出焙干研粉吞服，充分利用罕贵药之效用，这种服药方法颇值得我们效法。

3. 羚羊角大剂量验案[13]

刘某，男，72岁。

临床表现：面部、唇舌红赤，苔黄厚腻，口苦口臭，头晕头痛头重，两耳胀痛，耳鸣声大，持续不断，面对面说话大声才能听到，胸闷热，胁痛，痰多色黄，胃纳差，大便4天未排，小便短赤，脉弦。血压155/90mmHg，体温37.8℃。

中医诊断：耳鸣；证属肝郁化火，肝阳上亢。

西医诊断：耳鸣。

治法：泻火解郁。

处方：龙胆泻肝汤加减。

龙胆草 10g	夏枯草 15g	黄芩 10g	栀子 10g	生地黄 12g
玄参 12g	胡黄连 10g	麦冬 12g	羚羊角 5g（另炖）	
泽泻 15g	葛根 20g	胆星 8g	大黄 12g（首剂后下，2、3 剂同煎）	

日 1 剂，水煎分 3 次服，共 3 剂。

二诊：诉自觉好转，头晕重不痛，耳胀痛、耳鸣减轻，胸胁闷痛大减，大便已通。上方去大黄，再服 4 剂。

三诊：可见面部、唇舌红赤已退，头无晕重，耳胀痛、耳鸣消失，胃纳增，胸胁闷热痛消失，二便正常，苔薄黄，血压正常。

处方：水牛角 50g，生地黄 12g，玄参 12g，麦冬 12g，白芍 12g，黄芩 10g，4 剂。

四诊：自觉身体基本康复。上方再服 3 剂。1 周后来电报告身体正常。

按：羚羊角大剂量 3～5g，有柔肝养阴，清泻肝火，清热凉血之效。本例为肝郁化火上炎所致。头为精明之府，肝火上炎则头痛欲裂，耳胀痛耳鸣。用龙胆泻肝汤合一贯煎泻火滋阴，并使用大剂量羚羊角清泻肝火，清热凉血。耳鸣消失后以柔肝养阴善后。

参 考 文 献

[1] 国家药典委员会. 中华人民共和国药典（2020 年版　一部）[S]. 北京：中国医药科技出版社，2020.

[2] 李景，蔡际群. 自拟羚羊角方对震颤大鼠癫痫小发作作用的实验研究[J]. 世界中西医结合杂志，2007，2（4）：203-204.

[3] 陈开娟，董雪芬. 羚羊清肺丸联用头孢呋辛治疗呼吸道感染的疗效观察[J]. 海峡药学，2013，25（2）：168-169.

[4] 马志义. 羚羊角的解热作用[J]. 中成药研究，1982（12）：25.

[5] 周永霞，陈可静. 羚角钩藤汤控制小儿高热惊厥发作临床研究[J]. 中国中医急症，2004，13（7）：434-435.

[6] 冯坚，张英，周德生，等. 地西泮片联合羚羊角颗粒治疗小儿肺炎惊厥的疗效观察[J]. 药学与临床研究，2015，23（4）：391-392.

[7] 刘玉书，张志民. 黄羊角、鹅喉羚羊角退热作用的疗效观察[J]. 内蒙古中医药，1991（1）：4-7.

[8] 李战，倪菊秀. 羚羊角粉对小儿上呼吸道感染伴发热退热作用的临床研究[J]. 中医儿科杂志，2011，7（5）：12-13.

[9] 张保国. 羚羊角化学成分和药理研究进展[J]. 中华临床医学，2003，4（20）：109-110.

[10] 李凡，袁子琪. 黄羊角、山羊角、绵羊角、鹅喉羚羊角与羚羊角的镇痛及对平滑肌药理作用的比较[J]. 天津中医，1988（5）：34-36.

[11] 冯瑞雪，张再康. 田淑霄教授治疗皮肤病验案 6 则[J]. 新中医，2002（12）：57-58.

[12] 陈大舜. 肝风（多动症）验案[J]. 新医药学杂志，1978（10）：17.

[13] 卢灿辉. 卢永兵清泻肝火、益气通络治耳鸣验案[N]. 中国中医药报，2017-09-08（005）.

第十五章 补 虚 药

第一节 补 气 药

人 参

一、概述

本品为五加科植物人参 *Panax ginseng* C. A. Mey.的干燥根和根茎。多于秋季采挖，洗净经晒干或烘干。栽培的俗称"园参"；播种在山林野生状态下自然生长的称"林下山参"，习称"籽海"[1]。

【性味归经】 甘、微苦，微温。归脾、肺、心、肾经。

【功能主治】 大补元气，复脉固脱，补脾益肺，生津养血，安神益智。用于体虚欲脱，肢冷脉微，脾虚食少，肺虚喘咳，津伤口渴，内热消渴，气血亏虚，久病虚羸，惊悸失眠，阳痿宫冷。

【药典用量】 3～9g，另煎兑服；也可研粉吞服，一次2g，一日2次[1]。

【药理作用】

1. 保护心肌 研究表明，人参能增强心肌收缩力，减慢心率，增加心排血量与冠脉血流量，可抗心肌缺血与心律失常；小剂量兴奋心脏，大剂量则有抑制作用；对血压有先微升后降的双向作用。其主要的有效成分是人参皂苷类[2]。

2. 抗休克 人参皂苷抗休克的研究中，对人参二醇组皂苷的研究较多。研究证实其对失血性休克犬具有保护作用，改善血流动力学状态，提高血氧含量，改善组织缺血缺氧及微循环障碍[3]。

3. 抗衰老 人参多糖具有提高 SOD 等抗氧化酶活性和总抗氧化的能力，其中酸性多糖作用明显[4]。人参皂苷可显著降低 *D*-半乳糖衰老模型小鼠机体代谢过程中不饱和脂质过氧化的最终产物 MDA 的含量，MDA 可与蛋白质等连结形成难溶物质导致细胞凋亡[5]。

4. 抗肿瘤 实验证实人参皂苷 Rg_3 能诱导 B16F10 黑素瘤细胞凋亡且刺激淋巴细胞产生多种细胞因子从而抑制肝癌细胞生长和转移[6]。人参皂苷的糖分子数目会影响抗肿瘤的效果，即糖分子越少的抗肿瘤活性可能越好，反之则越差[7]。机制研究发现，人参对结肠癌、乳腺癌的抑制功效极有可能与维生素 D 的调节相关[8]。

5. 抗骨性关节炎 研究发现用人参多糖注射木瓜蛋白酶造模的大鼠模型关节腔可减轻关节软骨的退变，降低血清、滑膜的 MDA 水平，增加 SOD 活性，增加软骨中糖胺多糖含量，提示人参多糖能显著发挥抗骨关节炎作用[9]。人参皂苷 Rb_1 可显著提高成骨细胞的成活率和碱性磷酸酶（ALP）活性，加强骨生成，防治骨质疏松[10]。

6. 抗动脉粥样硬化 血管紧张素Ⅱ（AngⅡ）是促心肌细胞肥大效应中最重要的因子，可用于诱导建立心肌肥大乳鼠模型。实验发现人参皂苷 Rb_1 可显著抑制模型心肌肥大，其机制可能与提高 NOS 活性，促进心肌细胞内 NO 的合成、分泌有关[11]。

二、人参量效临床参考

1. 小剂量 人参入煎剂 1.5～15g，功在健脾益气。如补中益气汤，其中人参 6g 健脾益气养血。凡饮食减少，体倦肢软，少气懒言，面色㿠白，大便稀溏，脉大而虚软等脾胃气虚之病症，予健脾益气药配以少量人参，佐其助气之功，达其建中之效。

2. 常规剂量 人参入煎剂 15～30g，长于养血安神。如人参养荣汤中人参用量为 30g，以健脾益气，养心安神为要，入人参养荣汤用至常规剂量，故此功效恰如其分。凡出现倦怠无力，食少无味，惊悸健忘，夜寐不安，虚热自汗，咽干唇燥，形体消瘦，皮肤干枯，咳嗽气短，动则喘甚；或疮疡溃后气血不足，寒热不退，疮口久不收敛的症状，多为心脾肺气血弱所致，予益气补血，养心安神药配以常规剂量人参，养血安神。

3. 大剂量 人参入煎剂 30g 以上，即可发挥大补元气、固脱生津的作用。如独参汤（《十药神书》中人参用量为 30g），以大补元气，扶危救脱。凡出现面色苍白，肢冷汗多，呼吸微弱，脉微欲绝等症，为元气大亏，阳气暴脱所致，予独参汤大补元气，回阳固脱。

三、人参不同剂量验案选析

1. 人参小剂量验案[12]

唐某，女，71 岁。

临床表现：患者反复出现咳嗽，气憋气喘，端坐呼吸，呼吸困难，稍活动则喘甚，零星咳嗽，少许白黏痰，无口干口苦口黏，精神差，疲倦乏力，声低气怯，食纳一般，夜寐一般，全身浮肿，皮肤光亮，按之不起，纳差，小腹胀满疼痛，每次排小便量极其少，苔薄滑，舌为淡嫩，脉沉细。测试血红蛋白为 82g/L，血浆白蛋白 26g/L，肌酐 234μmol/L，贫血，肾脏严重损伤，血象提示感染。

中医诊断：悬饮；证属阳虚水停。

西医诊断：慢性肺源性心脏病合并心力衰竭。

治法：健脾理气，通阳利水。

处方：参苓白术散加减。

生黄芪 30g	人参 10g	茯苓 30g	砂仁 6g	薏苡仁 30g
干陈皮 10g	大腹皮 10g	生姜皮 10g	炙甘草 10g	桂枝 5g

日 1 剂，水煎分 3 次服，共 5 剂。

二诊：5 剂后，患者水肿消退，食欲增加，呼吸气短、腹部胀痛、咳嗽等症状均减轻，重要的是心功能基本平复。再次检查肾功能时已恢复正常，测试血浆白蛋白约为 30g/L，贫血纠正不明显。结合舌质淡，舌苔薄白，"脾为气血生化之源"，治疗以健脾养脾为主，用参苓白术散加减：取人参 10g，茯苓 30g，生黄芪 30g，砂仁 6g，薏苡仁 30g，配干陈皮、大腹皮、生姜皮、款冬花、炙甘草和紫菀各 10g。用此配方连续服用 10 剂。以达健脾祛湿之效，配伍紫菀、款冬花化痰止咳。

按： 人参小剂量 1.5～15g，功在健脾通阳。中医治病求本，首先我们要认清病机，全身出现浮肿，四肢身体有水肿，并且出现了皮肤发亮情况，用手按压下去呈现凹陷不起的状态，甚至纳差，小腹伴有胀痛满感，每次排小便量极其少，苔薄滑，舌淡嫩，脉沉细。水湿内停，闭遏肺气，肺气不得宣畅，故气憋气喘；脾虚导致聚水从而生痰，"脾为生痰之源，肺为贮痰之器"，故咳嗽伴有咳痰，"脾气一虚，肺气先绝"，则见气短，声音低弱。故健脾气为先，方中以大剂量黄芪配以人参、茯苓补益脾气；加砂仁、陈皮理气祛壅，并加用生姜皮、大腹皮利水消肿；用桂枝来通阳化气，水属于阴邪之体，在体内得到合适的温度就会化解。服药 5 剂后，心衰症状消除，临床表现以脾虚为主要表现，故应特别的注意调养脾胃。国医大师邓铁涛曾经讲过：心衰病的病发直接影响到五脏，脾胃失调是主要原因。脾失健运，水饮停聚，凌心甚至阻肺，直接损耗心肺。

2. 人参常规剂量验案[13]

王某，女，29 岁。

临床表现：患者心慌，胸闷，气短，乏力，头晕，自汗，面色白，唇舌色淡，失眠多梦，大便干，舌质淡，苔薄白，脉细弱。心率 96 次/分，律齐。心电图：心肌缺血，窦性心动过速。

中医诊断：心悸；证属气血两虚、心失所养。

西医诊断：心律失常。

治法：益气养血，养心安神。

处方：人参养荣汤加味。

人参 20g	黄芪 40g	白术 15g	茯苓 15g	当归 20g
熟地黄 20g	远志 15g	陈皮 9g	五味子 9g	龙骨 30g
牡蛎 30g	桂心 3g	酸枣仁 15g	柏子仁 12g	川芎 15g
白芍 15g	甘草 6g			

水煎，日 1 剂，分早晚温服，共 7 剂。

二诊：服上方 7 剂后，诸症缓解，继用本方 2 月余，临床痊愈。

按： 人参常规剂量 15～30g，长于养血安神。本病例属中医学"心悸"范畴。"气为血之帅，血为气之母"，血虚气弱，气随血耗，气血两虚，病久易致贫血。血虚心失于濡养，故心慌、胸闷；血虚血不养心，心不藏神，故失眠多梦；血虚不能上荣于头、面，故头晕、面色白、唇舌色淡；气虚故乏力、脉细弱，气虚不能顾卫肌表，故自汗。用人参养荣汤加味治疗，方中使用人参，取其健脾益气，养心安神之意，更配伍黄芪、白术、茯苓、甘草、陈皮等健脾益气之品，血不足而补其气，此为阳生则阴长之意；当归、白芍、熟地黄为养血滋阴之品，"夺汗者无血，夺血者无汗"，此举取"津血同源"之意；柏子仁、酸枣仁养心安神益智；龙骨、牡蛎重镇安神；人参、黄芪、五味子补肺，陈皮、茯苓、白术健脾；当归、白芍养肝；远志通肾气上达于心；桂心导诸药入营生血。诸药合用，五脏交养互益，故能统治诸病。

3. 人参大剂量验案[14]

李某，女，31 岁。

临床表现：患者产后，突发血崩，大下不止，须臾倾盆，两唇灰白，神情恍惚，呼吸低微，冷汗淋漓，四肢厥冷，脉微细欲绝。

中医诊断：暴崩；证属气随血散，血随气脱之危候。

西医诊断：产后出血。

治法：回阳救脱，固崩止血。

处方：炙黄芪 150g　人参 30g　五味子 5g　芥炭 15g　　阿胶 15g　　炙草 15g
　　　　　　　　　　　　　　　　　　　　　急煎取汁，频频饮服。

1 剂药后，翌晨病势转安，血渐止，手足转温，唯头晕，口干喜饮，此乃阳回气升，阴津未复之象。宗原方加天冬 20g，继 2 剂，以资巩固。3 日后复诊已转危为安，后又拟四物、归脾之类调治月余，病获痊。3 个月后随访健如常人。

按： 人参大剂量 30g 以上，即可发挥大补元气、固脱生津的作用。本例为产后瘀血停滞，瘀阻冲任，新血不得归经而致暴崩。病人下血过多，阴随血脱，故须急救固脱。治疗崩漏，虽有塞流、澄源、复旧之法，但临证时，应本着轻重缓急，"急则治其标，缓则治其本"之原则，不可固执一端。对暴崩而致的阳脱危候，一般多用独参汤和参附汤救之，待阳复后再塞其流。以益气回阳，塞流止血同时并举，为加速益气回阳之效，大量用参同时，又用黄芪达 150g 之多，人参补气作用较强，且能生津、安神，黄芪的补气作用虽不及人参，但益气升阳为其特长，一者大量并用，作用倍于独参汤。"有形之血不能速生，无形之气方可竣补"。

参 考 文 献

[1] 国家药典委员会. 中华人民共和国药典（2020 年版 一部）[S]. 北京：中国医药科技出版社，2020.

[2] 于晨. 人参皂苷对心血管系统药理作用的研究[J]. 天津药学，2010，22（4）：45-47.

[3] 夏映红，刘洁，张大威，等. 人参二醇组皂苷对失血性休克犬心肌收缩功能和血氧饱和度的影响[J]. 中国老年学杂志，2010，30（16）：2315-2317.

[4] 王晓慧. 人参多糖联合植物乳杆菌抗氧化及免疫调节活性研究[D]. 吉林：吉林农业大学，2015.

[5] 王红丽，吴铁，吴志华，等. 人参皂甙抗皮肤衰老作用实验研究[J]. 广东药学院学报，2003，19（1）：25-27.

[6] 华海清，沈小昆，秦叔逵，等. 人参皂苷 Rg₃ 对裸鼠肝移植瘤的作用研究[J]. 临床肿瘤学杂志，2007，12（12）：897-901.

[7] Quan K, Liu Q, Wan J Y, et al. Rapid preparation of rare ginsenosides by acid transformation and their structure-activity relationship against cancer cells[J]. Scientific Reports, 2015, 5（1）: 8598.

[8] 管连城，李文，陈伟，等. 人参与维生素 D 轴的潜在相关性研究[J]. 中华中医药学刊，2017，35（8）：2078-2080.

[9] 谭杨，李景，汪晖，等. 人参多糖抗大鼠骨关节炎及其机制研究[J]. 中药药理与临床，2013，29（3）：91-93.

[10] 王俊俊，江洋珍，梁继超，等. 人参皂苷 Rb₁ 对大鼠成骨细胞增殖、分化及 OPG/RANKL mRNA 表达的影响[J]. 中华中医药杂志，2010，25（6）：939-942.

[11] 孔宏亮，李占全，袁龙. 一氧化氮合酶/一氧化氮介导人参皂苷 Rb₁ 对心肌细胞肥大的抑制效应[J]. 广东医学，2012，33（2）：167-169.

[12] 聂建华，欧阳文娟，阮时宝，等. 土人参根健脾益气功效及其作用机制的实验研究[J]. 中国中医药科技，2009，16（3）：200-201.

[13] 李毅然，徐驷. 心衰验案 2 则浅析[J]. 世界最新医学信息文摘，2018，18（88）：243-244.

[14] 路兰静. 路万元治疗崩漏验案三则[J]. 辽宁中医杂志，1988，（3）：19-20.

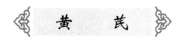

黄 芪

一、概述

本品为豆科植物蒙古黄芪 *Astragalus membranaceus*（Fisch.）Bge.var.*mongholicus*（Bge.）

Hsiao 或膜荚黄芪 *Astragalus membranaceus*（Fisch.）Bge.的干燥根。春、秋二季采挖，除去须根和根头，晒干[1]。

【性味归经】　甘，温。归肺、脾经。

【功能主治】　益气补中。用于气虚乏力，食少便溏。

【药典用量】　9～30g[1]。

【药理作用】

1. 调节机体免疫系统　研究[2]发现黄芪能促进机体生成特异性抗体，增强机体的体液免疫功能，还能增强巨噬细胞及中性粒细胞等免疫细胞对抗原的吞噬、杀伤作用，提高细胞免疫功能。

2. 抗菌和抗病毒　西药药理研究[3]发现黄芪能降低炎症递质水平，促进自身诱导干扰素的合成和分泌，从而发挥抗菌和抗病毒作用。

3. 调节血压、改善心功能　黄芪能扩张周围阻力血管和冠状动脉，降低肺动脉高压，起到降低血压的作用，而其双向调节也可表现在其具有升压作用。黄芪中的皂苷等有效成分具有显著的正性肌力作用，能增加心肌收缩振幅及输出量，提高心肌耗氧量和抗氧化能力，从而起到保护受损心肌，改善心功能的功效[4]。

4. 抗肿瘤　黄芪抗肿瘤功效主要在于其能增强机体的细胞免疫和体液免疫功能，加强对肿瘤细胞的杀伤和抑制作用，促进肿瘤细胞的凋亡[5]。

5. 调节血糖　黄芪中的黄芪多糖，一方面能提高糖原合成所需的酶活性，还能促进胰岛素信号蛋白的合成和分泌，从而调节糖代谢紊乱状态，起到降低血糖的作用[6]。

6. 抗衰老　黄芪的抗氧化作用显著，能抑制机体自由基生成，并加速清除机体内过剩自由基，减少自由基过度氧化对细胞的损伤，保护线粒体的功能。另外黄芪中的黄酮、异黄酮等成分能增强 SOD 的活性，抑制脂质过氧化对细胞膜的损伤，进而延长细胞寿命，延缓衰老[7]。

二、黄芪量效临床参考

1. 小剂量　黄芪入煎剂 6～18g，可协助补气、助气行血、托里排毒，也可升高血压。倦怠乏力，呼吸气短，脘腹虚胀，少食便稀的肺、脾气虚者，小剂量的炙黄芪协助补气药增加疗效，如在四君子汤中加入小剂量黄芪。气与血关系密切，"气为血之帅，血为气之母"，"气行乃血行"，因此治血虚时加入少量黄芪，可起到补血、助气行血之效，如四物汤中加入小剂量黄芪以补血行血。

2. 常规剂量　黄芪入煎剂 20～50g，升阳养血，固表止汗，利水消肿。黄芪味甘性温，为补中益气要药，能升阳举陷，治疗脾虚中气下陷之久泻脱肛、内脏下垂，气虚水肿，补气摄血生津，益卫固表，托毒生肌，取常规剂量加以应用。如防己茯苓汤（《金匮要略》）为四肢浮肿代表方剂，其中黄芪用量为三两（约41.4g），以补脾益气，利水消肿；当归补血汤（《兰室秘藏》），其中黄芪用量为一两（约41.4g），补气生血。

3. 大剂量　黄芪入煎剂 50～150g，长于益气通痹，亦可降压。痹证、中风后遗症等气虚而致血滞，筋脉失养，症见肌肤麻木或半身不遂者，取大剂量加以应用。如补阳还五汤（《医林改错》）补气、活血、通络，方中黄芪四两（约150g）补益元气，气旺则血行，瘀去络通；治风寒湿痹，常配伍川乌、独活、川芎等；治气虚血滞的胸痹心痛，常配伍丹参、红花、三七等。

三、黄芪不同剂量验案选析

1. 黄芪小剂量验案[8]

徐某，男，45 岁。

临床表现：上腹部痞满不适，舌质淡胖，苔白腐腻，牙龈发紫，脉沉细。胃镜检查示：慢性浅表性胃炎。

中医诊断：胃痞病；证属脾胃气虚，湿阻中焦。

西医诊断：慢性浅表性胃炎。

治法：益气健脾，化湿消痞。

处方：六君子汤加味。

人参 10g	黄芪 15g	麸炒白术 15g	茯苓 10g	陈皮 10g
生姜 6g	大枣 6 枚	炒山楂 15g	砂仁 8g（后下）	清半夏 10g
木香 8g	代代花 10g	厚朴花 10g	荜茇 8g	生甘草 10g

日 1 剂，水煎服，共 7 剂。

二诊：症状明显好转，上方再服 7 剂而愈。

按：黄芪小剂量 6～18g，可协助补气、助气行血、托里排毒，也可升高血压。胃痞即"心下痞满"，主要表现为胃脘部痞塞感、满闷不舒，脾胃虚弱，升降失和是本病的主要病机。"脾宜升则健，胃宜降则和"，若脾胃气机升降失序，中焦痞塞不畅而发为胃痞，故健脾助运为基本治法，投以香砂六君子汤加味治之。方中黄芪味甘、性微温，补中益气协助补气药增加疗效；甘草补中益气和胃、缓急止痛；半夏降逆止呕；人参大补元气，复脉固脱，补脾益肺；麸炒白术健脾益气，燥湿利水；大枣补脾和胃，益气生津；陈皮健脾和胃，行气宽中，降逆化痰；生姜解表散寒，温中止呕；茯苓渗湿利水、健脾和胃；代代花、厚朴花均有升发之性，善于芳香化浊，醒脾和胃；荜茇可温中散寒，破滞气，开郁结；炒山楂能化食积，行结气，健胃宽膈。合用有益气健脾，燥湿化痰功效，寓补于消，增强脾胃功能，顺畅气机，畅通瘀血。

2. 黄芪常规剂量验案[9]

郑某，男，77 岁。

临床表现：患者持续低热，嗜睡，精神萎，肌热面红，烦渴欲饮，饮水呛咳，吞咽困难，营养差，纳差，四肢肌肉萎缩，昼夜睡眠节律颠倒，大便干结难解，舌质淡，苔白腻，脉洪大而虚，重按无力。

中医诊断：血虚发热；证属气血亏虚。

西医诊断：脑梗死。

治法：补气生血，甘温除热。

处方：当归补血汤合四物汤加减。

黄芪 40g	当归 8g	熟地黄 15g	白芍 15g	川芎 10g

　　　鸡血藤 20g　　　陈皮 10g　　　甘草 6g

　　　　　　　　　　　　　　　　　　　　　　　日 1 剂，水煎服，共 7 剂。

　　二诊患者低热退，体温恢复正常。后继续服用当归补血汤合四物汤 10 剂以巩固疗效。

　　按：黄芪常规剂量 20～50g，长于升阳养血，固表止汗，利水消肿。用当归补血汤合四物汤加减治愈该患者持续低热，正是李东垣"甘温除热"治法在临床中的具体应用。明代吴昆《医方考》曰："血实则身凉，血虚则身热。……《内经》所谓脉虚血虚是也。当归味厚，为阴中之阴，故能养血；而黄芪则味甘补气则也，今黄芪多于当归数倍，而曰补血汤者，有形之血不能自生，生于无形之气故也。"当归补血汤由黄芪、当归两药按 5∶1 组成，是经典的气血双补名方，主治劳倦内伤、气弱血虚、浮阳外越以及妇人经行、产后血虚发热头痛，以及疮疡溃后久不愈合等症。用于"治肌热、燥热，困渴引饮，目赤面红，昼夜不息。其脉洪大而虚，重按全无"（《内外伤辨惑论》）。此类虚热证，治宜补气生血，使气旺血生，虚热自止。"气能生血""气为血之帅"，由于有形之血生于无形之气，故方中重用黄芪大补脾肺之气，以资气血生化之源，配伍当归养血和营，并配合四物汤之熟地黄滋阴养血；白芍养血柔肝和营；川芎为血中之气药，活血行气，调畅气血；鸡血藤补血活血；陈皮理气和胃，使诸药补而不滞；甘草调和诸药。如此则阳生阴长，气旺血生，诸症自除。

　　3. 黄芪大剂量验案[10]

　　陈某，男，40 岁。

　　临床表现：头部疼痛剧烈，视物昏花，言语不清，左侧上下肢不能活动，皮肤温度较右侧低，知痛觉存在，但反应减弱，面色晦暗，右侧头顶部有 6cm×8cm×2cm 的凹陷。舌尖边有瘀斑，苔白滑，脉细涩。

　　中医诊断：偏瘫；证属气血亏虚，气滞血瘀。

　　西医诊断：右侧颅骨凹陷粉碎性骨折并左上下肢偏瘫，肌力为Ⅰ级。

　　治法：益气活血，通络利水。

　　处方：加味补阳还五汤。

　　　黄芪 90g　　当归 10g　　赤芍 10g　　地龙 10g　　　桃仁 10g
　　　红花 10g　　川芎 10g　　丹参 15g　　水蛭 3g（冲服）　甘草 6g

　　　　　　　　　　　　　　　　　　　　　　　日 1 剂，水煎服。

　　以上方加减出入治疗 75 天，头痛得除，言语流利，上下肢肌力均达Ⅴ级，余症均除而出院。

　　按：黄芪大剂量 50～150g，长于益气通痹，亦可降压。本例患者右侧头部打伤后，致脑府气、血、水运行失调，且血瘀是关键，补阳还五汤出自《医林改错》，为治疗"半身不遂，口眼㖞斜，语言謇涩，口角流涎"等而设，今用于治疗脑外伤合并偏瘫，取其益气活血通络之功，大剂量黄芪补益元气，气旺则血行，瘀去络通，加丹参、川芎活血祛瘀，水蛭活血破瘀利水，甘草调和诸药。诸药合用，故获良效。

参 考 文 献

[1] 国家药典委员会. 中华人民共和国药典（2020 年版　一部）[S]. 北京：中国医药科技出版社，2020.

[2] 汪小莉，刘晓，夏春燕，等. 防己黄芪汤药理作用及各单味药化学成分研究进展 [J]. 中草药，2016，47（19）：3527-3534.

[3] 谌天娇, 寇敬, 沈晗. 补益类中药黄芪在促进抗肿瘤免疫功能中的作用[J]. 国际免疫学杂志, 2017, 40（2）：188-192.

[4] 刘静, 高颖, 杨利, 等. 知母-黄芪散复方通过 TNF-α/JNK 通路改善阿尔茨海默症大鼠认知障碍的研究[J]. 中药新药与临床药理, 2017（3）：320-326.

[5] 周滢, 舒承倩, 唐欣, 等. 山药和黄芪的临床配伍意义分析及应用[J]. 中国中医基础医学杂志, 2017（9）：154-155.

[6] 岳健博, 熊莲, 汪成琼, 等. 黄芪注射液对常规抗结核化疗药物减毒增效作用的系统评价[J]. 山东医药, 2017, 57（24）：74-77.

[7] 曹玉冰. 黄芪甲苷的药理作用及其机制的研究进展[J]. 现代药物与临床, 2017, 32（5）：954-960.

[8] 杨彩云, 熊燕. 张春镛主任医师六君子汤验案举隅[J]. 光明中医, 2016, 31（10）：1379-1381.

[9] 彭拥军, 王和生, 孙建华, 等. 当归补血汤合四物汤治疗持续低热验案 1 则[J]. 江苏中医药, 2011, 43（11）：50.

[10] 吴天宝. 加味补阳还五汤治疗脑外伤合并偏瘫验案[J]. 浙江中医杂志, 2009, 44（7）：529.

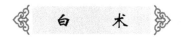

白　术

一、概述

本品为菊科植物白术 *Atractylodes macrocephala* Koidz.的干燥根茎。冬季下部叶枯黄、上部叶变脆时采挖，除去泥沙，烘干或晒干，再除去须根[1]。

【性味归经】　苦、甘，温。归脾、胃经。

【功能主治】　健脾益气，燥湿利水，止汗，安胎。用于脾虚食少，腹胀泄泻，痰饮眩悸，水肿，自汗，胎动不安。

【药典用量】　6～12g[1]。

【药理作用】

1. 抗肿瘤　研究白术内酯Ⅰ在体内外诱导 A549 和 HCC827 细胞凋亡过程，证明白术内酯Ⅰ在肺癌细胞中具有显著的抗肿瘤活性，作用机制可能与其通过线粒体介导的凋亡途径诱导细胞凋亡有关[2]。

2. 抗炎　研究表明，白术内酯Ⅰ抑制 MD-2、CD14、SR-A、TLR4 和 MyD88 的表达，抑制脂多糖刺激的 RAW264.7 细胞中的炎性细胞因子，减弱了 NF-κB 的活性和 ERK1/2 和 p38 的磷酸化，并且通过抑制 TNF-α 和 IL-6 的产生而显示出抗炎的作用[3]，进而提高了盲肠结扎穿孔（CLP）致脓毒症小鼠的存活率，改善败血症，并改善肝肾功能[4]。

3. 调节胃肠功能　研究发现，白术对胃肠功能有双向调节作用：挥发油组分（含有单萜和倍半萜烯成分）、水洗脱液组分（含有 5-羟甲基糠醛和小分子糖）和多糖组分（含有菊粉型低聚糖）促进胃肠蠕动；石油醚组分（含有倍半萜烯内酯）和醇洗脱液组分（含有聚乙炔）则起相反作用[5]。

4. 神经系统　研究表明，白术内酯Ⅲ对谷氨酸诱导的神经细胞凋亡的抑制作用呈浓度依赖性，其抗细胞凋亡特性可能通过抑制 caspase 信号通路的介导实现，因此具有一定神经保护作用[6]。

5. 其他作用　通过研究白术内酯Ⅰ和白术内酯Ⅱ对小鼠骨骼肌 C2C12 细胞葡萄糖摄取的影响，发现两者均显著增加 GLUT4 蛋白水平，并促进 GLUT4 易位至质膜，进一步的研究表明，这与细胞中 AMP 活化的蛋白激酶（AMPK）和 PI3K/Akt 途径的活化有关，并且改善了 C2C12 骨骼肌细胞中 TNF-α 诱导的胰岛素抵抗，具有降血糖的作用[7]。

二、白术量效临床参考

1. 小剂量　白术入煎剂 6～10g，可健脾温中。白术甘苦性温，归脾胃经；取小剂量在治疗外感疾病时可顾护脾胃，如麻黄升麻汤（《伤寒杂病论》）是外感伤寒唾脓血泄利的代表方，其中白术用量为六铢（约 1.2g），以健脾、止利、补中焦；四时加减柴胡饮子（《金匮要略》）是退五脏虚热的代表方，其中白术用量为八分（约 9.6g）；五苓散（《伤寒杂病论》）为膀胱气化不利的代表方，其中白术用量为十八铢（约 3.6g）。故少量白术加入外感剂中可顾护脾胃。

2. 常规剂量　白术入煎剂 10～45g，止泻止汗，燥湿止带。白术补气以运脾，燥湿、利尿以除湿邪，亦能补脾益气、固表止汗，取常规剂量加以应用。如苓桂术甘汤（《金匮要略》）为治脾虚中阳不足，痰饮内停代表方，白术用量为三两（约 41.1g），益气健脾燥湿；如防己黄芪汤（《金匮要略》）为治"风湿，脉浮身重，汗出恶风"之风湿表虚的代表方，白术用量七钱半（约 10.3g），补气健脾祛湿。

3. 大剂量　白术入煎剂 45g 以上，长于益气通便，安胎，多生用。治疗气阴两虚、胃肠积热，耗伤津液引起的大便干结及老年人脾虚便秘证。生白术重用运脾通便，取其补益中州，健脾运肠，脾气健既可使大肠传导有力，又可使水湿得运濡润肠道，常配伍黄芪、干姜、枳实、厚朴等。如当归散（《金匮要略》）为妇人妊娠代表方，其中白术用量半斤（约 110g），益气安胎。

三、白术不同剂量验案选析

1. 白术小剂量验案[8]

康某，女，35 岁。

临床表现：咳嗽，痰多色黄，后背尤其是项背部酸痛，两颧潮红，纳差，口淡，双手、双足时觉麻木，寐差多梦，夜尿多且带泡沫，舌红，苔白滑，脉沉细。

中医诊断：咳嗽；证属肺热郁闭，上热下寒，瘀阻经络。

西医诊断：上呼吸道感染。

治法：清热化痰，宣肺止咳，兼以温阳通络。

处方：麻黄升麻汤加减。

生石膏 30g	玉竹 15g	天冬 15g	炙麻黄 6g	炙甘草 6g
升麻 10g	当归 10g	白芍 10g	知母 10g	黄芩 10g
桂枝 10g	白术 10g	干姜 10g		

日 1 剂，水煎服，共 5 剂。

二诊：服药后咳嗽明显好转，痰少，项背部已无酸痛，夜尿次数减少，手足麻木感明显减轻。

按：白术小剂量 6～10g，可健脾温中。麻黄升麻汤为仲景方，为虚实寒热错杂病症而立法，本案例为本虚标实、上热下寒之证，病机特点为本虚标实，寒热错杂，故治以麻黄升麻汤发越郁阳、清上温下、滋阴和阳，方中麻黄发越肺经之火郁，为防发散太过，麻黄炙用，兼顾宣肺止咳；升麻升散解毒，使阳郁得伸，邪能外达；知母、黄芩、天冬、玉竹、石膏清肺胃之热，兼以滋阴；当归、桂枝合用养血通络；白术、干姜、炙甘草健脾温中。全方共奏平调寒热、扶正祛邪之功，诸症自解。

2. 白术常规剂量验案[9]

许某，女，51岁。

临床表现：患者外阴瘙痒，潮湿，白带多，有异味，心烦，急躁，大便稀，小便调，舌淡红，苔薄，脉沉。

中医诊断：湿疹；证属脾虚肝郁，湿热下注。

西医诊断：外阴湿疹。

治法：疏肝健脾，清热利湿。

处方：完带汤加减。

苍术 10g	生白术 20g	车前子 20g	柴胡 3g	白芍 15g
炒山药 50g	荆芥炭 6g	炙甘草 6g	陈皮 8g	党参 12g
黄柏 12g	砂仁 12g			

日1剂，水煎服，共7剂。

二诊：外阴瘙痒减轻，潮湿好转，白带减少，异味、心烦、急躁等症消失，大便稀，小便调。舌淡红，苔薄，脉沉。继服上药7剂，诸症消失。

按：白术常规剂量10～45g，止泻止汗，燥湿止带。外阴湿疹属于中医阴湿疮范畴，发病的主要因素是湿。湿的来源可以从外界感染所致，也可因脾虚不运而内生，脾虚生化之源不足，气血不能上荣于面则面色㿠白；脾失健运，水湿内停，故倦怠便溏；脾虚肝郁，湿浊下注，带脉失约，而致带下色白量多。该例外阴瘙痒，证属脾虚肝郁，湿热下注。治以疏肝健脾，清热利湿。方予完带汤加减疏肝健脾，益气升阳除湿，泻脾中伏火。方中重用生白术、山药为君，补脾祛湿，且山药有固肾止带之功，白术有燥湿止带之效；臣以党参补中益气，以助君药补脾之力；苍术燥湿运脾，以增祛湿化浊之功；白芍柔肝理脾；车前子利湿清热，令湿浊从小便分利；佐以陈皮理气燥湿，既可使补而不滞，又可行气以化湿；柴胡疏肝解郁，升举阳气；荆芥炭入血分祛风胜湿以止带。使以甘草调药和中。诸药相配，使脾气健旺，肝气条达，清阳得升，湿浊得化，则带下自止，诸症皆除。

3. 白术大剂量验案[10]

黄某，女，40岁。

临床表现：患者便秘，纳食不馨，面色萎黄，神疲乏力，舌淡苔薄白，脉沉细。

中医诊断：阴结；证属脾胃虚寒，升降失常，肠中津液匮乏。

西医诊断：便秘。

治法：温中醒脾，益胃生津。

处方：理中丸改汤加减。

党参 15g	生白术 50g	干姜 10g	炒枳实 10g
葛根 10g	炙甘草 6g		

日1剂，水煎服，共5剂。

二诊：胀满好转，大便3日1次，纳食增加，续服5剂。

三诊：腹胀消失，大便2日1次，减白术量为30g，守方又10剂。

四诊：大便每日1次，诸症全消，面转红润，嘱以香砂六君丸善后。追访2年无复发。

按：白术大剂量45g以上，长于益气通便，安胎，多生用。因脾为后天之本，气血生化之源，脾虚则气血乏源，阴津亏虚，中气不足。气虚则肠道传送无力，血虚则津枯大肠失于濡润，如是均可使糟粕停滞大肠而便秘。肺主气，与大肠相表里，土虚金亏，肺失肃降，津液不能下达，大肠干枯不行，则出现肠道艰涩不通，便秘难下。加之久服泻下之剂，中气大伤，肠中津液匮乏。方中党参，甘温入脾，补中益气，强壮脾胃为主药；干姜味辛性温入脾胃，具有温中散寒、回阳通脉、温肺化饮作用；脾虚则生湿，故又以甘苦温之生白术为佐药，燥湿以健脾。三药补—温—燥，相辅相成，配伍精当；再用炙甘草为使，补中扶正，调和诸药。诸药合用，共奏温中祛寒、补气健脾之功。白术为补脾之圣药，重用一味生白术，主要是取其补益中州，健脾运肠之力，脾气健既可使大肠传导有力，又可使水湿得运，濡润肠道。

参 考 文 献

[1] 国家药典委员会. 中华人民共和国药典（2020年版　一部）[S]. 北京：中国医药科技出版社，2020.

[2] LIU H Y，ZHU Y J，ZHANG T，et al. Anti-tumor effects of atractylenolide I isolated from atractylodes macrocephala in human lung carcinoma cell lines[J]. Molecules 2013，18：13357-13368.

[3] JI G，CHEN R，ZHENG J. Atractylenolide I inhibits lipopolysaccharide-induced inflammatory responses via mitogen-activated protein kinase pathways in RAW264. 7 cells[J]. Immunopharmacology & Immunotoxicology，2014，36（6）：420-425.

[4] WANG A，XIAO Z，ZHOU L，et al. The protective effect of atractylenolide I on systemic inflammation in the mouse model of sepsis created by cecal ligation and puncture[J]. Pharmaceutical Biology，2016，54（1）：146-150.

[5] CHEN J，LIU X，DOU D Q. Bidirectional effective components of atractylodis macrocephalae rhizoma on gastrointestinal peristalsis[J]. Int J Pharmacol，2016，12：108-115.

[6] LIU C，ZHAO H，JI Z，et al. Neuroprotection of atractylenolide III from atractylodis macrocephalae against glutamate-induced neuronal apoptosis via inhibiting caspase signaling pathway[J]. Neurochem Res，2014，39：1753-1758.

[7] CHAO C L，HUANG H C，LIN H C，et al. Sesquiterpenes from Baizhu stimulate glucose uptake by activating AMPK and PI3K[J]. American Journal of Chinese Medicine，2016，44（5）：1-17.

[8] 熊学军，王保华，陈靖雯，等. 李赛美教授运用麻黄升麻汤加减临床验案举隅[J]. 新中医，2010，42（7）：107-108.

[9] 刘兰英，刘卫滨，郭惠平，等. 完带汤临床新用举隅[J]. 山西中医，2009，25（11）：30.

[10] 高尚社. 国医大师朱良春教授治疗便秘验案赏析[J]. 中国中医药现代远程教育，2011，9（16）：4-6.

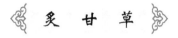

炙 甘 草

一、概述

甘草为豆科植物甘草 *Glycyrrhiza uralensis* Fisch.、胀果甘草 *Glycyrrhiza inflata* Bat.或光果甘草 *Glycyrrhiza glabra* L.的干燥根和根茎。春、秋二季采挖，除去须根，晒干。本品为甘草的炮制加工品[1]。

【**性味归经**】　甘，平。归心、肺、脾、胃经。

【**功能主治**】　补脾和胃，益气复脉。用于脾胃虚弱、倦怠乏力、心动悸、脉结代。

【**药典用量**】　2～10g[1]。

【药理作用】

1. 镇咳祛痰平喘　甘草及其提取物具有镇咳、祛痰、平喘以及抗呼吸道病原体等作用。通过灌胃小鼠生甘草和炙甘草水煎液，观察对浓氨水所致小鼠咳嗽的效果，发现生、炙甘草均能够显著延长小鼠咳嗽潜伏期，减少咳嗽次数，但生甘草作用强于炙甘草[2]；给小鼠皮下注射酚红，观察甘草的祛痰作用，结果表明甘草炮制后祛痰作用明显减弱[3]。

2. 抑制回肠活动　生甘草水煎液能使肠管自发性收缩活动的张力下降，节律存在，收缩幅度变小，同等量的蜜炙甘草和清炒甘草水煎液也有类似作用但无显著性差异。3 种甘草水煎液均可抑制乙酰胆碱所引起的肠管收缩，无明显差异[4]。

3. 抗心律失常　炙甘草对多种原因引起的心律失常均有良好的治疗作用。甘草总黄酮等是甘草抗心律失常的主要物质基础，能够拮抗乌头碱、哇巴因等药物引起的心律失常[5]，保护心肌，具有明显的抗心肌缺血活性[6]。

4. 抗炎　甘草的抗炎成分为甘草酸、甘草次酸以及甘草黄酮类。通过比较免疫球蛋白 E 诱发的小鼠耳肿胀，证实炙甘草水煎液抗炎作用优于生甘草[7]。

5. 镇痛　通过热板法和乙酸扭体法实验观察甘草不同炮制品对小鼠痛阈的影响，结果显示炙甘草有显著的止痛作用[8]。

6. 调节免疫　甘草蜜炙后有较强的提高免疫功能的作用。不同浓度甘草多糖对小鼠 T 细胞 E2 玫瑰花形成率的影响表明，小鼠接受甘草多糖注射液处理后，细胞免疫功能提高[9]。

二、炙甘草量效临床参考

1. 小剂量　炙甘草入煎剂 1~6g，有缓和药性、调和百药的功效。炙甘草具有调和诸药的性质，《本草纲目》里记载："诸药中甘草为君，治七十二种乳石毒，解一千二百种草木毒，调和众药有功，故有'国老'之号。"本品甘平，药性和缓，能升能降，能浮能沉，故与寒热、温凉补泻各类药物同用，有缓和药性，调和百药之功。如与附子、干姜同用，能缓和附子、干姜之热，以防伤阴；与石膏、知母同用，能缓和石膏、知母之寒，以防伤胃；与大黄、芒硝同用，能缓和大黄、芒硝的泻下作用，使泻而不速；与党参、白术、熟地黄、当归等补药同用，能缓和补力，使作用缓慢而持久；与半夏、干姜、黄连、黄芩等热药寒药同用，又能起协调作用。本品最善调合百药之性，因此固有"国老"之称。

2. 常规剂量　炙甘草入煎剂 6~20g，功在温肾养心。如名方炙甘草汤（《伤寒论》），此方是《伤寒论》治疗心动悸、脉结代的名方。方中炙甘草甘温益气，通经脉，利血气，缓急养心为君；人参、大枣益气补脾养心，生地黄、麦冬、麻仁、阿胶滋阴养血为臣；桂枝、生姜、清酒温阳通脉为佐。诸药合用，温而不燥，滋而不腻，共奏益气养血，滋阴复脉之功。

3. 大剂量　炙甘草入煎剂 30g 以上，有类似激素样作用。现代研究发现甘草酸和甘草次酸是甾体激素代谢失活酶抑制剂，可提高内源性和外源性皮质激素的活性，甘草酸和甘草次酸又可作为配体，与皮质激素受体结合呈现出糖皮质激素、盐皮质激素样作用。另外，仲景"甘草粉蜜汤"独取甘味诱虫治虫，以治虚寒吐涎、心痛等疾病，可用至 60g。

三、炙甘草不同剂量验案选析

1. 炙甘草小剂量验案[10]

严某，男，5 岁。

临床表现：患儿 1 周前因受凉后出现咳嗽，少痰，无发热，1 天前无明显诱因咳嗽较前加重，现晨起及夜间频咳，有痰，色黄，质黏，鼻塞流涕，无喘息、发热，纳可，寐安，二便调。查体：咽红，扁桃体不大，双肺呼吸音粗，可闻痰鸣音，舌红，苔薄黄，脉滑。

中医诊断：咳嗽；证属风热咳嗽。

西医诊断：气管炎。

治法：宣肺止咳，清热化痰。

处方：

麻黄 5g	炒苦杏仁 6g	炙甘草 6g	前胡 10g	白前 10g
黄芩 10g	浙贝母 10g	枇杷叶 10g	瓜蒌 10g	紫菀 10g
百部 10g	赤芍 6g	葶苈子 10g	天竺黄 10g	煅赭石 10g
白芷 10g	辛夷 6g	炒苍耳子 6g	露蜂房 5g	

6 剂，日 1 剂，水煎服。

二诊：患儿服前方后咳嗽较前减轻，痰液较前增多，由黄变白，无鼻塞流涕，无喘息、发热，纳可，寐安，二便调。查体：咽不红，扁桃体不大，双肺呼吸音粗，可闻痰鸣音，舌淡，苔白滑，脉滑。

治法：宣肺止咳，温运脾阳。

处方：前方以蜜麻黄易麻黄，去前胡、黄芩、枇杷叶、葶苈子、天竺黄、煅赭石、辛夷、炒苍耳子、露蜂房，加桂枝 6g、干姜 3g、细辛 2g、茯苓 10g。5 剂。

三诊：患儿咳嗽基本消失，余无不适。

按：炙甘草小剂量 1～6g，有缓和药性、调和百药的功效。患儿初诊时热象较甚，故在止嗽散合三拗汤基础上加黄芩、枇杷叶、葶苈子、天竺黄清热化痰，二诊时患儿已无热象，脾虚为主，故加桂枝、干姜、细辛、茯苓温脾以助运化痰饮。此处炙甘草起调和诸药的作用。

2. 炙甘草常规剂量验案[11]

张某，男，70 岁。

临床表现：患者患高血压及冠心病多年，现心悸心慌，胸闷气短，乏力，头晕，大便略干，舌质红，舌苔薄黄，脉弦大、尺弱、结代。动态心电图提示：①窦性心律；②频发室性期前收缩，部分呈三联律（室性期前收缩总数：7600 次）。患者目前服用西药规范治疗高血压及冠心病。

中医诊断：心悸；证属肝肾亏虚。

西医诊断：频发室性期前收缩。

治法：益气养血，滋阴复脉。

处方：炙甘草汤加减。

| 炙甘草 18g | 桂枝 10g | 生地黄 45g | 麦冬 30g | 酸枣仁 30g |
| 生黄芪 30g | 人参 15g | 五味子 10g | 生龙骨 30g（先煎） | 生牡蛎 30g（先煎） |

磁石 30g　　丹参 15g　麻仁 30g　　降香 6g

二诊： 上方服用 10 剂，乏力、心悸心慌明显好转，大便转软，唯左下踝关节肿胀，患者大为高兴，极力赞扬。守方再服 10 剂。关节肿胀系炙甘草水钠潴留副反应所致，减少用量至 10g，余药不变。

三诊： 上述症状均消失。复查动态心电图提示：①窦性心律；②偶发室性期前收缩，部分呈三联律（室性期前收缩总数：560 次）。患者高兴，医者惊奇，此方作用如此之好，出乎意料，腿肿已消，以稳心颗粒巩固。2 个月后电话随访，情况稳定。

按： 炙甘草常规剂量 6～20g，功在温肾养心。患者高血压、冠心病，上实下虚，上实的结果是既有心气心阳耗伤，又有阴虚不足。故导致阴阳均不足，心功能减弱，心失所养。脉弦大，说明肝阳上亢，心肝之阳仍然浮越；舌红，舌苔薄黄，大便略干，说明阴虚不足，且肾阴虚与心阴虚共存；乏力、气短是心气不足的表现；胸闷乃气滞血瘀之证。虚实并存，阴阳均亏。在西药控制血压及冠心病心绞痛的基础上，选用炙甘草汤，调补阴阳，潜浮阳，活血理气。方中以炙甘草、桂枝、生黄芪、人参温阳益气；生地黄、麦冬、麻仁滋补阴液；生龙骨、生牡蛎、磁石潜阳敛阴；丹参、降香活血理气；酸枣仁、五味子养血安神。全方阴阳同补，阴阳并调，达到心阴阳均补，阴阳平衡的目的，其效果值得肯定。

3. 炙甘草大剂量验案[12]

韩某，女，42 岁。

临床表现： 自述 3 年前受惊吓后经常发生胸部郁闷并且隐隐作痛，心情不佳或受惊吓后即发作，平时胆小易惊，心悸失眠，咽部不适，背部似有虫行感，善叹息，多疑易恐，多因服药不适迅即心悸气短，以致不敢随意服药。查舌质红，少苔，脉弦数。

中医诊断： 胸痹；证属气机郁滞，心神失养。

西医诊断： 心绞痛。

治法： 缓急止痛，益气补中。

处方：
柴胡 10g	黄芩 10g	党参 15g	桂枝 6g	白芍 15g
丹参 30g	郁金 15g	合欢皮 30g	煅龙牡各 30g	桂圆肉 30g
琥珀 10g	炙甘草 30g	淮小麦 30g	大枣 6 枚	

日 1 剂，水煎服。

1 个月后诸症痊愈，随访至今已 3 年未再发作。

按： 炙甘草大剂量 30g 以上，有类似激素样作用。本方甘草能协诸药，曲尽其妙，其用量之独多，取其缓急止痛，益气补中。盖甘以缓辛、甘以补气、甘以护胃、甘以制峻、甘调寒热、甘酸化阴。仲景"甘草粉蜜汤"独取甘味诱虫治虫，症见虚寒吐涎，心痛，其中甘草、蜂蜜发挥其独特作用。故大剂量甘草使用得当，确有画龙点睛之妙也。

参 考 文 献

[1] 国家药典委员会. 中华人民共和国药典（2020 年版　一部）[S]. 北京：中国医药科技出版社，2020.

[2] 刘雅茜. 蜜炙对甘草化学成分及药理作用的影响[D]. 沈阳：沈阳药科大学，2010：18-72.

[3] Wang M Y，Zhang M，Tang Q Y，et al. Influence of honey-roastingon the main pharmacological activities and the water-soluble activeglycosides of licorice[J]. Afr J Tradit Complement Altern Med，2012，9（2）：189-196.

[4] 吕圭源，俞丽霞. 甘草不同炮制品对家兔离体肠活动的影响[J]. 中国中药杂志，1986，11（9）：21-23.

[5] 胡小鹰，彭国平，陈汝炎. 甘草总黄酮抗心律失常作用研究[J]. 中草药，1996，27（12）：733-735.

[6] 潘燕. 甘草水溶性总黄酮抗心肌缺血作用的研究[J]. 辽宁中医杂志，2004，31（2）：173.

[7] Majima T，Yamada T，Tega E，et al. Pharmaceutical evaluation ofliquorice before and after roasting in mice[J]. J Pharm Phrmacol，2004，56（5）：589-595.

[8] 彭智聪，鲁汉兰，易生富. 甘草蜜炙后对小鼠的止痛作用[J]. 中国中药杂志，1989，（8）：22-23.

[9] Wang L R，Li J，Dong Y J，et al. Effect of glycyrrhiza polysaccharideon growth performance and immunity function of mice [J]. Agri Sci Tech，2008，9（2）：129-131.

[10] 霍子剑，魏小维. 魏小维治疗小儿外感咳嗽经验[J]. 湖南中医杂志，2019，35（2）：34-35.

[11] 吴少东，朱斌. 中医治疗心悸病案 4 则[J]. 四川中医，2015，33（3）：143-144.

[12] 曹廷华. 胸痹施治八法[J]. 光明中医，2009，24（7）：1220-1221.

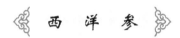

西 洋 参

一、概述

本品为五加科植物西洋参 *Panax quinquefolium* L.的干燥根。均系栽培品，秋季采挖，洗净，晒干或低温干燥[1]。

【性味归经】 甘、微苦，凉。归心、肺、肾经。

【功能主治】 补气养阴，清热生津。用于气虚阴亏，虚热烦倦，咳喘痰血，内热消渴，口燥咽干。

【药典用量】 3～6g，另煎兑服[1]。

【药理作用】

1. 抗肿瘤 西洋参茎叶、果等属于其地上部位，现代研究证明，西洋参地上部位含有以人参皂苷为主的多种活性成分，并已证明其茎叶部总皂苷的含量明显高于根，而且茎叶部和根部总皂苷中单体皂苷的种类与含量也不相同 [2-3]。人参皂苷有广泛的生理活性，Laura L.Murphy 等证明人参皂苷 R 是抗癌活性成分[4]。

2. 调节免疫 西洋参茎叶总皂苷可促进小鼠腹腔巨噬细胞代谢，进而增强腹腔巨噬细胞吞噬功能，同时可诱导小鼠腹腔细胞产生 NO，说明西洋参茎叶总皂苷可活化巨噬细胞，增强巨噬细胞的吞噬能力，并产生生物活性物质，从而增强机体的免疫功能[5]。

3. 抗氧化 自由基是人体生命活动过程中生物化学反应的中间产物。在正常的情况下，体内自由基的产生及其清除处于动态平衡之中，但若是体内自由基产生过多或清除过慢，则自由基会在分子水平、细胞水平以及器官水平上对机体造成损伤。郑朝华等研究了西洋参总黄酮的提取及其对羟基自由基清除的作用，结果显示西洋参的提取物中含有对羟基自由基（·OH）具有清除能力的有效成分，并且有一定的清除效果[6]。

4. 心血管系统 郭春雨等研究了西洋参茎叶总皂苷对急性心肌梗死大鼠非梗死区组织的保护作用，结果表明茎叶总皂苷能够通过抗炎、保护血管内皮、调节能量代谢等途径保护心肌梗死后受损的非缺血区心肌组织[7]。

5. 提高代谢水平 殷惠军等观察西洋参总皂苷对四氧嘧啶高血糖大鼠血糖、血脂和血清胰岛素水平的影响，结果表明西洋参总皂苷能明显降低高血糖大鼠血糖、血清总胆固醇和甘油三酯的水平，且提高血清高密度脂蛋白和胰岛素含量[8]。

二、西洋参量效临床参考

1. 小剂量 西洋参入煎剂 1～3g，功在补益气分。西洋参味甘，甘味具有补益作用，属于补益药，而补益药剂量过大易滋腻，容易郁而化火，伤阴耗气，加重病情，宜小剂量取之。如理中化气汤（《医方简义》），方中西洋参五分，意在霍乱后期补气救脱。故如要补益气分又不滋腻化火，当以小剂量为最佳。

2. 常规剂量 西洋参入煎剂 3～15g，长于补气，生津。西洋参味甘，性凉，甘补可生气，性凉可生津。如要治疗虚热烦倦，内热消渴，口燥咽干，应取常规剂量加以应用。如王氏清暑益气汤（《温热经纬》）中西洋参 5g 以治疗暑热气津两伤证。再如加味益营煎（《顾氏医经读本》）中西洋参 3g，用以气阴两补，和血调经。

3. 大剂量 西洋参入煎剂 15g 以上，多发挥清热作用。西洋参性凉，味苦可清热。《药性考》："补阴退热。姜制益气，扶正气。"清热泄火若量小恐清热之力不够，留有余寇，宜取大量加以应用，方可达到疗效。如加味解毒生脉汤（《千家妙方》）中用 15g 西洋参以强心护阴，清营解毒。

三、西洋参不同剂量验案选析

1. 西洋参小剂量验案[9]

患儿，男，8 个月。

临床表现：患儿高热下利，便质稀薄为水，神烦不安，形体消瘦，舌红苔干，纳少喜饮，肢末不温，小便短少。经西医治疗后，体温降至 37.5℃，但泻下仍剧，日 7～8 次。轮状病毒检测阳性。

中医诊断：泄泻；证属气阴两虚。

西医诊断：腹泻。

治法：育阴扶阳。

处方：西洋参 2g（另炖）　　木瓜 10g　　　　生甘草 3g　　　　　　炒石榴皮 5g
　　　　石斛 10g　　　　　生扁豆 10g　　　陈粳米 10g（包煎）　麦芽 10g
　　　　淡附片 5g　　　　　生怀山药 10g　　乌梅 10g

2 剂，水煎分 3 次温服。

二诊：药后便次减少，日 4～5 次，微热仍有，形神稍安，舌红苔干稍润，四肢转温，病得转机，仍以原法。

处方：珠儿参 5g，木瓜 10g，乌梅 5g，炒石榴皮 6g，石斛 10g，生怀山药 10g，生扁豆 10g，荷叶 10g，麦芽 10g，淡附片 5g，3 剂。

三诊：药后余热已除，便每日 2 次，质软，舌苔红润，纳谷已香，治以运脾生津。

处方：太子参 5g，焦白术 10g，炒怀山药 10g，茯苓 10g，清甘草 3g，炒石榴皮 6g，炒谷芽 10g，乌梅 5g，石斛 10g，5 剂。

按：西洋参小剂量 1～3g，功在补益气分。该患儿来诊时热利已 1 周，其泻次仍多，神烦不安，舌红苔干，喜饮溲少，乃一派阴损之象；又兼见四肢末不温，当为阴损及阳，故治以育阴扶阳为先。方中使用小剂量西洋参配合石斛补益气分，育阴生津；木瓜、乌梅、石榴皮涩肠止泻；生怀山药、生扁豆健脾生津；粳米、麦芽保护胃气；甘草兼之酸甘化阴；淡附片以扶阳。2 剂以后病即见瘥，故再以原法追踪，以珠儿参易西洋参；荷叶易粳米以升清。三诊时阴复阳回，乃以健运脾胃以善后。

2. 西洋参常规剂量验案[10]

冯某，男，66 岁。

临床表现：易饮多食，口干渴，小便量多，身体逐渐消瘦，大便干燥，舌苔薄黄，脉滑略数。曾服用消渴丸及二甲双胍片等中西药，空腹血糖波动在 11mmoL/L 左右，2hPG 波动在 15mmol/L 左右，尿糖（＋＋＋）。

中医诊断：消渴；证属中消，胃火炽盛。

西医诊断：糖尿病。

治法：益气养阴，清胃泻火，活血化瘀。

处方：三参降糖方加减。

知母 10g	山栀子 10g	山药 15g	生黄芪 30g	山萸肉 10g
玄参 30g	丹参 30g	葛根 15g	生石膏 30g	麦冬 10g
枸杞子 10g	西洋参 10g	红花 10g	苍术 10g	甘草 6g
生地黄 30g				

日 1 剂，分早、中、晚 3 次温服，共 15 剂。

二诊：经治疗半个月后，查 FBG 为 8.6mmoL/L，2hPG 为 13.8mmoL/L，尿糖（＋）。

三诊：1 个疗程治疗结束后，症状消失，复查 FBG 6.3mmoL/L，2hPG 10.5mmoL/L，尿糖转为阴性。此后改为散剂，每次 8g，口服，1 日 3 次，以巩固疗效。随访半年，病无复发。

按：西洋参常规剂量 3～15g，长于补气，生津。中医传统观点认为糖尿病病机是阴虚燥热，且多与血瘀密切有关。从临床观察来看，虽然糖尿病的基本病机是阴津亏损，燥热偏胜，其病位主要与肺、脾胃、肾有关，但气虚是糖尿病的主要病机，血瘀与糖尿病的发生发展有着密切的关系，而且贯穿始终。津液亏损可耗气，燥热内炽亦可耗气，气虚不能化生和运化精微物质，致使气阴两亏；脏腑病变虽与肺、脾胃、肾有关，但重在脾肾。所以治疗应主要从脾肾入手。用西洋参配伍生黄芪、苍术益气养阴，健脾；用生地黄、玄参、枸杞子、山药、山萸肉养阴补肾；麦冬、葛根生津止渴。

3. 西洋参大剂量验案[11]

张某，男，67 岁。因脊柱外伤，下肢活动受限，痉挛性收缩，大小便失禁，故住院治疗，确诊为尿路感染并发结石。经治疗病情好转，此后经常低热，每年高热 3～4 次，每次持续 5～7 天，用西药抗感染或中药清热解毒类药物，留置导尿得以缓解。近日突发高热，体温在 39.6～40℃之间，神志昏迷，白天尚可，晚上高热加重，彻夜烦躁不眠谵语，经用一系列抗感染治疗无效，遂去医院就诊，做胸部 CT，提示肺部感染，尿常规显示尿路感染。生化系列化验，C 反应蛋白 30mg/L，白细胞 4.30×10^9/L，用抗感染药治疗后好转。几日后高热又复发，自我感觉发热自骨髓，乃至全身肌肉皮肤，查体：C 反应蛋白 154mg/L，白细胞 3.60×10^9/L，尿常规潜血（＋），白细胞（＋），微白蛋白 150mg/L，又在医院经一系列抗感染治疗，无效后求治于中医。

临床表现：患者精神极度萎靡，慢性消耗性体态，舌体瘦，质红苔白腻，脉弦细数，右寸脉稍有洪象，但无力。

中医诊断：肺病、淋证；证属气阴两虚，毒邪内陷。

西医诊断：肺部感染合并尿路感染。

治法：益气养阴，清热解毒化瘀。

处方：

西洋参 20g	银柴胡 18g	金银花 20g	知母 15g	黄芩 15g
半夏 10g	连翘 15g	炒杏仁 10g	鱼腥草 30g	水牛角 50g
龟板 20g	鳖甲 20g	重楼 15g	芦根 30g	川贝母 10g
浙贝母 10g	蒲公英 15g	青蒿 15g	赤芍 15g	甘草 10g
紫花地丁 15g	牡丹皮 15g	地骨皮 15g	白花蛇舌草 30g	

3 剂，水煎服，日 1 剂。

二诊：精神大振，面带笑容，连连道谢，查舌质粉红，苔已转薄，脉弦细，洪数已不明显。说明脉症相符。原方加鲜茅根 30g，6 剂。

三诊：诸症悉除，自觉全身轻快。查血常规+C 反应蛋白结果：白细胞上升至 4.20×10^9/L，C 反应蛋白降至 12mg/L。随访至今未再发热，生活如常，告愈。

按：西洋参大剂量 15g 以上，可以清热生津，益气养阴。本病辨证为气阴两虚，毒邪内陷，本虚标实。首选西洋参为君益气养阴，清热生津，龟板、鳖甲、知母滋肾阴清热，银柴胡、青蒿、地骨皮凉血清虚热，金银花、连翘、杏仁、鱼腥草、芦根、川贝母、浙贝母、半夏清肺热毒邪之壅滞，白花蛇舌草、重楼、紫花地丁、蒲公英清热解毒，清利膀胱之湿热，赤芍、牡丹皮凉血祛瘀。水牛角泻火解毒，安神定惊，甘草泻火调和诸药，共奏益气养阴、清热解毒、活血祛瘀、安神定惊之效。此病例患者由于长期发热、高热，阴液慢性消耗，真阴枯涸，虚火内生，穷必及肾，久病必瘀。病人主观感觉高热，而自骨髓而发，但查血象白细胞下降，而 C 反应蛋白升高，说明毒邪内陷，感染严重，而白细胞下降，体温不高，说明因长期高烧阴液枯涸，元气大伤，正气已虚，体力不支，正气无力抗邪外出，故而白细胞下降，体温不高。一面扶正，益气养阴，一面祛邪，以大剂量西洋参清热解毒生津，凉血祛瘀，扶正祛邪，同步实施，相得益彰，取得良好治疗效果。

参 考 文 献

[1] 国家药典委员会. 中华人民共和国药典（2020 年版　一部）[S]. 北京：中国医药科技出版社，2020.

[2] 王嘉忆，赵余庆，杨松松. 近十年来西洋参地上部分研究进展[J]. 沈阳医药，1992，7（3）：18-20.

[3] 钟运香，袁娇，刘丰惠，等. 西洋参化学成分、药理作用及质量控制研究进展[J]. 中国中医药现代远程教育，2020，18（7）：130-133.

[4] Wang C Z, Aung H H, Zhang B, et al. Chemopre-ventive efects of heat—processed Panax quinquefoliusroot on human breast cancer cells [J]. AnticaneerRes. 2008；28（5A）：2545-2551.

[5] 丁涛，尚智，温富春，等. 西洋参茎叶总皂甙对小鼠腹腔巨噬细胞免疫功能作用的研究[J]. 长春中医药大学学报，2007，23（6）：14-15.

[6] 郑朝华，陈建秋. 西洋参总黄酮的提取及其对羟基自由基清除的作用[J]. 安徽农业科学，2012，40（32）：15903-15904.

[7] 郭春雨，刘倩，石颖，等. 西洋参茎叶总皂苷对心肌梗死大鼠非梗死区组织的保护作用[J]. 中华老年心脑血管病杂志，2012，14（7）：748-751.

[8] 殷惠军，张颖，蒋跃绒，等. 西洋参叶总皂苷对四氧嘧啶性高血糖大鼠血糖及血清胰岛素水平的影响[J]. 天津中医药，2004，21（5）：365-367.

[9] 董幼祺, 董继业, 郑含笑. 论治小儿病毒性腹泻[J]. 中华中医药杂志, 2015, 30（7）: 2383-2385.

[10] 衡冲, 席剑, 孙爱萍. 三参降糖方为主治疗 Ⅱ 型糖尿病 65 例[J]. 陕西中医, 2002, 23（3）: 204-205.

[11] 李纲. 疑难发烧病例辨治[J]. 中国中医药报, 2015, 3（5）: 1.

第二节 补 阳 药

巴 戟 天

一、概述

本品为茜草科植物巴戟天 *Morinda officinalis* How 的干燥根。全年均可采挖, 洗净, 除去须根, 晒至六七成干, 轻轻捶扁, 晒干[1]。

【性味归经】 甘、辛, 微温。归肾、肝经。

【功能主治】 补肾阳, 强筋骨, 祛风湿。用于阳痿遗精, 宫冷不孕, 月经不调, 少腹冷痛, 风湿痹痛, 筋骨痿软。

【药典用量】 3～10g[1]。

【药理作用】

1. 强筋骨 巴戟天多糖能够促进大鼠骨髓间质干细胞的增殖、提高碱性磷酸酶活性、增加其矿化结节数目, 上调 Cbfα-1 mRNA 表达, 即巴戟天多糖能促进骨髓间质干细胞增殖及向成骨细胞分化[2]。

2. 对生殖系统的影响 给予精索静脉曲张大鼠巴戟天粗多糖后, 能增加大鼠精子数量, 改善生精上皮结构, 刺激下丘脑中的促性腺激素释放激素的合成和释放, 刺激卵泡刺激素分泌, 进而修复大鼠睾丸生精的能力[3]。

3. 对机体免疫功能的影响 研究发现巴戟天多糖能增加幼年小鼠胸腺重量, 明显提高小鼠巨噬细胞吞噬能力, 并能明显提高小鼠免疫特异玫瑰花结形成细胞（RFC）的形成[4]。

4. 对神经系统的影响 研究发现巴戟素能明显增强突触传递长时程增强（LTP）效应, 同时延长缺氧时群锋电位（PS）消失时间和降低脑细胞缺氧损伤。表明它具有增强神经元的信息贮存和突触传递功能, 同时又能在缺氧状态下起保护脑细胞的作用。并发现巴戟素对脑细胞缺氧损伤所起的保护作用的机制可能与其对抗自由基生成, 增加能源供应或对抗 NO 的毒性作用等有关[5]。

5. 对内分泌系统的影响 采用放射免疫技术, 观察甲状腺功能低下阳虚模型兔服用巴戟滋补膏治疗后血中甲状腺激素、肾上腺皮质激素及环核苷酸含量等指标的变化, 结果表明巴戟滋补膏对改善阳虚证的内分泌功能障碍, 具有一定的调整作用[6]。

二、巴戟天量效临床参考

1. 小剂量 巴戟天入煎剂 9～15g, 功在补肾助阳。巴戟天甘润不燥, 辛温能散, 善入肾经, 温煦命门之火, 若要温补下元虚冷, 培补命门火衰, 取小剂量加以应用。如巴戟丸（《太平圣惠方》）, 其中巴戟天用量为一两（约为 13～15g）, 以培补下焦元阳为要。凡出现下焦虚惫，脐腹疼痛，或宫冷不孕，月经不调的症状，多为肝肾亏虚，精血虚损，命门火衰所致，予补益肝肾，调补精血药配以小剂量巴戟天，增强补肾助阳之功，以助调畅全身气机。

2. 常规剂量　巴戟天入煎剂 15～20g，长于补益肝肾，强筋健骨。巴戟天辛散温通，可祛风除湿，入肝肾强筋骨，治肾虚骨痿软，或素体肾阳不足，筋骨不健而患风湿痹者，以补益肝肾，通阳散寒为要，取常规剂量加以应用。如巴戟丸（《太平圣惠方》）中巴戟天用量为二两，以补益肝肾之阳，温散风寒之痹为要。凡出现腰膝冷痛，筋骨酸软的症状多为肝肾虚损，风寒湿阻，阳气不通，筋骨失于儒养所致。予辛温散寒，补益肝肾药配伍巴戟天，温通而不燥，补虚而不腻。

3. 大剂量　巴戟天入煎剂 30g 以上，即出现明显的壮阳、开郁之功。巴戟天辛甘性温，善补肾壮阳和助阳开郁，治疗肾阳不足，气机伸展乏力，上扰脑神，《日华子本草》曰："安五脏，定心气。"在相关方剂中配以大剂量巴戟天，以助通阳。如与人参、附子配伍治疗郁证，其中巴戟天用量为 30g 以上，以温肾助阳舒展气机为要。凡年老体弱者出现心境低落、精神萎靡、气短乏力、畏寒怕冷、行动迟缓、记忆减退等症状多为机体阳气不足，气机运化无序，失于温养五脏所致。予以安神定志，解郁除烦药配以大剂量之巴戟天，温肾助阳以舒展气机。

三、巴戟天不同剂量验案选析

1. 巴戟天小剂量验案[7]

盛某，女，36 岁，已婚。

临床表现：经血量少色暗，甚则点滴即止，偶有腰酸腿软，怕冷恶风，小腹胀痛，睡眠欠佳，食欲尚可，二便正常，舌淡暗，苔薄白，脉沉弦而无力。尿妊娠试验：阴性。1 年前行人工流产术，术后患者月经周期正常，月经量逐渐减少。

中医诊断：月经过少；证属肾虚血瘀。

西医诊断：月经不调。

治法：补肾养血，温经活血。

处方：

当归 10g	川芎 10g	生地黄 15g	杜仲 20g	山药 15g
山萸肉 10g	巴戟天 15g	香附 15g	益智仁 10g	炒酸枣仁 15g
丹参 20g	神曲 10g	鸡血藤 15g	泽兰 10g	怀牛膝 10g
生甘草 10g				

7 剂，水煎早晚饭后分服。

二诊：患者自述服药后月经量稍有增多，小腹胀痛有所减轻，睡眠稍有好转，仍有腰酸腿软、怕冷恶风等症状，舌质淡暗，苔薄白，脉沉弦且无力。前方减鸡血藤、泽兰、牛膝，加淫羊藿 15g，继服 20 剂。

三诊：经期增至 5 天，血量增多接近正常量，色鲜红，饮食睡眠尚可，无其他明显不适症状，舌淡红，脉稍弦。嘱其继服调经助孕颗粒与育阴丸 1 个月，以巩固其疗效。

按：巴戟天小剂量 9～15g，功在补肾助阳。血之源头在于肾，肾精不足，气血生化无源，导致胞宫失养，血海不能满盈，致使月经量少。此外人工流产系宫腔操作必然损伤胞宫,《素问》言"胞络者,系于肾",胞宫损伤也必然会损伤到肾精、肾气;同时肾虚之时还可导致"因虚致瘀",肾虚则气弱血少,血行迟缓,瘀滞不畅,可导致月经过少。治以补肾养血,温经活血。方药以补益肝肾为主,杜仲、巴戟天、淫羊藿、山茱萸、益智仁补益肝肾以生血;当归、生地黄、川芎补血行血,补中有行,补而不滞;丹参、香附、泽兰、鸡血藤可活血化瘀,通畅气血运行之通道;山药、神曲补脾益气消食,顾护气血生化之源;怀牛膝可补肝肾同时可引经血下行。

2. 巴戟天常规剂量验案[8]

患者,女,76岁。

临床表现:右侧肢体不利,不能独立行走,上肢抬起费力,口干欲饮,夜寐欠安,右下肢怕冷,舌质红,少苔,脉细。高血压病史多年,平素时有头昏、头晕。

中医诊断:中风;证属肝肾阴虚。

西医诊断:急性脑血管病。

治法:滋阴息风,补阴潜阳。

处方:引火汤加减。

| 熟地黄 30g | 巴戟天 20g | 天冬 30g | 麦冬 30g | 茯苓 15g |
| 五味子 6g | 枸杞 20g | 玄参 15g | 全蝎 6g | 川牛膝 15g |

日1剂,水煎分2次服,共5剂。

二诊:诉患侧肢体乏力明显好转,可在家人的搀扶下床边行走。口干好转,下肢寒冷感明显减轻。虑其病久及肾加用菟丝子15g、淫羊藿15g、补骨脂15g。服药10天后已能独立缓慢行走。遂嘱其出院继续巩固治疗。

按:巴戟天常规剂量15～20g,长于补益肝肾,强筋健骨。叶天士在《临证指南医案·中风》中云:"精血衰耗,水不涵木……肝阳偏亢,内风时起。"该患者年老体衰,肝肾阴虚,肝阳偏亢,复因将息失宜,致使阴虚阳亢,气血上逆,上蒙清窍,发为本病。治疗应以滋液息风、补阴潜阳为原则,故以引火汤滋阴潜阳、息风通络,待病情稳定后继以填补肾精善后。

3. 巴戟天大剂量验案[9]

患者,男,67岁。

临床表现:情绪低落,精力下降,对周围事物丧失兴趣,少言寡语,早醒,疲乏无力,懒言,静卧不烦,纳呆,小便正常,舌淡红,脉沉细。多处治疗无效转投中医治疗。

中医诊断:郁证;证属阳气不足。

西医诊断:抑郁症。

治法:温通心肾。

处方:桂枝汤合酸枣仁汤加减。

| 桂枝 9g | 白芍 9g | 人参 15g | 茯苓 15g | 远志 15g |
| 酸枣仁 15g | 附子 9g | 巴戟天 30g | 淫羊藿 30g | 炙甘草 6g |

日1剂,水煎分2次温服,7剂。

二诊:诉疲乏无力有所改善,食欲好转,续服前方7剂。

三诊:情绪低落及疲乏无力明显好转,守方续进7剂以资巩固。

按： 巴戟天大剂量30g以上，即出现明显的壮阳、开郁之功。老年抑郁症发病多因阳气不足，气机失调，五脏失于温煦所致，治以温肾助阳，舒展气机为主。"扶阳则阴霾自散，壮火则忧郁自除"，老年抑郁症的处方用药强调以阳为用，以温补肾阳心阳为主。方中桂枝、白芍调和营卫；炙甘草补中益气，合桂枝以壮心阳；附子大热，温肾壮火；淫羊藿性温，大补命门；配伍重剂量巴戟天具有补肾壮阳、开郁的作用。现代药理研究巴戟天寡糖具有抗抑郁，提高免疫功能的作用。诸药合用，可温藏命火，疏通气机，推动全身阳气运行。

参 考 文 献

[1] 国家药典委员会. 中华人民共和国药典（2020年版 一部）[S]. 北京：中国医药科技出版社，2020.

[2] 陈照坤. 影响骨质疏松症的微量元素研究进展[J]. 护士进修杂志，2005，20（6）：509-510.

[3] Zhu Z，Huang F，Wang F，et al. Morinda officinalis polysaccharides stimulate hypothalamic GnRH secretion in varicocele progression[J]. Evidence-Based Complementary and Alternative Medicine，2017，2017：1-12.

[4] 陈小娟，李爱华，陈再智. 巴戟多糖免疫药理研究[J]. 实用医学杂志，1995，11（5）：348-349.

[5] 陈洁文，王勇，谭宝璇，等. 巴戟素补肾健脑作用的神经活动基础[J]. 广州中医药大学学报，1999，16（4）：314-317.

[6] 徐敏，邓响潮，张晓晖，等. 巴戟滋补膏对甲状腺切除后致阳虚兔血清甲状腺激素等水平的影响[J]. 华西医科大学学报，1994，25（4）：431-433.

[7] 赵鹏. 王秀霞教授治疗月经过少的用药规律分析[D]. 哈尔滨：黑龙江中医药大学，2018.

[8] 陈隐漪，肖辉，姜山，等. 引火汤治疗脑系疾病临床应用举隅[J]. 湖南中医杂志，2018，34（7）：131-132.

[9] 彭建，欧阳伟. 从阳论治老年抑郁症探析[J]. 中国当代医药，2018，25（25）：160-162.

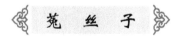

菟 丝 子

一、概述

本品为旋花科植物南方菟丝子 *Cuscuta australis* R.Br.或菟丝子 *Cuscuta chinensis* Lam. 的干燥成熟种子。秋季果实成熟时采收植株，晒干，打下种子，除去杂质[1]。

【性味归经】 辛、甘，平。归肝、肾、脾经。

【功能主治】 补益肝肾，固精缩尿，安胎，明目，止泻；外用消风祛斑。用于肝肾不足，腰膝酸软，阳痿遗精，遗尿尿频，肾虚胎漏，胎动不安，目昏耳鸣，脾肾虚泻；外治白癜风。

【药典用量】 6～12g。外用适量[1]。

【药理作用】

1. 对生殖系统的作用 研究发现，菟丝子水、正丁醇、石油醚提取部位均能提高小鼠抓力，延长游泳时间，对睾丸、精囊腺的改善作用可能与其温补肾阳有关[2]。菟丝子水提物能显著提高精子悬液 SOD 活力，降低 MDA 含量，对活性氧（ROS）造成的精子膜、顶体结构和精子线粒体功能损伤具有明显的保护作用[3-4]。

2. 免疫调节作用 菟丝子可促进小鼠免疫器官脾脏、胸腺增长，并提高巨噬细胞吞噬功能；促进淋巴细胞增殖；诱导白细胞介素产生[5]。菟丝子水煎剂能明显增强 *D*-半乳糖所致衰老模型小鼠的红细胞免疫功能[6]，表明菟丝子具有增强小鼠机体免疫功能和免疫调节作用。

3. 对心脑血管的作用 菟丝子醇提物能增加心肌冠脉血流量。菟丝子水提物能提高心肌线粒体抗氧化能力，改善线粒体能量代谢障碍，维护线粒体功能[7]，可显著改善脑缺血所致大鼠的记忆障碍[8]。

4. 降血糖 菟丝子多糖对糖尿病小鼠具有良好的治疗作用，能显著降低血糖、增加体重、增加肝糖原含量、延长游泳时间、增加脾脏和胸腺重量，作用机制可能是通过抑制胃肠道中 α-淀粉酶的活性、改善糖尿病机体氧化应激水平、增强免疫功能等多条途径发挥其降糖作用，而不是通过提高胰岛素的浓度[9]。

二、菟丝子量效临床参考

1. 小剂量 菟丝子入煎剂 5～10g，滋补肝肾，益精养血明目。如眼科名方驻景丸（《太平圣惠方》），以菟丝子填精补髓、养肝明目；熟地黄滋阴补肾，养血调肝，二药相须为用，补充精血疗肝肾之虚，肝血充则目得血而能视，肾精足则脑髓充而目精明，针对肝肾亏虚而设；车前子能利水祛浊而泻肝肾邪热，《名医别录》载其有"明目"功效，且使熟地黄、菟丝子补而不滞，实有相反相成，相得益彰之妙。凡肝肾俱虚，两目昏暗，视物不明，眼前黑影，眼生翳膜等症状者，皆可赖其补益肝肾、益精明目之效。

2. 常规剂量 菟丝子入煎剂 10～20g，补肝肾而安胎。如寿胎丸（《医学衷中参西录》），以菟丝子补肾益精，肾旺自能荫胎，《本草正义》曰："菟丝子其味微辛，阴中有阳，守而能走，与其他滋阴诸药之偏于腻滞者绝异。"桑寄生、续断补肝肾，固冲任，使胎气强壮；阿胶滋养阴血，使冲任血旺，则胎气自固。凡滑胎、胎动不安、妊娠下血、胎萎不长者，皆可奏其补肾养血安胎之效。

3. 大剂量 菟丝子入煎剂 20～30g，补益肝肾，固精缩尿。如五子衍宗丸（《摄生众妙方》），以菟丝子补肾阳、益肾精、固精缩尿，与枸杞子相伍，共补肝肾之阴，为化生气血提供物质基础；覆盆子甘酸微温、固精益肾；五味子生血，补中寓涩，补肾固精；车前子能升肝木之气，清气升达，则浊气自下，泻肾中之虚火，涩中兼通，补而不滞。凡因肝肾不足而腰膝酸软、阳痿遗精、遗尿尿频者，皆可奏补肾益精、固精缩尿之效。

三、菟丝子不同剂量验案选析

1. 菟丝子小剂量验案[10]

尚某，女，67 岁。

临床表现：心慌、气短 20 年，加重 9 个月。1997 年因活动后心慌、气短，在某医院诊断为扩张型心肌病。2006 年出现心房纤颤。2011 年出现心力衰竭。多次入住当地医院。2012 年采用中医治疗 4 个月左右，附子剂量达 100g 以上，红参也达 20～30g，而患者饮食近废，明显消瘦，心慌气短加重，生活基本不能自理。来诊时心慌、气短明显，胸憋，有时夜间憋醒，手足发热，烘热汗出，常大汗淋漓，饮食较差，口干，大便正常，尿少，睡眠差，舌质红有明显瘀斑，苔薄白，脉微细结代。发病以来未出现过双下肢及其他部位水肿。现口服单硝酸异山梨酯片 40mg，酒石酸美托洛尔 18.75mg，氯沙坦钾 50mg，地高辛 1.25mg，螺内酯 20mg，呋塞米 30mg，布美他尼 1/4 片，阿司匹林肠溶片 100mg，均为日 1 次。

中医诊断：心悸；证属阴阳两虚，瘀血阻滞。

西医诊断：扩张型心肌病，慢性心功能不全，心功能Ⅳ级，心房纤颤。

治法：调补阴阳，活血化瘀。

处方：二仙汤加减。

仙茅 6g	淫羊藿 10g	女贞子 10g	旱莲草 10g	知母 15g
黄柏 15g	肉苁蓉 15g	党参 15g	麦冬 15g	山萸肉 15g
桂枝 10g	炙甘草 10g	生地黄 15g	生黄芪 30g	阿胶 10g（烊化）
槐花 15g	川芎 10g	土鳖虫 6g	茯苓 15g	

5 剂，水煎服。

复诊：自觉心慌、气短、自汗、手足发热均较前减轻，夜间憋醒情况未出现，但仍感到心下憋闷不适，纳差，口干，睡眠差，舌脉同前。患者自诉，不能服用补药，一服补药就感到心下憋闷。上方补益太过，故改小剂量补中益气汤加味以补气养阴，活血化瘀。

处方：生黄芪 10g，当归 10g，白术 6g，陈皮 10g，党参 6g，炙甘草 3g，升麻 6g，柴胡 6g，麦冬 15g，五味子 10g，知母 15g，黄柏 15g，丹参 10g，桃仁 15g，赤芍 10g，香橼 10g，玉竹 10g。6 剂，水煎服。

三诊：心下憋闷症状基本消失，口已不干，自汗、心慌气短、手足发热均减轻，纳增，睡眠时差，舌质红有瘀斑，苔薄白，脉缓微结代。继用上方去玉竹以防滋腻碍胃，加山药 6g、檀香 6g、红景天 6g、鹿角霜 2g 以健脾养胃、温阳益气。6 剂，水煎服。

四诊：自感心慌、气短较前加重，身热明显，但体温正常，腰酸困，右侧牙龈肿痛，舌质红瘀斑苔少，脉微弱无力。改用上方加玄参 15g、女贞子 10g、旱莲草 10g 以养阴清热。8 剂，水煎服。

五诊：诸症均好转，活动后方感心慌、气短，舌脉同前。患者诉近 1 年经常感冒。继用上方加苍术 6g、防风 6g 祛风除湿，红景天 6g、续断 6g、菟丝子 6g 小剂量补肾。8 剂，水煎服。此后继续以上方为基础方加减治疗 3 个多月，上述症状大为缓解，仅有活动多时方感气短、腰酸困。

按：菟丝子小剂量 5～10g，补肝肾，益精养血明目。患者曾服超大剂量的温阳药，致使病情加重，心慌、气短明显，生活不能自理，饮食几废。一诊后也因温补量大而出现心下憋闷不适，二诊后及时减量而获病情好转，但三诊时又因加入檀香、鹿角霜温补太过，反使心慌气短加重，这也是壮火食气、耗伤正气之缘由。后改小剂量温阳药则诸症皆逐渐好转，同样也是少火生气之理。

2. 菟丝子常规剂量验案[11]

王某，女，29 岁。

临床表现：阴道漏红量少，咖啡色，伴腰酸、小腹下坠感，胃纳尚可，夜寐安，大便稍干。舌淡红，苔薄，脉细滑。当日 B 超提示：宫内单活胎[顶臀径 6.6cm，双顶径 2.2cm，胎儿颈后透明层厚度（NT）1.3mm]，胎盘完全覆盖宫颈内口，宫颈内口上方可见液性暗区，透声欠佳，范围约 3.4cm×1.5cm×2.2cm。

中医诊断：胎动不安；证属脾肾两虚。

西医诊断：胎盘低置状态。

治法：补肾益气，止血安胎。

处方：寿胎丸合举元煎加减。

桑寄生 15g	黄芪 15g	炒白芍 15g	菟丝子 15g	覆盆子 15g
乌贼骨 15g	苎麻根 20g	太子参 12g	杜仲 12g	白术 12g
藕节 12g	当归 5g	阳春砂 5g	全瓜蒌 5g	甘草 5g
升麻 9g	白及 3g			

7 剂，另予小捻子 2g，日 1 次，另煎。

二诊：6 天前漏红净，昨天再次出现漏红，量少色褐，腰酸腹坠偶有，胃纳可，夜寐安，二便调。前方加党参、仙鹤草各 20g，7 剂，小捻子用法同前。

三诊：诉漏红已净，腰酸腹坠好转，前方改黄芪 30g，去藕节、白及，7 剂，小捻子用法同前。1 周后复查 B 超提示：宫内孕单活胎，胎盘下缘距离宫颈内口约 1.5cm，宫内未见明显液性暗区。效不更方，继续原方加减治疗，并予小捻子每次 2g，隔日 1 次。中药补肾益气安胎至孕 20 周，复查超声提示宫内孕单活胎，胎盘位置未见明显异常，予停药观察，嘱定期产前检查。随访患者已孕 30⁺周，目前胎盘位置正常，自觉无明显不适。

按：菟丝子常规剂量 10~20g，补肝肾而安胎。此例患者妊娠中期发生阴道漏红，伴腰酸、小腹下坠感，检查提示胎盘低置，辨证为脾肾两虚型胎动不安，以寿胎丸合举元煎补肾健脾、益气安胎。方中以常规剂量菟丝子补肾益精，配伍桑寄生、苎麻根、杜仲、覆盆子益肾固脱，固冲任，壮胎气；太子参、黄芪、白术、升麻益气升阳；炒白芍、当归养血安胎；乌贼骨、白及、藕节收敛止血；阳春砂温中和胃；全瓜蒌润肠通便；并予小捻子另煎，加强益气升提之功。研究发现，寿胎丸对肾虚-黄体抑制流产模型大鼠具有良好的保胎作用，其通过提高雌激素水平、增强黄体功能，维持妊娠，发挥补肾安胎的作用[12]；菟丝子总黄酮可通过调节母胎界面内分泌-免疫网络平衡维持早孕，也可降低溴隐亭致 SD 孕鼠流产模型的流产率，亦可通过调节滋养细胞的增殖与凋亡起到保胎作用[13]。二诊时漏红复现，故加党参益气摄血，仙鹤草收涩止血。三诊漏红、腰酸、腹坠明显改善，B 超复查提示胎盘位置上升，续前方加减治疗。后期 B 超复查，提示胎盘位置正常，无漏红、腰酸等不适症状出现。

3. 菟丝子大剂量验案[14]

患者，男，37 岁。

临床表现：易出汗，体力尚佳，余无明显不适。精液检查示：弱精症。纳眠可，二便调，舌淡红，苔薄白，脉沉涩。

中医诊断：虚劳精少；证属肝肾亏虚，精关不固。

西医诊断：弱精症。

治法：补肾填精，固涩精关。

处方：五子衍宗丸加减。

车前子 30g（包煎）	菟丝子 30g	枸杞子 30g	覆盆子 30g	五味子 10g
淫羊藿 30g	女贞子 30g	知母 10g	山茱萸 10g	炙甘草 3g

14 剂，免煎颗粒，冲服，日 1 剂，分 2 次服。

二诊：精液分析：a 级＋b 级=37.9%，液化正常，余无明显不适，脉沉弦。上方加桑椹 30g，14 剂，水煎服，日 1 剂。

三诊：易出汗现象减轻，大便偏稀，日行一次，余平妥。精液检查：a 级＋b 级=44%，向前运动精子 44.7%，附睾炎。上方加虎杖 15g 活血散瘀、解毒利湿。14 剂，水煎服，日 1 剂。患者服方后效果良好，精液常规检查渐趋正常范围。

按： 菟丝子大剂量 20～30g，补益肝肾，固精缩尿。本案患者平素无明显不适，查体发现弱精症、附睾炎。素来多汗、脉沉涩，治以五子衍宗丸补肾填精、固涩精关，方中以大剂量菟丝子补肾阳、益肾精，固精缩尿，研究也表明，菟丝子的类雄激素样作用具有保护雄性动物的生殖器官、促进睾丸发育、防止生精细胞的氧化损伤与凋亡等功能[15]；加女贞子补肾益肝，桑椹滋阴生津润燥，淫羊藿补肾阳、强筋骨，山茱萸固精缩尿止汗，兼顾补益肝肾，共奏补肾益精之效。

参 考 文 献

[1] 国家药典委员会. 中华人民共和国药典（2020 年版　一部）[S]. 北京：中国医药科技出版社，2020.

[2] 陈素红，范景. 菟丝子不同提取部位对雌二醇致肾阳虚小鼠的影响[J]. 上海中医药大学学报，2008，22（6）：60-63.

[3] 杨欣. 菟丝子水提物对人精子顶体和超微结构的保护作用[J]. 中国中药杂志，2006，31（5）：422-425.

[4] 林慧彬，林建强，林建群，等. 山东 4 种菟丝子补肾壮阳作用的比较[J]. 中成药，2002，24（5）：354-356.

[5] 林慧彬，林建强，林建群，等. 山东产四种菟丝子免疫增强作用的比较研究[J]. 中西医结合学报，2003，1（1）：51-53.

[6] 王昭，朴金花，张凤梅，等. 菟丝子对 D-半乳糖所致衰老模型小鼠红细胞免疫功能的影响[J]. 黑龙江医药科学，2003，26（6）：16-17.

[7] 张丽，张鹏霞. 菟丝子水提物对衰老模型大鼠心肌线粒体呼吸链酶复合体活性的影响[J]. 中国老年学杂志，2009，29：681-682.

[8] 嵇志红，张晓利. 菟丝子水提取物对脑缺血大鼠记忆障碍的改善作用[J]. 中国行为医学科学，2006，15（8）：681-682.

[9] 田雪瑞，蔡春江，王东军，等. 蔡春江教授应用菟丝子临床经验举隅[J]. 当代医学，2017，23（7）：56-57.

[10] 王毅. 谈慢性心衰的治疗体会[N]. 中国中医药报，2017-03-08（004）.

[11] 徐峻苗，傅萍. 傅萍治疗胎盘低置状态临证经验[J]. 浙江中医杂志，2016，51（12）：880-881.

[12] 郜洁，罗颂平. 寿胎丸对肾虚-黄体抑制流产模型大鼠雌激素水平的影响[J]. 现代药物与临床，2011，26（4）：287-289.

[13] 马红霞，尤昭玲，王若光. 菟丝子总黄酮对大鼠流产模型血清 P、PR、Th1/Th2 细胞因子表达的影响[J]. 中药材，2008，32（8）：1201-1204.

[14] 李振华，曲夷. 姜建国运用五子衍宗丸治疗弱精症经验[J]. 山东中医杂志，2017，36（5）：45-46.

[15] 夏卉芳，李啸红. 菟丝子的药理研究进展[J]. 现代医药卫生，2012，28（3）：402-403.

第三节　补　血　药

❈　当　归　❈

一、概述

本品为伞形科植物当归 *Angelica sinensis*（Oliv.）Diels 的干燥根。秋末采挖，除去须根和泥沙，待水分稍蒸发后，捆成小把，上棚，用烟火慢慢熏干[1]。

【性味归经】　甘、辛，温。归肝、心、脾经。

【功能主治】　补血活血，调经止痛，润肠通便。用于血虚萎黄，眩晕心悸，月经不调，经闭痛经，虚寒腹痛，风湿痹痛，跌扑损伤，痈疽疮疡，肠燥便秘。酒当归活血通经。

用于经闭痛经，风湿痹痛，跌扑损伤。

【药典用量】 6～12g[1]。

【药理作用】

1. 对血液系统的影响 当归被称为"补血圣药"，其补血作用已被历代医家所验证。当归的补血作用可能与其能改善造血功能有关。当归中的多糖能刺激造血微环境中的骨髓巨噬细胞和单个核细胞，促进造血调控因子的合成和分泌，从而促进粒单系造血祖细胞和髓系多向性造血祖细胞等造血相关细胞的增殖分化，促进造血[2]。实验证实当归对家兔的实验性心肌缺血具有明确的保护作用，对大鼠心肌缺血再灌注造成的心律失常也有一定的保护作用[3]。

2. 对机体免疫功能的影响 最新的临床试验显示当归水提取物对机体的特异性及非特异性免疫功能均有一定的增强作用[4]。

3. 抗肿瘤 当归抗肿瘤作用的主要活性成分在于当归多糖。当归多糖能通过增强机体的特异性免疫功能和体液免疫功能直接或间接杀死肿瘤细胞，起到抗肿瘤的作用。一项动物实验表明，硫酸酯化当归多糖对 SM 小鼠模型的肿瘤生长均有不同的抑制作用，表明硫酸酯化当归多糖具有显著的体内抗肿瘤活性[5]。

二、当归量效临床参考

1. 小剂量 当归入煎剂 6～10g，善于补血，为补血之圣药。其性甘温质润，可用于治疗血虚引起的诸多病症，如血虚导致的面色萎黄，血虚不能濡养心神引起的失眠、心悸等症。此外同补气药物配伍使用时能很好地治疗气血两虚方面的病症。

2. 常规剂量 当归入煎剂 10～15g，可以活血行滞止痛，是妇科用于补血活血、调经止痛的重要药材，常被用于治疗月经不调、经闭痛经等症。又因其性温，对于有血虚、血瘀有寒的女性尤为适宜。

3. 大剂量 当归入煎剂 30g 以上，不仅有滋补作用，还可以润肠道，从而促进排便、排毒，多用于血虚肠燥所引起的便秘，对女性产后便秘、老年性便秘、习惯性便秘均有一定的治疗作用。

三、当归不同剂量验案选析

1. 当归小剂量验案[6]

患者，女，47 岁。

临床表现：时感少腹隐痛坠胀，腰酸困不舒，乏力，纳食少，口微干，月经后期，经期延长，量少色淡质稀，带下色白量多，尿频便调，舌淡红，苔薄白，脉沉细。

中医诊断：腹痛；证属肝脾不调，阳郁水停。

西医诊断：腹痛。

治法：益气养血，利水化饮。

处方：当归 10g　　白芍 15g　　川芎 6g　　　茯苓 30g　　泽泻 12g

　　　生白术 10g　　桂枝 9g　　生龙牡 30g

7 剂，水煎服。

复诊，腰酸困较前好转，少腹隐痛已愈，白带量减少，前方加炒杜仲 12g、狗脊 12g，继服 7 剂而愈。

按： 当归小剂量 6～10g，善于补血，为补血之圣药。《金匮要略论著》曰："疠痛者，绵绵而痛，不若寒疝之绞痛，血气之刺痛也。正气乃不足，使阴得乘阳，而水气胜土，脾郁不伸，郁而求伸，土气不调，则痛绵绵矣。"故以当归、白芍养血，因当归善于补血，为补血之圣药，其性甘温质润。茯苓、生白术扶脾，泽泻泻其有余之蓄水，川芎畅其欲遂之血气。以达健脾益气养血，利水化饮之功。加桂枝、生龙牡温阳气，助气化，通营血。桂枝既能"通血脉"以使经血流畅，又能"导引三焦，下通膀胱以利小便"。此外，桂枝与当归芍药散中之茯苓、芍药合用，有桂枝茯苓丸之意，功能通血脉而消瘀血，助气化而行津液。"腰为肾之府"，加炒杜仲、狗脊以补肝肾，强腰膝，壮筋骨。全方共奏温阳化饮、健脾利湿之功，药证相符，故疗效显著。

2. 当归常规剂量验案[7]

周某，女，38 岁。

临床表现：素来月经周期不调，时有闭经，多用黄体酮治疗。近 5 个月月经未行，因已婚未孕急于调经准备孕育，二便调通，舌淡红苔薄，脉沉弦细。

中医诊断：闭经；证属肝郁血虚、气血瘀滞。

西医诊断：继发性闭经。

治法：解郁养血调经。

处方：柴胡四物汤加味。

当归 15g	赤芍 15g	白芍 15g	生地黄 12g	熟地黄 12g
香附 10g	太子参 15g	柴胡 10g	郁金 10g	川芎 10g
炙鳖甲 20g	女贞子 15g	茯神 15g	炙黄芪 20g	益母草 12g
鸡血藤 15g	桃仁 10g	红花 10g		

14 剂，水煎服，日 1 剂，分早晚服用。

二诊：月经未至，食纳一般，便日一行，苔淡黄，脉沉弦细。上方去郁金，加枸杞子、淫羊藿、丹参各 15g，川牛膝 10g。28 剂，水煎服，日 1 剂，分早晚服用。

三诊：月经 11 月 9 日来潮，量少，腹不痛，食纳可，便日一行，苔渐退，脉沉弦略细。守前法，上方去桃仁、红花、川牛膝，加菟丝子、山茱萸各 10g。28 剂水煎服，日 1 剂，分早晚服用。上方加减调治。药后月经逐月来潮，已正常行经。

按： 当归常规剂量 10～15g，不仅善于补血，而且可以活血行滞止痛。患者素来月经不调，时有闭经，血虚也。血海不充，未能按时而来，再加之患者求子心切，思虑过度，心态不佳，多使气机运行不畅而致气郁。"气为血之帅，血为气之母"，气郁又易致血瘀而形成气滞血瘀的证候。若气血郁滞于胸，胸阳不展而见胸闷憋气。全身枢机不利，上下水火不通而易烦躁，经行不利。故本证血虚为本，气血瘀滞为标。以柴胡四物汤为基本方，再加活血祛瘀之品标本兼治。

3. 当归大剂量验案[8]

王某，男，43 岁。

临床表现：右脚趾麻木，后背麻木，视物模糊，大便不爽，每日 1 次，质干，夜尿每晚二三次，眠差，易醒，纳可，脉弦滑数。发现血糖升高 7 年，一直饮食控制，2007 年因脚麻查餐后血糖（PPG）7.9mmol/L。2007 年 11 月 19 日颈动脉超声：双侧颈动脉球部内膜增厚伴斑块形成。

中医诊断：消渴；证属气虚血痹，脉络郁滞。

西医诊断：神经炎。

治法：益气养血，和营通络。

处方：黄芪桂枝五物汤加味。

黄芪 30g　　桂枝 30g　　白芍 30g　　鸡血藤 30g　　夜交藤 30g

当归 30g　　水蛭（粉）12g（分冲）　　莪术 9g

28 剂，水煎服。

复诊：右足、后背麻木好转 50%，左手指发麻，左眼视力略有改善，右腿略浮肿，大便时不爽，质可，每日一二次，夜尿二三次，眠尚可。查：HbA1c 5.4%，双下肢 B 超未见异常，双侧胫腓神经传导速度稍减慢。上方加怀牛膝 30g、薏苡仁 30g、水蛭（粉）15g（包）。

三诊：患者以上方加减服药 3 个月，脚麻木减轻 90%，右腿浮肿减轻 60%，指尖麻发痛，夜尿二三次，眠可，大便不调。

处方：黄芪 30g，桂枝 30g，白芍 30g，鸡血藤 30g，夜交藤 30g，当归 30g，水蛭（粉）12g（包），莪术 9g，肉桂 15g，山茱萸 15g，海藻 30g，怀牛膝 30g。

四诊：服上方 28 剂指尖麻木好转 90%，晨起周身疼痛减轻，大便好转，视物不清，上方去肉桂、山茱萸、怀牛膝，加（制）川乌 15g。麻木进一步减轻，只在阴天时服用。

按：当归大剂量 30g 以上，配伍黄芪桂枝五物汤，治疗糖尿病末梢神经病变之气虚血痹、脉络郁滞型[9]。糖尿病内损日久，气血两伤，不能濡养肌肉，故肢体疲软乏力，气虚则麻，血痹则木，气血两虚，则见肢体麻木不仁；气不足，运血无力，血络痹阻，以致肢体疼痛。元气不足，卫气不固，外邪乘虚入中血络，血痹由生。患者常感到肢体麻木不仁或疼痛，治疗应以益气养血，和营通络为主，临床多选黄芪桂枝五物汤加味，益气活血，和营通络。

参 考 文 献

[1] 国家药典委员会. 中华人民共和国药典（2020 年版　一部）[S]. 北京：中国医药科技出版社，2020.

[2] 曹兴巍，龚维，胡涛，等. 蔗糖铁注射液联合当归补血汤治疗膝关节置换术后贫血临床研究[J]. 亚太传统医药，2016，12（8）：117-118.

[3] 畅艳娜，李应东，王雪梅，等. 当归红芪超滤物抗辐射致心肌细胞损伤的作用及机制[J]. 世界中西医结合杂志，2014（5）：487-491.

[4] 朱家红，徐春燕，穆欣艺，等. 当归多糖联合阿糖胞苷对移植性人白血病小鼠模型肝脏的作用机制[J]. 中国中药杂志，2014，39（1）：121-125.

[5] 邢利鹏. 三种均一分子量当归多糖的制备、结构鉴定及体外抗肿瘤活性研究 [D]. 武汉：华中科技大学，2013.

[6] 曹好馨，乐永红，曾斌芳. 曾斌芳教授运用当归芍药散临床经验举隅[J]. 中医药导报，2018，24（3）：117-118.

[7] 费玉雯，路广林，李献平，等. 聂惠民教授治疗月经病经验探究[J]. 吉林中医药，2018，38（1）：24-27.

[8] 余秋平，仇菲，周源，等. 仝小林治疗糖尿病末梢神经病变经验[J]. 中医杂志，2012，53（2）：160-162.

[9] 高立霞，潘韦韦，金美英，等. 当归的临床应用及其用量探究[J]. 吉林中医药，2019，39（8）：1013-1016，1020.

熟 地 黄

一、概述

本品为玄参科植物地黄 *Rehmannia glutinosa* Libosch.的新鲜或干燥块根的炮制加工品[1]。

【性味归经】 甘, 微温。归肝、肾经。

【功能主治】 补血滋阴, 益精填髓。用于血虚萎黄, 心悸怔忡, 月经不调, 崩漏下血, 肝肾阴虚, 腰膝酸软, 骨蒸潮热, 盗汗遗精, 内热消渴, 眩晕, 耳鸣, 须发早白。

【药典用量】 9～15g[1]。

【药理作用】

1. 对神经系统的影响 采用谷氨酸单钠 (MSG) 毁损大鼠下丘脑弓状核模型作为肾阴虚学习记忆障碍模型, 通过跳台法、Mirrio 水迷宫法、放免法观察, 结果表明熟地黄能明显改善 MSG 大鼠被动回避和空间记忆能力, 抑制血浆皮质酮(CORT)含量和海马 GR mRNA 表达, 抑制基础体温升高, 其机制与抑制血浆 CORT 含量和海马 GR mRNA 表达有关[2]。

2. 对血液系统的影响 在骨髓造血干细胞的增殖分化过程中, 熟地黄水提液可加速血红细胞以及血红蛋白的合成, 有效恢复机体造血功能。对于气血不足的实验鼠, 提高熟地黄多糖的应用剂量可显著提高实验鼠的外周血细胞活性, 对血清巨噬细胞的应激刺激起到控制作用, 但是, 用药剂量并不是越高效果越好, 研究证实, 剂量中等水平的用药效果最佳[3]。

3. 抗焦虑 实验发现[4], 熟地黄有提高 γ-氨基丁酸递质含量、增强 γ-氨基丁酸 A 受体表达的作用, 与苯二氮䓬类抗焦虑药有类似的作用途径, 还发现熟地黄有抑制中枢谷氨酸递质含量和 *N*-甲基-*D*-天冬氨酸受体 1 受体表达的作用, 这可能是熟地黄抗焦虑的又一作用途径。

4. 抗肿瘤 TNF 是一种重要的免疫调节因子, 具有较强的抗肿瘤效应、非种属特异性和时相特异性。免疫效应细胞及大多数细胞因子与 TNF 具有协同抗肿瘤效应, 而免疫效应细胞产生的内源性 TNF 能增强其自身的抗肿瘤效应。选用 Balb/C 小鼠为受试对象, 通过 L929 生物法, 熟地黄水提液能明显刺激 Balb/C 小鼠单核分泌细胞因子 TNF-α, TNF-α 具有对肿瘤细胞的杀伤活性和抗肿瘤活性, 提示熟地黄具有抗肿瘤活性[5]。

二、熟地黄量效临床参考

1. 小剂量 熟地黄入煎剂 6～10g, 补肾益精, 用于治疗肾阳亏虚、气化功能减退, 合用它药以成肾气丸温阳化气治之, 其妙在促使阴阳相济, 气化氤氲以达病所。

2. 常规剂量 熟地黄入煎剂 10～20g, 填精益髓, 平补肝肾, 强筋健骨, 用于治疗精血亏虚, 须发早白之肾精亏虚之证; 也可用于治疗五迟五软之肝肾不足之证。

3. 大剂量 熟地黄入煎剂 20～60g, 滋养肾阴、肝阴兼补血, 多用以治疗肝肾阴虚所致腰膝酸软、遗精、盗汗、耳鸣、耳聋以及消渴等; 也常用于治疗阴虚火旺所致骨蒸潮热, 治宜收摄、沉降虚火以滋肾养肝。超大剂量 90～120g 对糖尿病晚期尿液浑浊者有特效。

三、熟地黄不同剂量验案选析

1. 熟地黄小剂量验案[6]

邓某，男，62 岁。

临床表现：患者乏力，极度怕冷，夏日需穿毛衣裤，四肢不温，下肢轻度水肿，大便难解，面色㿠白，舌淡，苔薄白，尺脉沉细缓。患者因鼻出血在某医院查 MRI 示脑垂体瘤，直径约 5 cm。

中医诊断：脑瘤；证属肾阳虚衰。

西医诊断：脑垂体瘤。

治法：补肾温阳化气。

处方：肾气丸加减。

制附子 3g	肉桂 3g	熟地黄 10g	茯苓 10g	泽泻 10g
山茱萸 10g	川芎 10g	地龙 10g	丹参 10g	川牛膝 10g
肉苁蓉 10g	煅牡蛎 30g			

水煎服，日 1 剂。服用 2 周后诸症好转。

复诊：守方续进至 2010 年 10 月复查 MRI 示垂体病灶略有缩小。

按：熟地黄小剂量 6～10g，补肾益精。垂体瘤患者当瘤体增大时，垂体本身受压，会在一定程度上造成相关腺体功能水平低下，出现低代谢状态，如心率减慢、体温低、怕冷、水肿等症，属中医学"虚劳"范畴。现代医学治疗包括激素替代疗法、病因治疗及危象治疗。从中医角度来讲，这些症状可归为阳虚范畴。本例曾过服寒凉之品，更损脾肾阳气，故治以温阳化气为大法。肾气丸为温阳化气之代表方，在《金匮要略》的 5 个篇章中出现，分别治疗 5 种不同疾病，虽症状不同，但病机皆属于肾阳亏虚、气化功能减退，故均以肾气丸温阳化气治之。全方补泻结合，其中熟地黄、山茱萸、山药滋肾阴，益精血，助生气之源；牡丹皮、茯苓、泽泻寓泻于补，祛邪而使补药得力，又防阴药助湿碍邪之弊；少量附子、桂枝温五脏之阳，宣通十二经，纳五脏之气归于肾，化阴精为肾气，再布于周身，而成阴阳相济，气化氤氲之妙。然本病患者表现以阳虚阴寒内盛为主，无热象，故去牡丹皮，以肉桂易桂枝以加强温阳之效，并结合辨病少佐活血通络之品以达治病求本之义。

2. 熟地黄常规剂量验案[7]

巨某，男，62 岁。

临床表现：近事善忘，言辞颠倒，情绪低沉，喜独居不与人交谈，头晕耳鸣，腰膝无力，舌质暗淡少苔，脉沉弦而细，CT 示多发性皮质下梗死。

中医诊断：呆证；证属肝肾亏虚、髓海不足。

西医诊断：血管性痴呆。

治法：平补肝肾，填精益髓。

处方：六味地黄丸加减。

熟地黄 15g	枸杞子 15g	山茱萸 12g	茯神 20g	怀山药 20g
牡丹皮 10g	杜仲 15g	怀牛膝 15g	五味子 10g	石菖蒲 12g
何首乌 20g	丹参 20g	三七粉 3g（冲）		

日 1 剂，连服 80 余剂，症状明显好转。上方易丸，连服 2 年，追访病情稳定。

按： 熟地黄常规剂量 10～20g，填精益髓，平补肝肾，强筋健骨。血管性痴呆属中医学之"呆证"范畴。老年多虚，尤多肾虚。肾藏精，精生髓，脑为髓海。肾精的盛衰，决定着机体的生、长、壮、老、已。髓海的盈亏，直接影响智力、记忆功能。《本草备要》谓："人有记性，皆在于脑。"《类证治裁·健忘》云："人之神宅于心，心之精依于肾，而脑为元神之府，精髓之海，实记性所凭也。"因此，老年肾精不足，不能生髓充脑，髓海空虚，则灵性记忆功能衰退，而成本症。肝藏血，肾藏精，肝肾同源。肝血充盛与否又可影响肾精的化生，二者同盛同衰。治当肝肾同治，以肾为主；调补阴阳，以阴为要。使阴血充足，精生髓充，智益脑健，而达防治之效。该方中熟地黄用药 15g，功在填精益髓，平补肝肾，强筋健骨。该病案中患者属精血亏虚，乃肾精亏虚，肝肾不足之证，故用之。现代医学研究认为，六味地黄汤可明显增强小鼠血中谷胱甘肽过氧化物酶活性，可抗 DNA 损伤，有明显的延缓衰老作用，故防治血管性痴呆之效佳。

3. 熟地黄大剂量验案[8]

王某，男，36 岁。

临床表现： 口腔溃疡反复发作，疼痛难忍。查其舌上有 3 处溃疡，上下唇内侧各 1 处溃疡，舌红，苔白，右尺脉浮。

中医诊断： 口疮；证属肾阴亏虚，相火泛上。

西医诊断： 口腔溃疡。

治法： 滋养肾阴，沉降虚火。

处方： 六味地黄丸。

方中熟地黄用量为 20～60g 不等。

一诊： 每次 1 丸，每日 3 次，服用 1 周无效。

二诊： 每次 10 丸，每日 2 次，服药当日口腔溃疡疼痛即减轻。3 天后部分溃疡已愈合，因药量大，难以下咽，减为每次 5 丸，每日 2 次。

三诊： 7 天后仅剩一个口腔溃疡未愈，但无明显疼痛。坚持服药至 10 天，口腔溃疡痊愈。

四诊： 随访 5 年，偶有溃疡发作，多在 1 周后自愈。

按： 熟地黄大剂量 20～60g，滋养肾阴、肝阴兼补血。顽固性口腔溃疡属于祖国医学"口疮""口疳"等范畴。现代医学认为其发病机制与人体免疫功能失调有关。根据中医理论分析，"相火泛上无制"为该病的主要病机。如李东垣曰："元气不足，而心火独盛，心火者，阴火也，起于下焦，其系于心。"治疗上当以滋养肾阴、收摄虚火为主。该方中熟地黄用药 20～60g 不等，其功在滋养肾阴、肝阴兼补血，收摄虚火，沉降虚火以滋肾养肝。六味地黄丸为滋养肾阴的代表方，用重剂以沉降虚火，临床治疗顽固性口腔溃疡疗效确切。

参 考 文 献

[1] 国家药典委员会. 中华人民共和国药典（2020 年版　一部）[S]. 北京：中国医药科技出版社，2020.

[2] 崔瑛，颜正华，侯士良，等. 熟地黄对毁损下丘脑弓状核大鼠学习记忆及下丘脑-垂体-肾上腺-海马轴的影响[J]. 中药材，2004，27（8）：589-592.

[3]申文玲，彭相君，于丽萍. 熟地黄活性成分药理作用的相关研究[J]. 临床医药文献电子杂志，2019，6（85）：194.

[4] 崔瑛，冯静，王辉，等. 熟地黄干预小鼠焦虑行为实验[J]. 中国临床康复，2006，10（43）：61-63.

[5] 李玮，王秀丽，王青，等. 熟地黄水提液对小鼠单核细胞分泌 TNF-α 的影响[J]. 标记免疫分析与临床，2009，16（1）：27-28.

[6] 倪依群，尤建良. 仲景方改善肿瘤患者生活质量验案 3 则[J]. 河北中医，2011，33（12）：1810-1811.

[7] 马云枝，高永强，王磊等. 六味地黄丸治疗脑病验案举隅[J]. 河南中医，2008（3）：62-63.

[8] 樊相军，谷凌云. 大剂量六味地黄丸治疗顽固性口腔溃疡[J]. 山西中医，2008（10）：36.

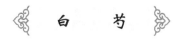

白 芍

一、概述

本品为毛茛科植物芍药 *Paeonia laciflora* Pall.的干燥根。夏、秋二季采挖，洗净，除去头尾和细根，置沸水中煮后除去外皮或去皮后再煮，晒干[1]。

【性味归经】 苦、酸，微寒。归肝、脾经。

【功能主治】 养血调经，敛阴止汗，柔肝止痛，平抑肝阳。用于血虚萎黄，月经不调，自汗，盗汗，胁痛，腹痛，四肢挛痛，头痛眩晕。

【药典用量】 6～15g[1]。

【药理作用】

1. 对血液系统的影响 芍药苷能促进人骨髓成纤维样基质细胞系（HFCL）由 G_0/G_1 期进入 S 期，提高增殖指数，上调 Ras 相关核蛋白、核纤层蛋白 A/C、异柠檬酸脱氢酶、磷酸丙糖异构酶、ATP 合酶、核蛋白体蛋白 P2 和 CCT，下调 cc 趋化因子和 Bax 等蛋白，促进 HFC 的能量代谢，抑制 HFCL 凋亡，间接发挥补血作用[2]。研究表明，白芍可能通过调节机体的免疫功能促进早期造血干细胞的增殖和发育来缓解血虚状态[3]。

2. 保肝 研究芍药苷对 α-萘异硫氰酸酯诱导小鼠胆汁淤积型肝损伤的保护作用，发现其能够降低 NOX4 在肝组织中的表达，提高 NTCP 蛋白水平，提示芍药苷通过抗氧化减轻肝细胞损伤和增强肝细胞对血液中胆盐的摄取来保护肝细胞[4]。研究表明，对于急性肝损伤、非酒精性脂肪肝、胆汁淤积性肝纤维化、放射致肝纤维化等多种肝脏疾病，白芍总苷具有很好的保肝作用[5]。此外，芍药苷已被证明能延缓肝硬化、肝衰竭及相关的胆汁淤积性肝纤维化进展和减少转氨酶分泌[6]。

3. 止痛 白芍不同炮制品有止痛、抗炎的作用。白芍提取物能促进 IL-4、IL-10 的释放，抑制 IL-1β、TNF-α 等的表达，从而减轻炎症反应，发挥止痛效果[7]。

4. 其他作用 白芍及其提取物或次生代谢物具有抗抑郁、抗氧化、抗肿瘤等作用。白芍提取物芍药苷和芍药内酯苷具有抗抑郁作用，研究表明，其能够降低下丘脑和海马区 NE 和 5-HT 的含量，也能减少 5-HIAA 的分泌，从而起到治疗小鼠抑郁状态的效果[8]。

二、白芍量效临床参考

1. 小剂量 白芍入煎剂 9～15g，调和营卫，平抑肝阳，酸甘敛阴。如四逆散、黄芩汤、奔豚汤等原方用量多为一两半之内。前两方均是与柴胡相伍，用于血虚肝旺、肝失疏泄之证。在黄连阿胶汤中，用白芍滋阴清热使水火相济。奔豚汤是取白芍和营降逆之功。小青龙汤、真武汤、桂枝汤、建瓴汤等方原方白芍多用二两或三两，小青龙汤以芍药配麻、桂、姜等辛温之品，以治水寒射肺之喘嗽。真武汤、芍药甘草附子汤意在逐水回阳，芍药制约热药燥热之性。桂枝汤中桂、芍相合，一治卫强，一治营弱，合则调和营卫。建瓴汤配伍生地黄、牛膝、代赭石等，平抑肝阳，治肝阳上亢引起的头痛、眩晕。

2. 常规剂量 白芍入煎剂 15～30g，清热养阴，缓解手足挛急疼痛。《伤寒论》："伤寒脉浮，自汗出，小便数，心烦，微恶寒，脚挛急，反与桂枝欲攻其表，此误也，得之便厥。咽中干，烦躁吐逆者，作甘草干姜汤与之，以复其阳。若厥愈足温者，更作芍药甘草汤与之，其脚即伸。"此证乃因误汗伤阴劫阳，使液亏血少，阳虚经寒，不能柔养筋络，则现"脚挛急"，阳虚则心神虚怯，故"心烦"，肾气不足，则"小便数"，故以芍药养血柔肝，敛阴止汗，甘草缓急以补中，芍甘并用酸甘化阴，故服后"其脚即伸"。芍药甘草汤为主治疗肌痉挛获显效，表明芍药有良好的解痉作用。《现代汉方医学大观》对其药效总结为"对横纹肌、平滑肌的挛急有效，不仅对在表的躯体和四肢的平滑肌，就是对深在的平滑肌性的脏器，比如胃、肠、输卵管、子宫、膀胱、尿道或血管等也能缓解挛急，制止其疼痛"。

3. 大剂量 白芍入煎剂 30g 以上，即体现出明显的缓急止痛之功。30～45g 有利尿作用，用于热病后期，阴液耗损，小便不利等症。白芍长于养血敛阴，虽有利尿作用而不伤阴。用量若在 30g 以上，对大量吐血患者有较好的止血效果。《金匮要略·血痹虚劳病脉证治》云："虚劳里急，悸，衄，腹中痛，梦失精，四肢酸痛，手足烦热，咽干口燥，小建中汤主之。"以桂枝汤调和营卫，倍芍药专滋其阴，以配其阳，尤益养肝脾两脏之真阴，而收摄两脏之逆气，邪退正复，腹痛及心胃之病皆可消除。可见当取白芍缓急止痛，治疗危急疼痛之证时，应重用白芍补营养阴、缓急止痛。

三、白芍不同剂量验案选析

1. 白芍小剂量验案[9]

易某，女，70 岁。

临床表现：患者彻夜不能寐，伴心悸胸闷，坐立不安，乏力纳差，易疲倦，自汗，口干渴，舌腻，脉沉细。

中医诊断：不寐；证属心脾两虚，神不安舍。

西医诊断：失眠。

治法：补中益气，养心安神。

处方：补中益气汤加味。

黄芪 30g	丹参 30g	太子参 15g	白术 15g	地骨皮 15g
桂枝 10g	白芍 10g	陈皮 6g	当归 6g	升麻 6g
柴胡 6g	炙甘草 6g			

复诊：睡眠情况好转，每晚可睡眠 3 小时，寐而不酣，醒后不能再寐，仍伴自汗、心悸等症，余症已除，继服前方 7 剂。

三诊：睡眠可达 5 小时以上，醒后不能再寐，仍伴自汗、心悸等症，舌腻，脉细数。继服前方 7 剂，诸症皆除，随访 10 个月未复发。

按： 白芍小剂量 9～15g，调和营卫，养血柔肝。结合患者症状，此案可辨为心脾两虚，神不安舍。《素问·逆调论》记载："胃不和则卧不安。"后世医家指出凡脾胃不和，或痰湿、食滞，以致夜寐不安者均属此类。《类证治裁·不寐》载："思虑伤脾，脾血亏损，经年不寐。"《景岳全书·不寐》亦载："劳倦、思虑太过者，必致血液耗亡，神魂无主，所以不眠。"可见，饮食、劳倦、思虑致脾虚气弱，运化不健，气血生化乏源，不能上奉于心；或思虑伤脾则暗耗阴血，神不安舍，导致不寐[10]。脾伤则可见纳差，乏力，生化之源不足，营血亏虚，不能上奉于心，可见心神不安等症。治宜补中益气，养心安神。处方以补中益气汤加丹参、桂枝、白芍、地骨皮等。方中重用丹参以安神稳律；桂枝温通心阳；白芍养血敛阴；地骨皮敛汗除蒸。诸药合用，补中益气，养心安神，标本兼治[11]。

2. 白芍常规剂量验案

患者，男，66 岁。

临床表现：中下腹胀满不适，纳寐可，二便闭，耳鸣，手足麻木，舌淡质暗，苔厚黄腻，脉沉滑。行左半结肠切除术+横结肠造口术，术后病理示：结肠腺癌Ⅱ～Ⅲ级中分化，浸润全层至浆膜层，切缘无累及，肠周淋巴结（3/18）见转移，脉管内可见癌栓，ⅢB 期。术后行化疗 8 次。

中医诊断：肿瘤；证属脾肾亏虚，湿热蕴毒，腑气不通。

西医诊断：大肠癌。

治法：健脾益气，清热除湿，行气通腑。

处方：

黄芪 15g	党参 15g	炒白术 9g	炒山药 15g	生地黄 15g
半枝莲 15g	野葡萄藤 30g	藤梨根 30g	莪术 15g	赤芍 15g
枳实 12g	补骨脂 12g	菟丝子 15g	槟榔 15g	白芥子 9g
炒白芍 20g	甘草 6g			

14 剂，水煎服，日 1 剂，分 2 次服。

二诊：耳鸣及手足麻木较前好转，腹部胀痛明显，纳寐可，小便一天 4 次，大便一天 3 次，成形。舌红苔薄黄，脉沉滑。予中药原方去枳实、赤芍、莪术、槟榔，加山茱萸 15g、乌药 15g、山慈菇 15g、八月札 12g，14 剂。

三诊：耳鸣及手足麻木已平，腹胀较前明显缓解，舌红苔薄黄，脉沉滑。复查癌胚抗原（CEA）36.42μg/mL，复查 CT 未见异常。中药原方加浙贝母 9g，14 剂。

四诊、五诊：因排不上号于别处就诊，病史见腹胀时痛，矢气频，大便正常，舌红苔黄腻，脉沉滑。易方为肿瘤 1 方（内容不详）加炒白芍 9g、防风 9g、陈皮 9g、大腹皮 9g、焦楂曲各 9g、鸡内金 9g，14 剂。

六诊：时有腹痛，纳寐安，大便调。舌红苔黄腻，脉沉滑。上方加山慈菇 15g，14 剂。

七诊：腹痛好转，大便自调，纳寐安，舌淡红苔薄黄，脉沉滑。中药原方加焦三仙各 15g、鸡内金 15g，14 剂。此后诸症转稳，以健脾益肾，培元固本为治。

按：白芍常规剂量 15～30g，养阴舒筋，缓解手足挛急疼痛。《素问·至真要大论》所云："坚者削之，客者除之，劳者温之，结者散之，留者攻之适事为故。"大肠癌之病机，多以脾肾亏虚为本，湿热毒邪为标多见，此案患者适合本法。在造口回纳术后的数月间反复腹胀不适，故初诊以"腹胀满，二便闭"为当务之急，"急则治其标"，当宗仲景"阳明之为病，胃家实也"之理，以开闭通腑为要，兼顾脾肾之本。在病位上，本案患者表现为中焦脾虚，下焦肠实之象，脾失健运则腹满不适，腑气不通则二便闭，舌淡暗，苔厚黄腻为脾虚气滞，大肠湿热之象。耳鸣、脉沉为肾虚之征，手足麻木当属脾胃失司，气血生化不足，络脉失养。因而在治疗上通补兼施，以通为要。方以黄芪、党参、炒白术、炒山药健脾益气；补骨脂、菟丝子补肾固精；枳实、槟榔、莪术行气通腑；白芥子破气散结；半枝莲、野葡萄藤、藤梨根清热除湿解毒；生地黄、赤芍、炒白芍清热养阴。纵观全方，标本兼顾，法度严谨。患者二诊时诸症好转，大便颇畅，遂去破气导滞之品，久用恐有耗气之弊，换投较温和的八月札与乌药行气。三诊脾肾之气渐充，经脉得气血濡养，耳窍得肾气温煦，腑气通畅，诸症悉平。然患者因排不上号而换诊易方，病势旋即复起，返诊后沿用原法，诸症复平。

3. 白芍大剂量验案

吴某，男，48 岁。

临床表现：右肺腺癌，现胸椎、肋骨多处剧烈疼痛，纳眠可，大便干，每日 1～2 次，小便正常，舌质红苔薄黄，脉数。

中医诊断：胸痛；证属气滞血瘀。

西医诊断：右肺腺癌。

治法：活血化瘀，行气散结。

处方：生白芍 50g　桔梗 10g　枳壳 15g　浙贝母 15g　皂角刺 15g
山慈菇 15g　川牛膝 15g　川木瓜 15g　杜仲 15g　川断 15g
当归 15g　川芎 15g　片姜黄 15g　生牡蛎 30g　山海螺 30g
海螵蛸 30g　煅瓦楞子 30g　甘草 6g

15 剂，水煎服，早晚分服。

按：白芍大剂量 30g 以上，即体现出明显的缓急止痛之功。中医认为经络壅塞是癌痛的基本病机，即"不通则痛"和"不荣则痛"。癌痛的病理性质总属本虚标实，多是因虚而得病，因实而致痛，是一种全身属虚、局部属实的病症。仲景以芍药治腹痛，一以益脾阴而摄纳至阴耗散之气，一以养肝阴而和柔刚木桀骜之威，与直折肝家悍气者截然两途，芍药缓肝急以止痛的主要机理亦为仲景使用之法，如《伤寒论》："本太阳病，医反下之，因尔腹满时痛者，属太阴也，桂枝加芍药汤主之。"本方用桂枝领出太阳陷入太阴之邪，倍芍药以柔肝益脾调中而除满痛，是谓用阴和阳，缓急止痛之法。

参 考 文 献

[1] 国家药典委员会. 中华人民共和国药典（2020 年版　一部）[S]. 北京：中国医药科技出版社，2020.

[2] 郭平，王升启. 芍药苷对人骨髓基质细胞 HFCL 蛋白质表达的作用[J]. 中草药，2006，37（8）：1206-1210.

[3] 叶先文，夏澜婷，任洪民，等. 白芍炮制的历史沿革及化学成分，药理作用研究进展[J]. 中草药，2020，51（7）：1951-1969.

[4] 罗琳，吴锋，窦志华，等. 芍药苷对胆汁淤积肝损伤保护作用机制研究[J]. 南通大学学报：医学版，2011，31（6）：450-452.

[5] 胡宗涛，高世乐，秦峰，等. 芍药苷对大鼠放射性肝纤维化的保护作用和机制研究[J]. 解放军药学学报，2012，28（4）：283-288.

[6] Xiang N, Li X M, Zhang M J, et al. Total glucosides of paeony can reduce the hepatotoxicity caused by methotrexate and leflunomide combination treatment of active rheumatoid arthritis [J]. Inter Immunopharmacol，2015，28（1）：802-807.

[7] Jo G H, Kim S N, Kim M J, et al. Protective effect of Paeoniae Radix Alba root extract on immune alterations in mice with atopic dermatitis [J]. J Toxicol Envir Health Part A，2018，81（12）：502-511.

[8] Ma X，Chi Y H，Niu M，et al. Metabolomics coupled with multivariate data and pathway analysis on potential biomarkers in cholestasis and intervention effect of Paeonia lactiflora Pall [J]. Front Pharmacol，2016，doi：10. 1371/journal. pone. 0082499.

[9] 黎亚，戴玉微，刘琴，等. 李定祥运用补中益气汤验案举隅[J]. 湖南中医杂志，2017，33（3）：100-102.

[10] 冯景涛，胡彦军. 补中益气汤加减治疗失眠 46 例总结[J]. 甘肃中医，2007，20（5）：24-25.

[11] 王晓燕. 补中益气汤治疗失眠随机平行对照研究[J]. 实用中医内科杂志，2015，29（1）：42-43.

第四节 补 阴 药

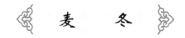

麦 冬

一、概述

本品为百合科植物麦冬 *Ophiopogon japonicus*（L.f）Ker-Gawl.的干燥块根。夏季采挖，洗净，反复暴晒、堆置，至七八成干，除去须根，干燥。

【性味归经】 甘、微苦，微寒。归心、肺、胃经。

【功能主治】 养阴生津，润肺清心。用于肺燥干咳，阴虚劳嗽，喉痹咽痛，津伤口渴，内热消渴，心烦失眠，肠燥便秘。

【药典用量】 6～12g[1]。

【药理作用】

1. 延缓皮肤衰老 通过观察麦冬多糖对衰老小鼠皮肤组织衰老程度的影响，发现麦冬多糖可明显提高亚急性衰老小鼠皮肤中 SOD 活力及羟脯氨酸的含量，并使 MDA 的含量降低，说明麦冬多糖具有抗皮肤衰老的作用[2]。

2. 抗炎 通过体外实验发现，麦冬中主要皂苷元鲁斯可皂苷元可显著抑制细胞因子 TNF-α 诱导的急髓白血病 HL-60 细胞与人脐静脉内皮 ECV304 细胞之间的黏附作用，从而发挥抗炎活性[3]。

3. 抗肿瘤 对水提麦冬多糖 WPOJ 进行 3 次化学修饰，使其分别具有羧甲基、磷酸基团、硫酸基团 3 种基团的特征吸收峰，然后采用 MTT 法评价这 3 种经过化学修饰后的麦冬多糖的抗肿瘤效果，结果表明修饰后 3 种麦冬多糖的抗肿瘤效果均有较为明显的提高，其中以羧甲基化修饰的麦冬多糖具有最强的抑制癌细胞增殖的能力[4]。

4. 其他作用 研究麦冬多糖 MDG-1 对膳食诱导肥胖小鼠肠道益生菌群多样性的影响，发现 MDG-1 可在一定程度上增加小鼠肠道益生菌的数量，尤其是台湾乳杆菌和鼠乳杆菌，同时改善肠道菌群多样性，促进肠道益生菌的增殖[5]。

二、麦冬量效临床参考

1. 小剂量 麦冬入煎剂 3～6g，养肺阴，清肺热。麦冬具有甘寒养阴，入肺经的性质，取其小剂量加以应用，能养阴润肺，为治疗阴虚肺燥之要药。如清燥救肺汤（《医门法律》）为温燥伤肺重证之代表方，麦冬用量为一钱二分（约 3.5g）。又如养阴清肺汤（《重楼玉钥》）主治阴虚肺燥之白喉，其用量也为一钱二分（约 4g）。故麦冬小剂量主入肺经，养阴清肺之效甚佳。《药品化义》中有载："麦冬，润肺，清肺。盖肺苦气上逆，润之清之，肺气得保。"凡因阴虚肺燥之鼻燥咽干，干咳痰少，咳血，咽痛音哑等阴虚肺燥之症，配以少量麦冬，可使气阴得复，肺金濡润，肺逆得降，诸症悉除。

2. 常规剂量 麦冬入煎剂 6～15g，养心阴，清心热，安心神。麦冬具有苦寒之性，苦入心（属火），取常规剂量，可增强入心经的作用，能清心除烦，用于心阴虚有热之心烦、失眠多梦等症。如清营汤（《温病条辨》）之证型为热入营分证，营气通于心，而麦冬可与他药配伍治热伤心营，神烦少寐，麦冬用量为三钱（9g），故对于心经之热，可取中剂量用之。《本草新编》中有载："补心气之劳伤，止血家之呕吐。"

3. 大剂量 麦冬入煎剂 20g 以上，益胃清热。麦冬味甘柔润，性偏苦寒，入胃经，应取大剂量治胃阴虚有热。如增液汤（《温病条辨》）主治阳明温病，津亏肠燥便秘之证，麦冬用量为八钱（约24g）。故对于阳明胃经之阴虚有热，大剂量用之疗效较好。《本草新编》中载有："热炽于胃中，熬尽其阴，不用麦冬之多，则火不能息灭矣。"故胃阴虚之舌干口渴，胃脘疼痛，呕吐，大便干结，纳少，肠燥便秘等症，都应取麦冬大剂量用之。

三、麦冬不同剂量验案选析

1. 麦冬小剂量验案[6]

黄某，男，42 岁。

临床表现：咽中似物梗阻，吞之不下，吐之不能，并兼咽干，咳嗽痰少等证。舌质红，边尖有瘀斑、瘀点，脉细数。

中医诊断：梅核气；证属肺阴不足，兼有瘀阻。

西医诊断：增生性咽炎。

治法：养阴润肺，兼以化瘀。

处方：养阴清肺汤加减。

| 生地黄 6g | 麦冬 4g | 生甘草 10g | 玄参 5g | 贝母 3g |
| 牡丹皮 3g | 薄荷 2g | 炒白芍 3g | 丹参 30g | 桂枝 30g |

日 1 剂，水煎分 3 次服，共 5 剂。

服此方 1 剂而症减，5 剂而获痊愈。患者自诉，痊愈后虽吸烟，也未有明显异物感。

按： 麦冬小剂量 3～6g，养肺阴，清肺热。此病主诉虽是梅核气的主症，但在辨证上却证属肺阴不足，虚火上炎，炼液灼津，以致咽干，咳嗽。方用养阴清肺汤配以丹参可化瘀阻之证，全方养阴扶正与活血化瘀合用，标本兼治，共奏养阴清肺与化瘀之功。方中麦冬用到 4g，主要发挥其润肺清肺，濡润肺金之功。现代研究表明，养阴清肺汤广泛地应用于五官科疾病，特别是用于治疗慢性咽炎，其用麦冬、玄参、生地黄滋养肺阴之品，补肺阴不足，以达水火相济，津液充足而润喉的作用[7]。

2. 麦冬常规剂量验案[8]

谭某，男，47 岁。

临床表现：高热（自测体温 39.2℃），时有恶心、呕吐。神志烦躁伴头部胀痛，言语错乱，口渴欲饮，小便短赤，大便 2 日未解，颈强、肢体抽搐频发，舌红，苔少，脉洪数。

中医诊断：暑温；证属热灼营阴。

西医诊断：病毒性脑炎。

治法：清营解毒，透热养阴。

处方：清营汤加减。

水牛角 30g	生地黄 15g	玄参 9g	竹叶心 3g	麦冬 9g
丹参 6g	黄连 5g	金银花 9g	连翘 6g	生石膏 30g
天麻 12g	钩藤 12g	甘草 6g		

日 1 剂，水煎分 3 次服，共 4 剂。

服此方 1 剂后热退（37.6℃），再予 3 剂，患者体温正常，神志清楚，颈软，四肢无抽搐。

按：麦冬常规剂量 6～15g，养心阴，清心热，安心神。凡心阴虚有热之神烦少寐，心烦，失眠多梦，宜取本品中等剂量。患者发病是因高温下重体力劳动，此乃邪热入侵营分，热扰心神，邪热灼伤营阴，故出现以上症状，医者辨证准确，方用清营汤以养阴透邪，清营解毒，加以天麻、钩藤平肝息风止痉，配以石膏清气分之热，效果甚佳。方中麦冬取常规剂量加以运用，发挥了麦冬清心火，兼以养阴生津的作用。现代研究也证明，清营汤透热养阴，清营解毒作用较强，沈蓉等[9]用清营汤加减水煎服，治疗病毒性脑炎 40 例，结果经服药 7～49 剂，总有效率为 92.5%。

3. 麦冬大剂量验案[10]

管某，男，42 岁。

临床表现：双手、耳部、肘部、骶尾部红疹，上覆银白色鳞屑。近日感咽喉疼痛，皮疹症状加重，有新发皮疹，口舌干燥，饥不欲食，大便干燥，舌质红，中间苔有剥落，脉细数。

中医诊断：白庀；证属胃阴伤，下焦血分有热。

西医诊断：银屑病。

治法：甘寒养胃阴，清血分热。

处方：沙参麦冬汤加减。

沙参 20g	麦冬 20g	白扁豆 10g	甘草 10g	生地黄 20g
金银花 15g	山豆根 10g	桑叶 10g	白鲜皮 15g	珍珠母 40g

日 1 剂，水煎分 3 次服，共 7 剂。

二诊：药后咽痛缓解，皮疹症状稍减轻，便仍干。

处方：前方去山豆根，加玉竹 15g、玄参 20g、白芍 30g。

沙参 20g	麦冬 20g	白扁豆 10g	甘草 10g	生地黄 20g
金银花 15g	桑叶 10g	白鲜皮 15g	珍珠母 40g	玉竹 15g
玄参 20g	白芍 30g			

日 1 剂，水煎分 3 次服，共 7 剂。

三诊：肘部皮疹好转明显，无新发皮疹，但胃脘不适。依二诊方加白蒺藜 15g，继服 14 剂。随访，药后皮疹基本消退，无新发皮疹。1 年后电话再次随访，皮疹未复发。

处方：依二诊方加白蒺藜 15g。

沙参 20g	麦冬 20g	白扁豆 10g	甘草 10g	生地黄 20g
金银花 15g	桑叶 10g	白鲜皮 15g	珍珠母 40g	玉竹 15g
玄参 20g	白芍 30g	白蒺藜 15g		

日 1 剂，水煎分 3 次服，共 14 剂。

按： 麦冬大剂量 20g 以上，功在益胃清热。患者口干舌燥，饥不欲食，中间苔有剥落为胃阴伤，故要养胃阴。麦冬为甘寒之品，"甘寒养胃阴"，沙参麦冬汤中麦冬、沙参同用，重在滋养胃阴，生津以润燥，此方被吴鞠通称为"甘寒救其津液"之法。叶天士："太阴湿土，得阳始运，阳明燥土，得阴乃安。"因此麦冬在该方中以大剂量用之，增强其养胃阴之效，故临床疗效取得了很好的效果。

参 考 文 献

[1] 国家药典委员会. 中华人民共和国药典（2020 年版 一部）[S]. 北京：中国医药科技出版社，2020.

[2] 陆洪军，宋丽娜，付天佐，等. 麦冬多糖对亚急性衰老小鼠皮肤组织衰老程度的影响[J]. 中国老年学杂志，2015，35（4）：2160-2161.

[3] 马丽，寇俊萍，黄跃，等. 鲁斯可皂苷元对 HL-60 与 ECV304 细胞黏附的影响[J]. 中国药理学通报，2006，22（6）：706-709.

[4] 张小平，孙润广，王小梅，等. 化学修饰水提麦冬多糖 WPOJ 的抗肿瘤活性研究[J]. 食品与生物技术学报，2014，33（4）：368-373.

[5] 石林林，王源，冯怡. 麦冬多糖 MDG-1 对膳食诱导肥胖模型小鼠肠道益生菌群多样性影响的研究[J]. 中国中药杂志，2015，40（4）：716-721.

[6] 陈忠镇. 养阴清肺汤新用验案二则[J]. 成都中医学院学报，1988（1）：26.

[7] 王华伟，李晓斌，曹琦琛，等. 养阴清肺汤的研究现状与展望[J]. 医学综述，2007，13（22）：878-879.

[8] 李汉永，李旭成，魏丛师. 清营汤在急诊科运用验案举隅[J]. 光明中医，2018，33（293）：125-126.

[9] 沈蓉，肖红. 自拟醒脑清营汤治疗病毒性脑炎 40 例[J]. 中华实用中西医杂志，2005，18（17）：823.

[10] 刘贵军，李全，马天明. 加减沙参麦冬汤治疗胃阴伤型银屑病验案二则[J]. 中医药学报，2016，44（228）：78-79.

第十六章 收 涩 药

第一节 敛肺涩肠药

五 味 子

一、概述

本品为木兰科植物五味子 *Schisandra chinensis*（Turcz.）Baill.的干燥成熟果实。习称"北五味子"。秋季果实成熟时采摘，晒干或蒸后晒干，除去果梗和杂质[1]。

【性味归经】　酸、甘、温。归肺、心、肾经。

【功能主治】　收敛固涩，益气生津，补肾宁心。用于久嗽虚喘，梦遗滑精，遗尿尿频，久泻不止，自汗，盗汗，津伤口渴，短气脉虚，内热消渴，心悸失眠。

【药典用量】　2～6g[1]。

【药理作用】

1. 免疫调节　五味子多糖既能明显增加小鼠的胸腺指数，促进小鼠胸腺发育，又能加强巨噬细胞的吞噬能力，大大提高吞噬率，具有明显的免疫调节作用[2]。五味子木脂素中剂量组能提高 T、B 淋巴细胞增殖能力以及 NK 细胞活性，从而使酒精性肝脏损伤造成的免疫功能下降得到明显改善[3]。

2. 改善睡眠，抗抑郁　五味子醇甲有助于镇静安神，可延长睡眠时间，并且具有抗抑郁活性，可增强神经系统功能，其催眠作用可能与调节脑内的 5-HT 水平有关，而抗抑郁的机制可能是通过提高脑内 DA 和 5-HT 的水平而发挥作用[4-5]。

3. 对中枢神经系统的影响　五味子醇甲可提高小鼠脑组织中衡量阿尔茨海默病（AD）的指标之一突触素（SYP）的含量，改善神经元变性及突触功能，发挥保护脑细胞的作用，其机制可能与抑制突触核蛋白（α-syn）的表达有关[6]。

4. 对心血管系统的影响　五味子乙素（SchB）通过调节氧自由基（OFR）相关酶的表达，从而减轻 OFR 的释放量，改善氧化应激水平，因而改善心肌功能，减小心肌梗死面积，缓解心肌组织病变，对心肌缺血再灌注损伤（MI/RI）导致的大鼠心脏损伤发挥保护作用[7]。

5. 对呼吸系统的影响　采用 SchB 治疗肺纤维化模型小鼠，结果发现小鼠血清中 IL-6 水平显著降低，肺泡炎症及肺纤维化情况有所改善，其机制可能是通过调节转化生长因子-β_1（TGF-β_1）、磷酸化 Smad2（p-Smad2）和 α-平滑肌肌动蛋白（α-SMA）的表达，缓解炎症反应而发挥作用[8]。

6. 对消化系统的影响　五味子可通过下调肠道组织中炎症因子 IL-6、TNF-α 的表达水平，从而对 5-氟尿嘧啶（5-FU）引起的肠道黏膜炎小鼠出现的体重下降、腹泻的症状具有明显的改善作用[9]。

7. 对内分泌系统的影响　五味子提取物可以改善链脲佐菌素（STZ）导致的实验性糖尿病大鼠的组织学病变以及肾脏功能，作用机制可能是通过提高基质金属蛋白酶-2（MMP-2）活性、抑制氧化应激以及调节基质金属蛋白酶抑制剂-2（TIMP-2）的表达，改善基质降解而实现[10]。

二、五味子量效临床参考

1. 小剂量　五味子入煎剂 1.5～5g，敛肺，镇咳。用于治疗肺虚咳嗽，如老年慢性气管炎、肺气肿。五味子具有味酸收敛，甘温而润的性质，取小剂量加以应用，能上敛肺气，为治疗久咳虚喘之要药。《用药心法》中有载："收肺气，补气不足，升也。酸以受逆气，肺寒气逆，则以此药。"医圣张仲景多用五味子敛肺以治疗咳嗽，常与干姜、细辛配伍，一开一合，散中有收，有相反相成之妙。所谓"五味无干姜，肺肾之气仍不能纳降"。

2. 常规剂量　五味子入煎剂 6～10g，补肾，涩精，止泻。用于肾虚咳嗽、遗精、滑精及久泻久痢等。五味子甘温而润，补肾纳气，摄气归元，益精固本，入肾经能补肾涩精止遗，为治肾虚精关不固之遗精、滑精及遗尿、尿频之常用药。如四神丸（《证治准绳》）中五味子用量为二两（约 6g），以温敛收涩，固肾益气，涩肠止泻。凡久泻不愈，腰酸肢冷，神疲乏力，皆属脾肾阳虚之候，药配以五味子可温肾暖脾，涩肠止泻。

3. 大剂量　五味子入煎剂 15g 以上，益气，生津，还可宁心安神。五味子甘以养气，酸能生津，为治热伤气阴，汗多口渴，多饮之消渴证之常用药。《本草汇言》中有载："五味子，敛气生津之药也。"五味子敛肺生津，敛阴止汗，敛气阴之散，收耗散之气，汗止阴存。又天王补心丹（《校注妇人良方》）中五味子，酸收敛阴，以养心神，入天王补心丹用至大剂量养心安神，疗效较好。超大剂量 100～150g，治疗慢性疲劳综合征有奇效（刘祯吉）。

三、五味子不同剂量验案选析

1. 五味子小剂量验案[11]

李某，男，4 岁。

临床表现：受凉后出现咳嗽、流涕、喘促，痰多，喉间哮鸣等症状，查体见面色白，咽腔无充血，听诊两肺满布喘鸣音，呼气相延长，三凹征（±），舌质淡红，苔薄白腻，脉浮紧。

中医诊断：哮喘；证属寒哮。

西医诊断：咳嗽变异性哮喘。

治法：宣肺散寒，化痰平喘。

处方：小青龙汤加减。

蜜麻黄 6g	白芍 10g	桂枝 10g	细辛 3g	干姜 6g
五味子 5g	甘草 6g	炮附片 6g（先煎）	紫苏子 10g	炒白芥子 10g

葶苈子 10g　　瓜蒌 10g　　地龙 10g　　　　煅代赭石 20g

常规服 4 剂后咳喘缓解，后以灵芝孢子粉、虫草花粉各 0.5g，水冲服，每日 1 次，巩固治疗 3 个月，随访半年未再发作。

按：五味子小剂量 1.5～5g，敛肺，平喘。哮喘发作期为痰升气阻，以邪实为主，急当祛痰利气以治其标。哮因寒诱发，素体阳虚，痰从寒化，属寒痰为患，按照"喘分虚实，哮辨寒热"原则，本案辨证属寒哮，选用小青龙汤，加地龙解痉平喘。煅赭石重镇降逆平喘。患儿病久，面色白为阳虚外寒之征，故加附子以温肺散寒，同时合用降气化痰之品共奏止咳平喘之功。缓解期扶正固本，予灵芝孢子粉、虫草花粉口服以平补肺肾，防止哮喘复发。仲景之小青龙汤主治外寒内饮之证，运用经方进行量的加减变化，效果甚为显著。

2. 五味子常规剂量验案[12]

张某，女，42 岁。

临床表现：晨起肠鸣腹泻，便中有黏液，日泻六至七次，便后腹痛有所缓解，便后肛门灼热，偶有脐腹痛，急躁，纳可，寐安，气短乏力，腰酸腿软，舌胖质淡红，苔白，脉沉细。查体：右下腹乙状结肠移行部与降结肠有压痛。

中医诊断：泄泻；证属肝气郁滞，脾肾两虚，湿热下注。

西医诊断：溃疡性结肠炎。

治法：疏肝健脾温肾，清热燥湿止泻。

处方：痛泻要方合四神丸加减。

白术 10g　　白芍 15g　　陈皮 10g　　防风 5g　　补骨脂 15g
五味子 10g　　薏苡仁 30g　　怀山药 30g　　莲米 30g　　芡实 30g
白头翁 15g　　秦皮 15g　　甘草 5g　　神曲 20g　　吴茱萸 2g

日 1 剂，每剂水煎 4 次，兑和，分 4 次温服，每日服 3 次，共 5 剂。

二诊：患者服上方 5 剂后大便稍成形，每日 4～5 次，便中黏液较前减少，便后肛门灼热较前有所减轻，但出现气短乏力，余症同前。效不更方，在一诊的基础上加黄芪 30g，升麻、柴胡各 6g。5 剂，煎服法同前。

三诊：患者服上方 5 剂后大便开始成形，每日 2～3 次，便中黏液很少，肛门灼热较前进一步缓解，气短乏力明显缓解，余症同前。继续以二诊方 5 剂，煎服法同前。

四诊：患者服上方 5 剂后大便成形，每日 1 次，便中已无黏液，便后无肛门灼热，气短乏力已缓解，已无腰酸腿软，基本痊愈。继续以三诊方 5 剂，煎服法同前。嘱患者平时加强锻炼，增强体质，合理饮食，加强营养，切忌辛辣刺激、生冷食物和肥甘厚味，调畅情志，避免抑郁恼怒。随访无复发。

按：五味子常规剂量 6～10g，补肾，涩精，止泻。溃疡性结肠炎病因多责于感受外邪（特别是湿邪为甚）、饮食不节、情志失调、脾胃受损；其主要病机是因感受外邪导致脏腑气血阴阳失调，主要的病变脏腑在脾、胃、大肠、肝、肾，属虚实夹杂之证。临床上主要表现为脾虚运化水湿失常，肠道传化失司；或由于肝郁乘脾，肾虚不能固摄，脾胃受损运化失调。脾虚运化水湿失常，则水湿下注肠道，日久化热；或饮食不洁，感受湿热疫毒而留滞肠中，气血与之搏结，致肠道传导失常，肠络受损，日久血腐肉败，化为脓血。或寒凝湿滞，或饮食所伤，或七情不和、郁怒不解，最终导致肠道黏膜的损伤。本病发病之根本为脾虚、肾虚，发病之标为肝郁、湿盛、湿热、寒热错杂、血瘀[13]。本案患者溃疡性结肠炎主因饮食辛辣刺激之品，兼情志失调所致，治疗上应以疏肝健脾补肾、清热燥湿止泻为主。方中白术、白芍、怀山药有健脾益气、燥湿止泻、疏肝缓急止痛之效；陈皮、防风配伍以上诸药用以散肝郁理脾气、行气祛湿、醒脾和胃；薏苡仁有健脾燥湿以助止泻之功；补骨脂、吴茱萸、五味子温中散寒、温补脾肾之阳并涩肠止泻；白头翁合秦皮以清热燥湿止痢；甘草和白芍能柔肝缓急止腹痛，并可调和诸药，诸药合用共奏补脾柔肝、祛湿止泻之功，故而临床的近远期疗效较好。

3. 五味子大剂量验案[14]

患者，男，77岁。

临床表现：胸部憋闷、心悸，症状持续约 1～2 分钟，经休息后可缓解，头晕，进食后突发心烦，意识丧失约 10 分钟，意识恢复后呕吐痰液，伴恶心，时精神差，眠可，饮食尚可，大小便正常，舌淡苔白，脉沉涩。伴高血压、糖尿病 15 年，帕金森病 7 年。辅助检查：脑电图示轻度异常脑电图；心脏彩超示左室舒张功能减低；动态心电图示窦性心律，偶发室性期前收缩，成对室性期前收缩。

中医诊断：胸痹；证属气虚血瘀、阴虚阳亢。

西医诊断：冠心病。

治法：补气活血，滋阴潜阳。

处方：自拟益气通脉汤加减。

党参 20g	麦冬 20g	五味子 20g	丹参 20g	红参 6g	黄芪 30g
黄精 20g	桑椹 30g	菖蒲 20g	郁金 15g	细辛 3g	续断 30g
益智仁 20g	钩藤 20g	当归 15g	川芎 10g	何首乌 20g	

6 剂，水煎服，日 1 剂，早晚分服。

二诊：胸闷、心悸缓解，头晕稍减，睡眠可，舌质较前有所改善，继服上方。

按：五味子大剂量15g以上，可补益心阴，宁心安神。该患者间断胸闷、心悸，临床辨证要素为气虚、阴虚、瘀血，处方自拟益气通脉汤加减。益气通脉汤由生脉饮合膈下逐瘀汤相合而成，系原明忠老中医多年临床实践所创，主要用于冠心病心绞痛等的治疗。红参苦温之性，一方面起到温通心脉作用，另一方面利用其"苦可入心"机理，可引诸药直达心经，更好发挥行气活血之效。党参、麦冬、五味子补心气养心阴，郁金疏理气机，消散瘀血，黄芪补气生血，当归补血活血，与川芎、丹参化瘀药同用，可助疏心之脉络，通脉之气血。另外，祛瘀活血药配伍行气药尚可缓解动脉粥样硬化斑块。患者高血压、糖尿病多年，故用黄精、桑椹、续断滋阴补肾，何首乌补益肝肾，菖蒲、益智仁醒神益智，钩藤平肝潜阳通络，诸药合用，共奏益气养阴、活血通脉、醒神益智之效。

参 考 文 献

[1] 国家药典委员会. 中华人民共和国药典（2020 年版　一部）[S]. 北京：中国医药科技出版社，2020.

[2] 张琨琨. 五味子多糖免疫调节及抗氧化功能研究[J]. 职业卫生与病伤，2016，31（1）：54-57.

[3] 张媛，李淑波，陈建光，等. 北五味子木脂素对酒精性肝损伤小鼠免疫功能的影响[J]. 北华大学学报（自然科学版），2016，17（2）：181-185.

[4] 胡竟一，白筱璐，雷玲，等. 南北五味子中几种木脂素类成分促睡眠作用的研究[J]. 四川中医，2016，34（12）：45-47.

[5] 许方敏，薛瑞，叶洪涛，等. 五味子醇甲对小鼠抑郁样行为的影响[J]. 中国药理学与毒理学杂志，2017，31（3）：244-249.

[6] 周妍妍，刘艳丽，董春雪，等. 五味子醇甲对 APP/PS1 双转基因痴呆模型小鼠脑组织突触素、α-突触核蛋白表达的影响[J]. 中国药理学通报，2013，29（8）：1076-1079.

[7] 孙红霞，陈建光. 北五味子乙素对大鼠心肌缺血再灌注损伤的保护作用[J]. 食品科学，2016，37（1）：203-207.

[8] 魏菲，刘斌，肖娜，等. 五味子乙素减轻博莱霉素诱导的肺纤维化[J]. 天津中医药大学学报，2017，36（3）：200-204.

[9] 周卫东，项磊，陈泽伟，等. 五味子多糖对化疗性肠道黏膜炎小鼠的保护作用[J]. 中国实验方剂学杂志，2016，22（22）：124-128.

[10] 杨江辉，孙成博，耿嘉男，等. 五味子提取物对糖尿病大鼠肾脏组织中基质金属蛋白酶表达的影响及其肾脏保护作用[J]. 吉林大学学报（医学版），2017，43（3）：512-517，667.

[11] 王立鹏，赵坤. 赵坤教授活用小青龙汤治疗小儿肺系疾病的验案举隅[J]. 光明中医，2014，29（221），39-40.

[12] 张运辉，杨梦琳. 痛泻要方合四神丸加味论治溃疡性结肠炎验案二则[J]. 亚太传统医药，2019，15（214），119-121.

[13] 梁洁，周林，沙素梅，等. 炎症性肠病诊断与治疗的共识意见（2012 年·广州）溃疡性结肠炎诊断部分解读[J]. 胃肠病学，2012，17（12）：712-720.

[14] 牛金宁，仪荣荣，徐斗富，等. 张永康教授中医治疗冠心病思路浅探[J]. 中国中医急症，2021，30（3）：537-539，547.

第二节　固精缩尿止带药

山 茱 萸

一、概述

本品为山茱萸科植物山茱萸 *Cornus officinalis* Sieb.et Zucc.的干燥成熟果肉。秋末冬初果皮变红时采收果实，用文火烘或置沸水中略烫后，及时除去果核，干燥[1]。

【性味归经】　酸、涩，微温。归肝、肾经。

【功能主治】　补益肝肾，收涩固脱。用于眩晕耳鸣，腰膝酸痛，阳痿遗精，遗尿尿频，崩漏带下，大汗虚脱，内热消渴。

【药典用量】　6～12g[1]。

【药理作用】

1. 神经保护　研究表明，山茱萸环烯醚萜苷（CIG）对脑缺血沙土鼠学习记忆能力以及海马区 BDNF 蛋白表达均有促进作用[2]。同时，CIG 能减少切断穹窿海马伞的 SD 大鼠海马区神经元死亡数量，其作用机制可能与上调细胞凋亡抑制因子、下调细胞凋亡促进因子有关[3]。

2. 对糖尿病及并发症作用　含有山茱萸的降糖益肾方可明显降低高脂饮食 MKR 鼠肾小球中 IRS-1 和 PI-3K 蛋白的表达水平，减少糖尿病肾病系膜细胞增殖[4]。

3. 心肌保护　将三七总皂苷/山茱萸总苷组分（PNS/TGCO）作用于冠脉结扎所致急性心肌缺血梗死损伤犬，可显著降低犬冠脉结扎后心肌缺血的程度、缩小心肌缺血的范围、显著降低血清肌酸磷酸激酶（CPK）和乳酸脱氢酶（LDH）活性[5]。

4. 抗肿瘤　山茱萸多糖对 S180 肉瘤小鼠有明显的瘤抑制作用，可以使外周血 $CD4^+$ T 细胞数量增加，$CD8^+$ T 细胞数量降低，并能提高 IL-2 水平、降低 IL-4 水平，且与剂量和浓度呈正相关[6]。

5. 抗氧化　采用 70% 的乙醇作溶剂，超声细胞破碎仪对药物进行提取，使用分光光度计测定 41 种中草药乙醇提取液对 DPPH 自由基的清除能力和 FRAP 值，发现山茱萸在 10mg/mL 的浓度下，对 DPPH 自由基的清除率超过 70%，总抗氧化能力的 FRAP 值＞200，表明山茱萸的抗氧化能力很强[7]。

二、山茱萸量效临床参考

1. 小剂量　山茱萸入煎剂 3～6g，补益肾精，收敛固汗。凡肝肾不足所导致头晕目眩、耳鸣、腰膝酸软，肾阳虚所致腰膝冷痛，小便不利者常与他药配伍，合成肾气丸以治之。

2. 常规剂量　山茱萸入煎剂 10～15g，补益肝肾，于补益之中又具有收敛封藏之功，故能固精止遗。肾虚精关不固之遗尿、滑精、尿频以及妇人冲任不固崩漏下血及月经过多者，皆可用之，多在六味地黄丸中使用。

3. 大剂量　山茱萸入煎剂 20～30g，调理肝肾阴阳，平补阴阳，于补益之中调理阴阳，补肾阳之虚，治疗元气欲脱，大汗不止之危象，常在肾气丸中使用以体现其功效。急救固脱时可用至 25～30g，甚至 100g 以上。

三、山茱萸不同剂量验案选析

1. 山茱萸小剂量验案[8]

王某，女，6 个月。

临床表现：大便干结难下，形体偏瘦，手足心热，纳差，盗汗。舌质淡红，苔薄，指纹略紫近气关。

中医诊断：便秘；证属脾肾阴虚、津亏便秘。

西医诊断：便秘。

治法：益肾运脾，养阴生津。

处方：六味地黄汤合曲麦枳术汤加减。

生地黄 6g　　山药 6g　　泽泻 6g　　茯苓 6g　　麦芽 6g

山茱萸 3g　　炒白术 3g　　枳壳 3g

3 剂，水煎，日 1 剂。

复诊：纳食增加，大便转软，以六味地黄口服液口服，每次半支，每日 2 次。体重增加约 500 g，嘱续服 1 周，辅以饮食调养。便秘已愈，发育良好。

按：山茱萸小剂量 3～6g，补益肾精，收敛固汗。小儿"脾常不足，肾常虚"，加之母乳不足、喂养失当，出生后 2 个月腹泻更致脾运失健，津液亏损，故而出现纳差、便秘；且肾司前后二阴，肾阴不足、气化不利，肠液乏源而致便秘。肾为诸水之根，五脏得以灌溉，便秘根除，盗汗得止。佐以运脾消积，则纳增体健。该病案中山茱萸在六味地黄汤中用药 3g，其补益诸水之根——肾，有收敛固涩之功，故而从本论治。

2. 山茱萸常规剂量验案[9]

张某，男，8 岁。

临床表现：挤眉弄眼，手指抽动，受批评时症状加重，夜卧不安，喉中吭吭作响，手足心热，大便偏干，舌质红，无苔，脉弦滑。

中医诊断：证属肾阴不足，肝阳上亢。

西医诊断：抽动秽语综合征。

治法：滋养肝肾，平肝息风。

处方：六味地黄丸加味。

生地黄 15g　　山萸肉 10g　　山药 15g　　云茯苓 15g　　泽泻 10g

牡丹皮 20g　　龙齿 30g　　珍珠母 30g　　川楝子 6g　　柴胡 8g

服 6 剂，诸症大减，再服 6 剂，症状基本消失，又服 9 剂以巩固疗效。随访 1 年，未再复发。

按：山茱萸常规剂量 10～15g，补益肝肾。根据舌质红无苔，受批评时症状加重，辨证为肝肾阴虚，水不涵木，肝阳上亢。小儿为稚阴稚阳之体，阳常有余，阴常不足，加之情志不调伤及脏腑之阴，方以六味地黄丸滋养肝肾之阴，加珍珠母、龙齿以镇肝潜阳，加川楝子以调肝木，加柴胡取其条达之性以解肝郁。方中山茱萸用 10g，因该患者辨证属肝肾阴虚，故以山茱萸补益肝肾，于补益之中又具有收敛封藏之功。如此辨证施治，则顽症可愈。

3. 山茱萸大剂量验案[10]

邹某，男，42 岁。

临床表现：经常头晕目眩，遇劳更甚。腰酸耳鸣，畏寒肢冷，阳痿早泄，夜尿多，舌胖嫩，少苔，脉沉细。血压持续波动在 150/100mmHg 左右。

中医诊断：眩晕；证属肾阴阳两虚。

西医诊断：高血压。

治法：滋阴补阳。

处方：肾气丸加减。

干地黄 30g　　怀山药 30g　　附子 30g（先煎）　　山茱萸 24g　　女贞子 24g

旱莲草 24g　　龙骨 24g　　牡蛎 24g　　泽泻 9g　　茯苓 9g

牡丹皮 9g　　桂枝 9g

水煎，日 1 剂。连服 20 剂而愈，血压稳定在 130/80mmHg。随访 1 个月无异常。

按：山茱萸大剂量 20～30g，调补肝肾，收敛肾气。高血压属中医"头痛""眩晕"范畴。《素问·至真要大论》曰："诸风掉眩，皆属于肝。"《素问·五脏生成》："头痛巅疾，下虚上实，过在足少阴、巨阳，甚则入肾。"多为肝肾阴阳失调所致，其发展过程是由实转虚，最后阴损及阳，而致阴阳两虚。选用肾气丸治疗本病属阴阳两虚者有效。肾气丸中山茱萸用 24g，重用以调理肝肾阴阳，平补阴阳，补肾阳之虚治疗元气欲脱，腰酸耳鸣，畏寒肢冷，阳痿早泄之象。

参 考 文 献

[1] 国家药典委员会. 中华人民共和国药典（2020 年版　一部）[S]. 北京：中国医药科技出版社，2020.

[2] 李小黎，叶翠飞，张丽，等. 山茱萸环烯醚萜苷对脑缺血沙土鼠学习记忆能力和脑内神经营养因子的影响[J]. 中华中医药学刊，2011，29（2）：263-266.

[3] 丁月霞，张丽，叶翠飞，等. 山茱萸环烯醚萜苷对穹隆海马伞切断大鼠海马区神经元存活和细胞凋亡调控因子的影响[J]. 首都医科大学学报，2011，32（1）：73-78.

[4] 吴慧，喻嵘，成细华，等. 降糖益肾方干预胰岛素信号通路改善转基因 2 型糖尿病 MKR 鼠肾损伤的研究[J]. 湖南中医药大学学报，2011，31（11）：9-11.

[5] 唐志书，郭立玮，王斌，等. 三七总皂苷/山茱萸总皂苷组分对犬冠状动脉结扎缺血心肌的保护作用研究[J]. 时珍国医国药，2011，22（1）：72-74.

[6] 邹品文，赵春景，李攀，等. 山茱萸多糖的抗肿瘤作用及其免疫机制[J]. 中国医院药学杂志，2012，32（1）：20-22.

[7] 陈玉霞，刘建华，林峰，等. DPPH 和 FRAP 法测定 41 种中草药抗氧化活性[J]. 实验室研究与探索，2011，30（6）：11-14.

[8] 倪晓红. 六味地黄汤加味治疗儿科杂症验案三则[J]. 浙江中医杂志，2015，50（8）：598.

[9] 孙彦敏，宋宝丽. 六味地黄丸加味治疗儿科疑难病举隅[J]. 上海中医药杂志，2007，41（10）：52.

[10] 潘端. 肾气丸治疗高血压[J]. 四川中医. 1987，5：15.